● 中医适宜技术培训丛书　　总主编　彭 锐　吴 松

CHANGJIAN JIBING
ZHONGYI SHIYI JISHU ZHILIAO

常见疾病
中医适宜技术治疗

主编◎彭 锐　李 佳

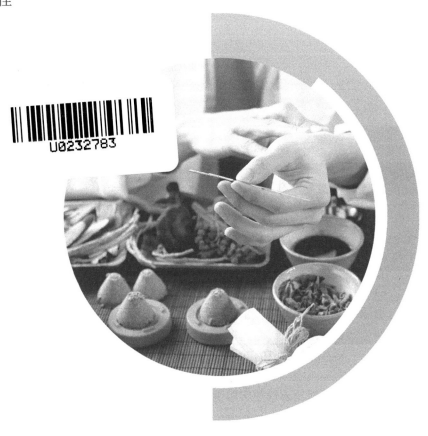

长江出版传媒
湖北科学技术出版社

图书在版编目（CIP）数据

常见疾病中医适宜技术治疗／彭锐，李佳主编．—武汉：湖北
科学技术出版社，2024.1
（中医适宜技术培训丛书／彭锐，吴松主编）
ISBN 978-7-5706-3061-5

Ⅰ．①常⋯　Ⅱ．①彭⋯　②李⋯　Ⅲ．①常见病－中医
治疗法－技术培训－教材　Ⅳ．① R242

中国国家版本馆 CIP 数据核字（2024）第 005185 号

责任编辑：李　青
责任校对：童桂清　　　　　　　　　　　　　　　　　封面设计：张子容

出版发行：湖北科学技术出版社
地　　址：武汉市雄楚大街 268 号（湖北出版文化城 B 座 13—14 层）
电　　话：027-87679468　　　　　　　　　　　　　邮　　编：430070

印　　刷：湖北云景数字印刷有限公司　　　　　　　　邮　　编：430205

787×1092　　　　1/16　　　　　　　　12.75 印张　　　320 千字
2024 年 1 月第 1 版　　　　　　　　　　　　　　　2024 年 1 月第 1 次印刷
定　　价：68.00 元

（本书如有印装问题，可找本社市场部更换）

《常见疾病中医适宜技术治疗》

编　委　会

编写说明

　　中医适宜技术是以中医理论为基础，体现中医理念和特色，具有诊断、预防、治疗疾病能力的中医技术方法，适合于常见病、多发病诊治和广大群众预防疾病，具有实用性强、疗效好、费用低、投入少、简单易学等特点。主要应用在养生、保健、预防、治疗、康复等研究方面，多以中医外治法为主，涉及针刺、灸法、经络养生、拔罐、刮痧、推拿、整脊、冬病夏治、养生功法、药膳食疗等。中医适宜技术能够为卫生技术人员掌握和应用，让居民在经济上能够承受，在现行医疗体系中具有重要地位，其推广符合我国当今社会的医疗需求，自 2006 年《国家中医药管理局关于实施中医临床适宜技术推广计划的通知》发布后，越来越多的中医适宜技术得到了推广。2016 年通过的《中华人民共和国中医药法》明确提出：社区卫生服务中心、乡镇卫生院、社区卫生服务站以及有条件的村卫生室应当合理配备中医药专业技术人员，并运用和推广适宜的中医药技术方法。《"健康中国 2030"规划纲要》则提出大力发展中医非药物疗法，使其在常见病、多发病和慢性病防治中发挥独特作用。发展中医特色康复服务，健全覆盖城乡的中医医疗保健服务体系，推广适宜技术，使得所有基层医疗卫生机构都能够提供中医药服务，对方便群众就医、减轻费用负担、建立和谐医患关系，具有重大意义。

　　为进一步推广中医适宜技术，提高基层医疗卫生人员的中医理论和技术水平，我们编写了"中医适宜技术培训丛书"，旨在向广大基层医疗卫生机构人员介绍中医基础理论知识，常见中医适宜技术操作及常见疾病的中医适宜技术治疗，使其能较好地辨证使用中医适宜技术。

　　《常见疾病中医适宜技术治疗》对临床常用疾病中医药适宜技术操作进行了整理和归纳。主要介绍筋伤疼痛疾病、内科疾病、妇儿科、皮外科、五官科、围手术期常见术后并发症、其他疾病的中医适宜技术治疗，为临床医师提供参考。本书第一章由彭锐、胡昭端、谢有琼、黄娅琪、赵怡童编写，第二章由王巧芸、王峰、刘婉、周婷编写，第三章由李佳、张文超、李静、李亚晨编写，第四章由姜朵生、赵永、严明炎、夏北平编写，第五章由徐俊、张艳佶、陈祥林编写，第六章由吴松、赵峥嵘、杨鸿静编写，第七章由谢莉、彭凌艳、胡江杉、郭子文编写。特别感谢湖北六七二中西医结合骨科医院对本套丛书出版的大力支持，在此对各位的付出表示感谢。

　　由于时间仓促，编写中难免有疏漏错误之处，敬请指正。

《中医适宜技术培训丛书》编委会

2024 年 1 月

目　录

第一章　筋伤疼痛疾病

一、头痛

【概述】

头痛是指由于外感或者内伤致头部脉络拘急，或脑窍失养所引起的以患者自觉头痛为特征的一类病症。头痛多位于前额、额颞、顶部、后枕等部位。由外感六淫引起者多表现为掣痛、灼痛、跳痛、胀痛或重痛；由内伤病因所致者常以昏痛、隐痛、空痛为特点。头痛可见于多种急慢性疾病，既可单独出现，也可作为伴随症状出现。

西医学中，偏头痛、紧张型头痛、丛集性头痛、颈源性头痛、高血压性头痛等出现以头痛为主要临床表现者，可参考本节治疗。

【诊断要点】

中医证候诊断

1. 风寒证　头痛或痛连项背，恶风寒，骨节酸痛，鼻塞流清涕，苔薄白、脉浮紧。

2. 风热证　头胀痛，甚至头痛如裂，发热或恶风，面红耳赤，口渴欲饮，便秘尿黄，舌质红，苔黄、脉浮数。

3. 风湿证　头重如裹，肢体困重，胸闷纳呆，大便或溏，苔白腻、脉濡或滑。

4. 气虚头痛　头痛绵绵，遇劳加剧，伴神疲乏力，纳少，便溏者，舌淡、苔薄，脉弱。

5. 气血亏虚证　头痛隐隐，或伴头晕，心悸不宁，面色少华，神疲乏力，遇劳加重，休息减轻，舌质淡，苔薄白、脉弦细。

6. 瘀血阻络证　头痛经久不愈，痛处固定不移，痛如锥刺，或有头部外伤病史，舌有瘀斑，脉细涩。

7. 痰浊上扰证　头痛且头重昏蒙，胸脘痞闷，呕恶痰涎，恶心纳差，苔白腻、脉滑或弦。

8. 肝阳上亢证　头痛，头晕，失眠，心烦急躁，面红耳赤，口苦咽干，舌红苔黄、脉弦。

9. 肝肾阴虚证　头痛且空，眩晕耳鸣，腰膝酸软，舌红少苔，脉弦细或细数。

10. 肝郁气滞证　头痛于一侧，或牵至眉棱骨及后颈侧，心烦易怒，胸肋胀痛，舌微紫、脉沉弦。

【临床治疗】

（一）针刺技术

1. 常规针刺

主穴：阳明头痛取头维、印堂、阳白、合谷、内庭、阿是穴；少阳头痛取太阳、丝竹空透率谷、风池、外关、侠溪、阿是穴；太阳头痛取天柱、后顶、风池、后溪、申脉、阿是穴；厥阴头痛取百会、四神聪、太冲、中冲、阿是穴。

配穴：外感头痛配风府、列缺；肝阳头痛配行间、太溪；血虚头痛配三阴交、足三里；痰浊头痛配丰隆、中脘；瘀血头痛配血海、膈俞。

操作：毫针常规针刺。风池穴应严格掌握针刺方向和深度，防止伤及延髓；瘀血头痛可点刺出血。头痛急性发作每日治疗1～2次，慢性头痛隔日1次。

2. 腹针

主穴：中脘、阴都，或中脘梅花刺、阴都三星刺。

配穴：外感头痛配曲池（双）或十二井放血；血虚头痛配气海、天枢（双）；瘀血头痛配气海、关元、滑肉门（双）。

操作：采用薄氏腹针，普通针刺疗法。

3. 一针疗法

（1）搭肩穴治疗偏头痛。

取穴：搭肩穴。

操作：令患者取坐位，以患者手搭对侧肩背处，中指尖处即为此穴。用1.5寸毫针向下内侧刺入1寸左右，采用捻转平补平泻法，肩部酸胀，头痛立愈。

（2）外关穴治疗血管性头痛。

取穴：外关。

操作：用1.5寸毫针直刺入1寸左右，手法为泻法，留针15分钟，每日1次。

（二）艾灸技术

1. 温和灸

取穴：风寒头痛取灸百会、风池、太阳、合谷、列缺；痰浊头痛取灸百会、风池、印堂、中脘、丰隆、内关、脾俞、胃俞；血虚头痛取灸百会、风池、神庭、中脘、气海、足三里、心俞、脾俞；肾虚头痛取灸百会、风池、关元、三阴交、太溪、肝俞、肾俞。

操作：将点燃的艾条放置在上述诸穴上方，距离以患者所能耐受的最热刺激为宜。每次30分钟，每日1次。

2. 热敏灸

热敏化腧穴探查：用点燃的纯艾条在患者下关、四白、承浆、风池、鱼腰高发热敏穴区域探查热敏腧穴。

操作：分别在上述热敏穴上实施艾条温和悬灸，每日2次，每次艾灸时间以热敏灸感消失为度，5天为1个疗程。

（三）拔罐技术

1. 走罐法

部位：背部膀胱经。

操作：患者暴露胸背部，将润滑剂涂于皮肤，用闪火法使火罐吸附于皮肤上，然后沿着脊柱两侧膀胱经走行区域上下往返推动，至皮下潮红或红紫为度，整个过程5～10分钟。

2. 刺络拔罐法

取穴：太阳。

操作：以三棱针点刺出血后，再用闪火法罐拔于穴位上，留罐5～10分钟，中病即止。

（四）刮痧技术——循经刮痧

部位：督脉、膀胱经、胆经。

操作：患者取坐位，用铜制刮痧板直接在经络处由前向后、先上后下，先左后右刮拭，至皮肤和头皮微红为止，不必强求出痧。步骤：①循督脉刮拭，印堂向上刮至百会，重点刮拭百会，循督脉刮至大椎，再从大椎刮至脊中，肝阳上亢型重点刮拭筋缩和中枢；②循足太阳膀胱经刮拭，肝阳上亢型重点刮拭肝俞、胆俞、肾俞、魂门、阳纲、志室；③循足少阳胆经刮拭，瞳子髎刮拭至风池，重点刮拭率谷和风池，向下刮拭至肩井，并重点刮拭肩井。每周1次（如痧未完全褪去则延后），4次为1个疗程。

（五）推拿技术

1. 穴位按摩

操作：①风寒头痛，用拇指禅推法自攒竹沿足太阳膀胱经走行推至天柱，反复操作8～10遍，约5分钟；用拇指按风府、风池，每穴1分钟，使患者头部出现轻松感觉为度。然后用捏法在颈部两侧膀胱经走行部位推拿8～10遍，并在风池、肩井施用拿法3～5遍，约5分钟。②风热头痛，用拇指禅推法自印堂沿督脉走行推至神庭，反复操作5～8遍，约3分钟。然后用双拇指抹法自印堂沿前额分别向两侧抹至太阳，反复操作5～8遍，约3分钟。继而用拇指沿顺时针方向按揉太阳穴1～2分钟。用拇指按揉风府、风池、大椎，约5分钟。③肝阳上亢，用拇指按两侧肝俞、肾俞，每穴1分钟。用拇指按神门、太冲、太溪，每穴1分钟。再用拇指禅推法自印堂推至百会，反复操作5～8遍，约3分钟。然后用双拇指按太阳1分钟，继而揉1分钟。再用拇指分推印堂至太阳。最后用五指拿头皮。④肾虚头痛，用拇指按两侧肾俞1～2分钟。然后用小鱼际擦法擦肾俞、命门1～2分钟，以透热为度。用拇指按两侧足三里、太溪、涌泉，每穴1分钟。然后用掌摩法以气海、关元为重点摩腹5～8分钟。用双中指勾揉风池，1～2分钟。继而用食、中、无名、小指揉颈部两侧膀胱经走行部位，3～5分钟。而后用大鱼际在前额部自攒竹至太阳行抹法，反复操作1～2分钟。

2. 同源点按摩

（1）经络辨证：按疼痛部位进行经络辨证。

（2）同源点探查：疾病相关经络确定后，病变经络背俞穴同节段的夹脊穴为中枢同源点，外周同源点需要在相关经络上探查才能确定。

（3）同源点治疗：本疗法可分为中枢同源点治疗和外周同源点治疗两部分。中枢同源点治疗时，患者俯卧，常规按摩手法放松腰背部肌肉，然后以拇指指腹沿脊柱正中（督脉）及双侧脊旁（夹脊）由上往下连续点揉，在中枢同源点节段稍作停留、重点点揉，如局部有结节、条索，可在患处使用弹拨、推按手法，以患者耐受为度；外周同源点治疗时，按照各型头痛的病变经络以同源点为重点进行循经按摩。治疗结束后，以拍法、抹法收尾。

（4）操作重点如下。①足太阳膀胱经病变：中枢同源点为膀胱夹脊（S2 夹脊），外周同源点高发点为攒竹、天柱、风门、昆仑、申脉。②足少阳胆经病变：中枢同源点为胆夹脊（T10 夹脊），外周同源点高发点为率谷、完骨、风池、阳陵泉、悬钟、丘墟、足临泣、侠溪。③足阳明胃经病变：中枢同源点为胃夹脊（T12 夹脊），外周同源点高发点为头维、天枢、足三里、丰隆、内庭。④足厥阴肝经病变：中枢同源点为肝夹脊（T9 夹脊），外周同源点高发点为行间、太冲。

（六）耳穴技术——耳穴压豆法

取穴：颈、枕、额、心、肝、脾、神门、内分泌、皮质下穴。

操作：耳郭常规消毒后，将耳穴贴贴于患者一侧耳郭的耳穴后，用手指按压籽粒，使局部有明显胀、热、痛感应为止，嘱患者每天按压籽粒 2～3 次，每次 3 分钟，压力以稍痛为宜，次日换贴另一侧，10 次为 1 个疗程，2 个疗程后休息 5 天再行下 1 个疗程治疗。

（七）穴位注射技术

药物：红花注射液、0.9％氯化钠注射液。

取穴：双侧风池穴。

操作：常规消毒穴位后，采用 2.5 ml 注射器将红花注射液 1 ml 配 0.9％氯化钠注射液至 2 ml，穴位朝鼻尖方向斜刺进针 20～30 mm，行小幅度捻转提插手法，待患者感觉酸、胀向耳内放射时，回抽无回血后，缓慢注入 1 ml 药液，注射完毕，用棉球轻压局部片刻，另一侧风池穴操作同上。

（八）中药泡洗技术

1. 白芷姜汤

药物：白芷 35 g、防风 35 g、生姜 30 g。

用法：将上药择净，放入药罐中，加清水 2 000 ml 浸泡 20 分钟，煮沸 20 分钟后去渣取汁，待温后足浴。每次 30 分钟，每日早、晚各 1 次。每日 1 剂，3 日为 1 个疗程。本方适用于风寒头痛。

2. 薄荷桑叶方

药物：薄荷 40 g、桑叶 40 g、冰片 2 g。

用法：将上药加清水 1 500 ml，煎沸 5 分钟，澄出药液，待温度适宜时浸泡双足，每日 1 次，每日 1 剂，10 次为 1 个疗程。本方适用于外感风寒头痛。

二、落枕

【概述】

落枕也称"失枕"，以睡醒后颈肩部、上背部疼痛、颈部活动受限为其主要特征，发病时患者头部转向患侧时发生疼痛，颈肩部不能自由活动，影响日常生活及工作。常见发病原因为睡眠时姿势不良，头颈过度偏转，或睡眠时枕头过高、过低或过硬，使局部肌肉处于长时间紧张状态，持续牵拉而发生静力性损伤。颈背部遭受风寒侵袭也是常见因素，如严冬受寒、盛夏贪凉、风寒湿等外邪导致颈背部某些肌肉气血凝滞，经络痹阻，僵硬疼痛，功能障碍。

【诊断要点】

(一) 西医诊断

1. 症状 落枕多为急性发病，睡眠后一侧颈部出现疼痛、酸胀，可向上肢或背部放射，活动不利，活动时伤侧疼痛加剧，严重者头部歪向病侧。本病往往起病较快，病程较短，2～3 天即能缓解，1 周内多能痊愈。若恢复不彻底，易于复发。若经久不愈，应注意与其他疾病引起的颈背痛相鉴别。

2. 体征 患侧常有颈肌痉挛，胸锁乳突肌、斜方肌、菱形肌及肩胛提肌等处压痛。在肌肉紧张处可触及肿块和条索状的改变。

3. 特殊检查 颈椎的 X 线片及 CT 检查一般无特殊发现，或仅有生理曲度的改变。

(二) 中医证候诊断

1. 瘀滞证 晨起颈项疼痛，活动不利，活动时患侧疼痛加剧，头部歪向患侧，局部有明显压痛点，有时可见筋结，舌质暗、脉弦紧。

2. 风寒证 颈项背部僵硬疼痛，拘谨麻木。可兼有渐渐恶风、微发热、头痛等表证，舌淡，苔薄白，脉弦紧。

【临床治疗】

(一) 针刺技术

1. 常规针刺

主穴：阿是穴、后溪、悬钟、外劳宫。

配穴：督脉、太阳经型配大椎、束骨；少阳经型配风池、肩井。

操作：先取后溪、外劳宫，消毒施针部位，随咳进针，用强刺激泻法，嘱患者做各个方向颈部活动，留针 15～30 分钟，嘱患者留针期间适当活动颈部，15～30 分钟后针刺阿是穴、外劳宫，进针，行小幅度捻转以增强针感，留针 30 分钟，每日 1 次，7 次为 1 个疗程。

2. 腹针

主穴：中脘、商曲（患）、滑肉门（患）。

配穴：颈项双侧疼痛加商曲（双）、滑肉门（双），颈项后正中疼痛加下脘、商曲（双）。

操作：穴位常规消毒后，针刺入上述穴位，调整到规定深度后留针 30 分钟起针。中脘深刺，针尖至腹壁肌肉层之上；滑肉门中刺，针尖至脂肪层中；商曲、下脘浅刺，针尖入皮下即可。每天 1 次，3 次为 1 个疗程。

3. 一针疗法

（1）三间。

操作：取穴的同时活动颈部，嘱患者主动拉长斜方肌、前斜角肌（低头，右旋）6 次，抗阻收缩上述两块肌肉（仰头，左旋）6 次。

（2）后溪（双）或悬钟（患）。

操作：宜分经论治，疼痛部位和压痛点在后项部者，病在督脉或太阳经，可针取双侧后溪，随咳进针，同时令患者活动颈项部；疼痛部位或压痛点在颈项一侧者，病在少阳经，可针刺同侧悬钟穴，随咳进针，同时令患者活动颈项部。

（3）液门。

操作：采用毫针以液门透中渚，行强刺激，同时令患者前后左右活动颈部，5 分钟后活动自如，留针 20 分钟压痛点消失。

（4）光明。

操作：针刺对侧光明，得气后留针 20 分钟。

（5）合谷。

操作：采用毫针刺入行强刺激手法，留针 20 分钟，令患者活动颈部，针刺同侧合谷（透后溪）。

4. 董氏奇穴

取穴：重子、重仙、承浆。

操作：取对侧重子、重仙。毫针常规针刺 30 分钟，行针手法用泻法，每 5 分钟 1 次，并配合患者颈部活动。

5. 平衡针

取穴：对侧颈痛穴、肩痛穴。

操作：毫针常规针刺 30 分钟，行针手法用强刺激泻法，每 5 分钟 1 次，并配合患者颈部活动。

（二）艾灸技术——温和灸

（1）艾条灸。

取穴：阿是穴、阳陵泉。

操作：患者取俯伏坐位。嘱患者缓慢活动颈部以便精准揣寻颈项部阿是穴，点燃艾条，以温和灸法循经脉走行自下而上依次施术于各个阿是穴，每穴 5 分钟。

以同样方法艾灸阳陵泉。每日 1 次。

（2）艾柱灸。

取穴：经渠。

操作：患者取坐位，单侧落枕者将患侧手置于治疗床上，双侧落枕者将双手置于治疗床上。在寸口桡动脉搏动处放置厚约 0.5 cm 并刺有小孔的姜片，将艾柱放在姜上施灸，灸治 15～20 分钟。每日 1 次。

（三）拔罐技术

1. 走罐法

部位：背部天柱至肩髃，哑门至肩贞，哑门至至阳或命门，大杼至膈俞或肾俞，附分至膈关或志室。

操作：采用循经走罐法，背部均以刮痧活血液为润滑剂，用中、小号火罐闪火法拔罐，并循经上下往返推动走罐，至皮肤潮红或红紫，并出现成片的痧疹为度，再使走罐停留在肩井、天宗、阿是穴处 15 分钟后起罐，每次操作 15 分钟左右，根据痧疹消失情况，隔日或隔 2 天复做 1 次。

2. 刺络拔罐法

取穴：阿是穴。

操作：在颈部患侧压痛点常规消毒后用三棱针点刺出血，根据压痛点的部位，选择合适的玻璃火罐，用闪火法将火罐吸附于压痛点上，留罐 10～15 分钟，局部出血 3～5 分钟即可起罐。

（四）刮痧技术——常规刮痧

部位：患侧颈肩部。

操作：采用水牛角长方形刮板及特殊配方的中药活血剂，患者采用骑马式坐于靠背凳上，在需刮的部位涂上少许活血剂，从发际到大椎下方，从上而下来回刮，待所刮部位出痧即可。然后刮患侧颈肩部，肩井可加强刮，再刮健侧。在治疗过程中患病处均可出紫红色皮下瘀痧，严重者呈紫黑色。大部分患者刮痧后症状均可消失，颈部活动自如，无牵拉感，无疼痛感。如个别患者仍有部分症状，加刮双侧外关，同时嘱患者慢慢转动头部。

（五）推拿技术——常规推拿

部位：阿是穴、颈夹脊、天柱、风池、风府、肩井、天宗、曲池、手三里。

操作：患者正坐位。右手以拇、中指轮换点压痛点及天柱、风池等穴，继而用右手拇、示指在患侧颈部作由上而下的按摩，重复操作数遍。同时，在阿是穴可加用擦法和拿捏法，以小鱼际与掌尺背侧在患处做上下来回擦动，再对痉挛的颈肌作拿捏手法。或可根据情况加用提端摇转法，以理顺筋脉、活动颈椎小关节。

三、颈椎病

【概述】

颈椎病是指颈椎间盘、颈椎骨关节及韧带肌肉组织退行性病变或者继发性改变，刺激或压迫脊髓血管及交感神经等邻近组织而产生的一系列表现的疾病。由于颈椎间盘退变、椎体骨质增生、韧带钙化等病变导致椎间隙变窄，椎间孔缩小，神经根、脊髓、颈部交感神经或椎动脉受到压迫或刺激而引发颈椎病的临床症状。患者早期常感到颈部僵硬、酸胀、疼痛等不适，可伴有头痛、头晕、恶心、肩背酸痛，并放射至臂部或手指，颈部活动受限。重者可出现手指发麻无力，肢体酸软无力，甚至大小便失禁、瘫痪等症。

颈椎病属于中医学"痹证""眩晕""颈肩痛"等范畴，肝肾不足，气血亏损，督脉空虚，筋骨失养是其内因，或长期伏案，动作失度也可使颈部经络气血运行不畅，外因多由于风寒、湿邪侵袭督脉及膀胱经，导致颈项上肢部疼痛、麻木等症状。

【诊断要点】

（一）西医诊断

颈椎病的病理解剖、病理生理和临床表现可分为神经根型、脊髓型、交感神经型、食道型等，但临床上多见各型间症状、体征相互掺杂，故以混合型为多。本书主要介绍常见的神经根型颈椎病及椎动脉型颈椎病的诊断要点，具体如下。

1. 神经根型颈椎病　是各型中发病率最高、临床最为多见的一种，其主要表现为与脊神经根分布区相一致的感觉、运动障碍及反射变化。由于颈部韧带肥厚钙化、颈椎间盘退变、骨质增生等病变，使椎间孔变窄、脊神经根受到压迫或刺激，即逐渐出现各种症状。第5～6颈椎及第6～7颈椎之间关节活动度较大，因而发病率较其余颈椎关节为高。

2. 椎动脉型颈椎病　亦称眩晕型颈椎病。椎动脉第2段通过颈椎横突孔，在椎体旁走行。当钩椎关节增生时，可对椎动脉造成挤压和刺激，引起脑供血不足，产生头晕、头痛等症状。当颈椎退变、椎节不稳时，横突孔之间的相对位移加大，穿行其间的椎动脉受刺激机会较多，椎动脉本身可以发生扭曲，以引起脑部不同程度的供血障碍。

（二）中医证候诊断

1. 风寒湿证　颈、肩、上肢串痛麻木，以痛为主，头有沉重感，颈部僵硬，活动不利，恶寒畏风，舌淡红苔薄白、脉弦紧。

2. 气滞血瘀证　颈肩部、上肢刺痛，痛处固定，伴有肢体麻木，舌质暗、脉弦。

3. 痰湿阻络证　头晕目眩，头重如裹，四肢麻木不仁，纳呆，舌暗红苔厚腻、脉弦滑。

4. 肝肾不足证　眩晕头痛，耳鸣耳聋，失眠多梦，肢体麻木，面红目赤，舌红少津、脉弦细。

5. 气血亏虚证　头晕目眩，面色苍白，心悸气短，四肢麻木，倦怠乏力，舌淡苔少、脉细弱。

【临床治疗】

（一）针刺技术

1. 常规针刺

主穴：风池、颈夹脊、天柱、肩井、后溪、合谷、外关。

配穴：肝肾不足者，加太溪、足三里。

操作：针刺颈夹脊时，直刺 0.5 寸左右，行捻转手法，得气为度，留针 20 分钟。太溪、足三里用补法，余穴用泻法或平补平泻法。

2. 腹针

主穴：天地针（中脘、关元）。

配穴：商曲（双）、滑肉门（双）、神阙。颈椎退行性变加建里，肩部强痛在商曲与滑肉门连线中间浅刺一针。

操作：中脘、关元深刺，商曲浅刺、滑肉门中刺。

3. 一针疗法

（1）对侧中平穴。

操作：针刺左下肢中平穴，行强刺激，针感向足面传导。

（2）后溪穴。

操作：直刺后溪穴，进针 1～1.5 寸。用平补平泻法运针，得气后留针 30 分钟。

（二）艾灸技术

1. 温和灸

取穴：神经根型颈椎病取颈夹脊、大椎、手三里、后溪，拇指示指麻木者，加曲池合谷，小指无名指麻木者，加支沟、少海、神门；椎动脉型颈椎病取风池、天柱、肩中俞、肩外俞，恶心欲吐者，加内关；局部压痛明显者，加阿是穴；交感神经型颈椎病取华佗夹脊、三阴交、太溪、太冲、太白。

操作：将点燃的艾条放置于上述诸穴上方，距离以患者所能耐受最热刺激为宜，每日 1 次，每次 30 分钟。

2. 热敏灸治疗

热敏穴探查：于本病热敏腧穴高发区（风池、肩井、大椎、阿是穴等经穴附近）进行热敏穴探查。

操作：选择热敏灸感最强的两个腧穴施灸。每次均施灸至热敏灸感消失为度。每日 1 次，共治疗 5 次。

（三）推拿技术

1. 常规推拿

部位：项部阿是穴、风池、风府、肩井、天宗、曲池、手三里、小海、合谷等穴和颈肩部。

操作：按揉风池，从风池起至颈根部，拿捏颈项两旁的软组织，从上而下操作；随后用㨰法放松患者颈肩部、上背部及上肢的肌肉；然后做颈项部拔伸手法；提拿肩井；指拨腋下臂丛神经分支；牵抖患侧上肢，拍打肩背部和上肢。

2. 同源点按摩

（1）辨经络：按疼痛部位进行经络辨证。

（2）同源点探查：疾病相关经络确定后，病变经络背俞穴同节段的夹脊穴为中枢同源点，外周同源点需要在相关经络上探查的才能确定。

（3）同源点治疗：本疗法可分为中枢同源点治疗和外周同源点治疗两部分。

中枢同源点治疗时，患者俯卧，常规按摩手法放松腰背部肌肉，然后以拇指指腹沿脊柱正中（督脉）及双侧脊旁（夹脊）由上往下连续点揉，在中枢同源点节段稍作停留、重点点揉，如局部有结节、条索，可在患处使用弹拨、推按手法，以患者能耐受为度；外周同源点治疗时，按照各型疼痛的病变经络以同源点为重点进行循经按摩。治疗结束后，以拍法、抹法收尾。

（4）操作重点。①手阳明大肠经病变：中枢同源点为大肠夹脊（L4 夹脊），外周同源点高发点为合谷、阳溪、偏历、手三里、曲池、肩髃、扶突。②手少阳三焦经病变：中枢同源点为三焦夹脊（L1 夹脊），外周同源点高发点为中渚、外关、天井、肩髎、天牖、翳风、耳和髎。③手太阳小肠经病变：中枢同源点为小肠夹脊（S1 夹脊），外周同源点高发点为后溪、养老、支正、肩贞、臑俞、天宗、肩中俞、天窗、天容。④足太阳膀胱经病变：中枢同源点为膀胱夹脊（S2 夹脊），外周同源点高发点为通天、玉枕、天柱、大杼、风门、肺俞、膈俞、肝俞、脾俞、肾俞、委中、昆仑。

（四）刮痧技术

1. 常规刮痧

部位：患侧颈肩部。

操作：局部常规消毒后，将刮痧油涂于患部，用刮痧板从风池、天柱沿斜方肌颈段由上向下分别刮向大椎、肩井等穴，反复 5～6 次；从风池、完骨沿胸锁乳突肌由上向下轻轻刮拭 5～6 次，用刮痧板边揉胸锁乳突肌 1～2 分钟，用刮痧板角揉风池、天柱、肩中俞、肩外俞、曲垣，每穴 30 秒钟。

伴头痛、头沉、记忆力减退等上颈段损伤表现者，用刮痧板角揉自拟穴颈 2（第 2 颈椎棘突下旁开 1 寸），由前向后刮拭百会、四神聪、率谷 1～2 分钟，由上向下快速刮拭颈枕结合部，沿胆经及膀胱经头部循行线由前向后、由上向下刮拭侧头部和后头部，反复 8～10 次。伴肩胛部疼痛、上肢一过性麻木等下颈段损伤表现者，用刮痧板角揉自拟穴颈 4（第 4 颈椎棘突下旁开 1 寸）、颈 6（第 6 颈椎棘突下旁开 1 寸）、肩井、附分、魄户，每穴 30 秒钟；用刮痧板边揉斜方肌反复 5～6 次；采用擦法往返摩擦斜方肌数次，以局部发热为度。

2. 循经刮痧

根据患者舌脉症，将患者辨证主要分为两型。①痰瘀阻络证：主要刮痧经络为足少阳胆经和足太阳膀胱经、手少阳三焦经，用泻法，先从天柱开始，沿颈背部向下分别至膈俞、膈关，再从天牖开始向外下至肩髎，最后从肩中俞向外至臑俞、肩贞。②肝肾不足，痰瘀阻络证：选择督脉，顺督脉而操作，以补法为主，再刮手少阳三焦经和足太阳膀胱经，以泻法为主。

（五）拔罐技术

1. 走罐法

取穴：肩井、大椎、背部督脉及膀胱经上诸穴。

操作：采用中号玻璃罐在穴位局部闪罐 5～10 次，留罐片刻后，进行提拉按压旋转手法，拔罐后在背部皮肤上先涂好拔罐液或凡士林等润滑剂，用火罐轻轻吸住皮肤，手握玻璃罐沿膀胱经及督脉上下推移走罐，手法适中，以皮肤潮红或有痧点为度。

2. 留罐法

主穴：阿是穴（局部痛点），颈夹脊。

配穴：上肢麻木加肩髃、曲池；心慌、心悸加内关、足三里。

操作：选择大小适宜的火罐，用闪火法或贴棉法等方法将罐拔于以上穴位，根据所拔罐压力的大小及患者的皮肤情况，留罐 15～20 分钟。待罐印消失后进行下一次治疗。

3. 刺络拔罐法

取穴：肩外俞、大椎、风门。

操作：每次选用 1～2 穴，皮肤常规消毒后，对准穴位，先用梅花针叩刺出血，然后拔罐，留罐 10 分钟，去罐后头部做旋转运动，每 3～5 天可治疗 1 次，3 次为 1 个疗程。

（六）耳穴技术——耳穴压豆法

主穴：颈椎、肝、肾、颈。

配穴：神经根型加指、肩、腕、肘；椎动脉型加神门、枕、交感；交感神经型加交感、皮质下；脊髓型加皮质下、枕。

操作：取一侧主穴及随证选取相应配穴，用王不留行贴敷于相应耳穴上，以单手拇指间歇性按压，手法由轻到重，使耳郭产生酸胀、灼热感。嘱患者每日按压不少于 3 次，隔日换取对侧耳穴，两耳交替，10 次为 1 个疗程。

（七）中药涂药技术

药物：丹参 50g、红花 50g、贯仲 50g、急性子 25g、甘松 25g、细辛 25g、三棱 25g、莪术 25g、苏木 50g、米醋 500ml。

操作：诸药共研细末，倒入米醋拌匀入布袋，放锅中蒸热，趁热敷颈部，每日 2 次，每次 1 小时，连用 7 天为 1 个疗程。

四、肩周炎

【概述】

肩关节周围炎是指肩关节周围滑囊、韧带、肌腱、肌肉以及关节囊等软组织的慢性无菌性炎症，初期临床表现以肩部疼痛及肩关节活动功能障碍为主要症状，中后期可见肌肉粘连或失用性肌萎缩。现代研究认为，肩周炎发病的因素与肩关节周围软组织的退行性变、内分泌激素水平变化等有关，加上外伤、劳损等外在因素使肩周组织的血液循环障碍，组织新陈代谢异常，使肩部周围组织、关节囊处于痉挛缺血缺氧状态，代谢产物堆积，引起疼痛，导致无菌性炎症的发生，出现渗出、水肿，肌腱纤维化变性，失去弹性、短缩，继而使关节囊下方粘连，肩关节出现疼痛和功能障碍。

肩周炎属于中医学的"肩痹"范畴，根据其临床表现、发病特点及发病年龄又可称为"漏肩风""肩凝症""冻结肩""五十肩"。诸多学者用中医理论对肩周炎的病因病机做了各种探析。总的来说，肩周炎属于本虚标实或虚实夹杂之证，主要病理因素为风寒、水湿、气滞、血瘀等，主要病机为风寒邪气侵入筋脉，遂致气血阻滞，筋脉凝滞或脾虚生湿，湿凝为痰，湿痰流注肩背，或因动作失度，提重伤筋，经筋受损，气滞血瘀，不通则痛。肩周炎主要与手三阳经密切相关。

【诊断要点】

（一）西医诊断

（1）可有肩部外伤史。

（2）主要症状是逐渐加剧的肩部疼痛，伴有肩部功能活动障碍和僵硬，不同程度地影响日常生活和工作。

（3）患者肩部肌肉萎缩，以三角肌萎缩最明显；压痛，压痛点在肩峰下滑囊、肱二头肌长头、喙突及结节间沟等处；外展、内外旋活动受限，部分患者可因上肢血液循环障碍而出现手部肿胀、发凉。

（4）X线检查可有骨质疏松征象，有时肩峰下有钙化影。肩关节造影见关节囊挛缩，下部皱褶消失等改变。

（二）中医证候诊断

1. 风寒湿证　肩部窜痛，遇风寒痛增，得温痛减，畏风恶寒，或肩部有沉重感，舌质淡苔薄白或腻、脉弦滑或弦紧。

2. 瘀滞证　肩部肿胀，疼痛拒按，以夜间为甚，舌质暗或有瘀斑，苔白或薄黄、脉弦或细涩。

3. 气血虚证　肩部酸痛，劳累后疼痛加重，伴头晕目眩，气短懒言，心悸失眠，四肢乏力，舌质淡苔少或白、脉细弱或沉。

【临床治疗】

（一）针刺技术

1. 常规针刺

主穴：肩髃、肩髎、肩贞、阳陵泉、阿是穴、条口透承山。

配穴：手阳明经证加合谷；手少阳经证加外关；手太阳经证加后溪；手太阴经证加列缺；风寒湿滞加风池、合谷；瘀血阻滞加内关、膈俞；气血亏虚加足三里、气海。

操作：肩部皮肤处常规消毒，直刺穴位，患者得气，有酸胀感，嘱患者活动肩关节，留针10分钟后提插1次，共留针20～30分钟。

2. 一针疗法

（1）阳陵泉。

操作：压痛点多位于对侧阳陵泉下0.5寸，随咳进针。

（2）条口。

操作：直刺，可向承山透刺。

（3）鱼肩。

操作：在第一掌骨桡侧肩部的全息对应部位，找到火柴头大小的条索状物，并有明显的压痛，常规直刺。

（4）三间。

操作：用拇指指甲在三间穴处向第二掌骨侧按压，可以找到一个王不留行籽大小的显著压痛点，多数患者还有条索状物，用毫针先向压痛点斜刺，穿过条索状物后再将针直刺于条索状物和第二掌骨侧之间，同时让患者咳嗽和活动肩部，针后再用手沿着手阳明大肠经自三间至肩髃穴处来回循按敲打数次，然后让患者断续活动肩部，一般留针 30～45 分钟。

（5）后溪。

操作：常规直刺。

（6）束骨。

操作：用毫针直刺患侧束骨。

3. 电针

取穴：肩髃、肩髎、肩前、天宗、曲池、外关。

操作：每次选择 1～2 组腧穴，毫针刺入穴位得气后，选择所需波型和频率，以患者能忍受舒适为度，每日 1 次，每次 20 分钟，10 次为 1 个疗程。

（二）艾灸技术

1. 温和灸

取穴：肩髃、肩髎、肩贞、臂臑、臑会、肩内陵、巨骨、天宗、曲池、外关、抬肩。

操作：点燃艾条对准应灸腧穴部位或患处，距离皮肤 2～3 cm 熏烤，使局部有温热感而无灼痛为宜，一般每穴灸 10～15 分钟，至皮肤红晕为度。

2. 热敏灸

取穴：局部阿是穴、颈夹脊、风门、手三里。

操作：依次按照回旋灸、雀啄灸、往返灸、温和灸四步法进行操作。先行回旋灸 2 分钟温热局部气血，继以雀啄灸 2 分钟加强敏化，循经（穴位所属经络）上下往返 2 分钟激发经气，再以温和灸发动感传、开通经络。局部阿是穴单点温和灸，患者自觉热感透向深部并向四周扩散或自觉肩关节周围酸，灸至感传消失为止。颈夹脊单点温和灸，患者自觉热感透向深部且向四周扩散，灸至感传消失。风门单点温和灸，患者自觉热感沿腋下及上臂后侧传至肘关节，灸至感传消失。手三里单点温和灸，患者自觉热感沿上臂传至肩关节，灸至感传消失，每日 1 次，连续治疗 14 天。

（三）拔罐技术

1. 走罐法

部位：肩关节局部、阿是穴。

操作：将肩关节涂适量的润滑油，选择适当大小的火罐，用闪火法将罐吸拔于肩关节处，然后在肩关节疼痛的范围内，沿着肌肉走行方向轻轻来回推拉火罐，至皮肤出现红色瘀血现象为止，起罐后擦净皮肤上的油迹。重点在压痛点处走罐。如上肢疼痛者，走罐可至上肢疼痛部位；如背部疼痛者，走罐可至背部疼痛部位，每周治疗 1次，6 次为 1 个疗程。

2. 留罐法

取穴：肩外俞、肩髃、臑俞。

操作：选用大小适宜的火罐，用闪火法将罐吸附于对应穴位。一般 10～15 分钟后可将罐取下。

3. 刺络拔罐法

取穴：肩井、肩髃、肩髎、肩贞、天宗。

操作：根据患者的肩关节周围明显压痛点，局部取穴 1～2 个，常规消毒后，用梅花针叩刺或三棱针点刺出血，然后用闪火法将罐吸拔在叩刺或点刺的穴位上，留罐 10分钟，拔出瘀血约 2 ml，隔日治疗 1 次。每次选 2 个穴位，交替使用。

（四）刮痧技术

常规刮痧

部位：大肠经、三焦经、小肠经。

操作：沿大肠经、三焦经和小肠经的走向，自上而下刮拭三角肌周围，每一条经脉刮拭 10～20 次为宜，重点刮拭肩髃、肩贞、肩髎和臂臑，再刮拭循行于手臂外侧的大肠经和三焦经，由上向下从肘部刮拭至腕横纹。分别刮拭 10～20 次为宜，重点按揉曲池、手三里和外关，阳陵泉和阿是穴可以使用由轻到重的手法刮拭，并结合弹拨法刮之。

（五）推拿技术——穴位按摩

取穴：合谷、曲池、缺盆、肩髃、肩贞、肩髎、肩井、天宗、曲垣、阿是穴。

操作：用拇指指面着力于穴位之上，垂直用力，向下按压，按而揉之。让刺激充分达到肌肉组织的深层，产生酸、麻、胀、痛、热和走窜等感觉，按摩同时让被按摩者活动，来加强酸、麻、胀、痛等感觉，持续数秒后，渐渐放松，如此反复做数次即可。每次每穴按压 5～10 分钟，每日 1～2 次。

（六）穴位注射技术

药物：当归、川芎、元胡、红花等注射液或 10％葡萄糖注射液、维生素 B 注射液注射。

取穴：肩部阿是穴。

操作：根据所选穴位及用药量的不同选择 5 ml 或 10 ml 注射器和 5 或 6 号针头。抽好药液，局部常规消毒后，将针头按穴位所规定的方向和深度快速刺入皮下组织，然后缓缓推进或上下提插，探得穴位有酸麻等"得气"感后，回抽无回血，将药物推入。一般中等速度推入药液，年老体弱者用轻刺激，将药液缓慢轻轻推入。如注入较多药液时，可将注射针头由深部退到浅层，边退边推药，或将注射针改变几个角度注射药液。每次选 3~5 个穴位，每日或隔日 1 次，反应强烈者可 2~3 天 1 次，穴位分 2~3 组交替使用，10 次为 1 个疗程。

（七）埋线技术

取穴：阿是穴、肩前、肩贞、肩髃、肩髎；臂臑、曲池、手三里、外关、合谷。

操作：选 3~5 个穴位常规消毒，采用 7♯ 一次性无菌埋线针，2-0♯ 羊肠线，长度为 0.5~1 cm，注线法。穴位常规刺入 2.5 cm。拔针后用无菌干棉球按压针孔止血。14 天 1 次，3 次为 1 个疗程。

（八）穴位贴敷技术——发泡灸、三伏贴

药物：白芥子、斑蝥等份。

取穴：大椎、肩髃、肩髎、肩贞、天宗、曲池、外关、合谷。

用法：将药物共研极细末，用二甲基亚砜调成软膏。用时取麦粒大小的药膏，放置于 5 cm×5 cm 贴敷纸中心，贴敷于大椎、肩髃、肩髎、肩贞、天宗、曲池、外关、合谷处。每次贴敷时间为 4~6 小时，在每年"头伏""中伏""末伏"的三伏天里，择中午时分，5 天贴敷 1 次，3 次为 1 个疗程，必要时可连续贴敷 2~3 个疗程，连续贴治 3 年。

（九）熏洗技术

1. 方法一

药物：当归 30 g、桂枝 30 g、白芍 30 g、细辛 20 g、川乌 30 g、麻黄 20 g、黄芪 30 g、羌活 30 g、白芷 30 g、透骨草 30 g、威灵仙 30 g、乳香 30 g、桑枝 20 g。若偏于风寒湿型者，加防风 20 g、独活 30 g、葛根 20 g；偏于瘀滞型者，加赤芍 30 g、蒲黄 20 g、红花 15 g；偏于气血虚者，黄芪用量增至 50 g，加党参 30 g、熟地黄 30 g。

部位：患肩。

用法：以上诸药加水煎取药液 1 000~1 100 ml，用中药熏蒸治疗仪熏蒸患者肩关节 30 分钟。

2. 方法二

药物：防风 15 g、红花 15 g、伸筋草 20 g、透骨草 20 g、威灵仙 15 g、川芎 15 g、泽泻 20 g、细辛 5 g、桂枝 15 g、桑枝 15 g、延胡索 20 g、生姜 5 g。

部位：患肩。

用法：同上。10 次为 1 个疗程，疗程间隔休息 7 天。

（十）中药涂药技术

1. 肩周炎外敷散

药物：生半夏、生南星、白芷、生川乌、生草乌、细辛、红花、乳香、没药等。

部位：患肩。

用法：将药物共研细末，加生姜、生葱捣烂，兑适量白酒，一起入锅炒热敷于患肩，隔日换药 1 次。

2. 中药热熨包

药物：羌活、独活、生乳香、生没药、红花、生川乌、生草乌、桂枝、透骨草各15 g，生麻黄、桃仁各10 g，威灵仙、白芷各30 g，生马钱子6 g。

部位：患肩。

用法：将药物共砸碎捶软，加酒、醋各半以拌湿为度，以细布袋加装，置于器皿中隔水炖热，外敷于痛处（勿烫伤皮肤），药袋渐凉可重复加热，连续数次，持续30分钟至1小时，每日1～2次。连用1周为1个疗程。

3. 普通敷贴

（1）黑膏药。

药物：马钱子1 000 g、川乌150 g、草乌150 g、乳香150 g、没药150 g、青风藤150 g、当归200 g、广丹1 000 g（冬季用750 g）、香油2 000 g。

部位：患肩。

用法：将膏药微加温贴于患处，每张膏药贴3～5天。

（2）骨友灵贴膏。

药物：红花、鸡血藤、川乌、威灵仙、防风、蛇蜕、元胡、何首乌、续断、冰片、樟脑、陈醋、薄荷脑、冬青油、颠茄流浸膏。

部位：患肩。

用法：将皮肤洗净擦干，贴于患肩，每天更换1次。

五、肱骨外上髁炎

【概述】

肱骨外上髁炎是一种由于前臂伸肌反复牵拉伤引起的肘关节外上髁部局限性疼痛，并以影响伸腕和前臂旋转运动功能为特征的慢性损伤性肌筋膜炎。肱骨外上髁是前臂腕伸肌总腱的起点，附着有桡侧腕长伸肌、桡侧腕短伸肌、肱桡肌、旋后肌等，由于肘、腕关节频繁活动，使腕伸肌的起点受到反复牵拉刺激，引起撕裂和慢性炎症，出现局部滑膜增厚和滑囊炎等病理改变。一般来说，肱骨外上髁炎对骨质无实质性伤害。本病的发生与职业关系密切，常见于木工、网球运动员等前臂运动量大者，且早年以网球运动员多见，故又称网球肘。

肱骨外上髁炎属于中医"痹证""肘部筋伤""肘部劳损"范畴，劳损后气血虚弱，血不荣筋，肌肉失去温煦，筋骨失去濡养为其内因。风寒湿邪侵袭肘关节，手三阳经筋受损为其外因。肱骨外上髁炎主要与手三阳经密切相关。

【诊断要点】

（一）西医诊断

（1）起病缓慢，有腕部超常规活动或特殊职业，特别是手和腕部重复进行用力背伸动作。肱骨外上髁部位疼痛，向前臂外侧放射，严重者不能持物，拧毛巾。部分患者有患部隆起、压痛。

（2）检查可发现局限性压痛点位于肱骨外上段、环状韧带或肱桡关节间隙处，常为锐痛；腕伸肌紧张征阳性和（或）牵伸试验（Mills征）阳性。

（3）X线检查常为阴性。

（二）中医证候诊断

1. 风寒阻络证　肘部酸痛麻木，屈伸不利，遇寒加重，得温痛缓，舌苔薄白或白滑、脉弦紧或浮紧。

2. 湿热内蕴证　时外侧疼痛，有热感，局部压痛明显，活动后疼痛减轻，伴口渴不欲饮，舌苔黄腻、脉濡数。

3. 气血亏虚证　起病时间较长，肘部酸痛反复发作，提物无力，肘外侧压痛，喜按喜揉，并见少气懒言，面色苍白，舌淡苔白、脉沉细。

【临床治疗】

（一）针刺技术

1. 常规针刺

主穴：阿是穴、偏历、肩外陵、阴上及肘灵。

配穴：手阳明经筋病证，配曲池、肘髎、手三里、合谷；手太阳经筋病证，配小海、支正；手少阳经筋病证，配天井、外关。

操作：局部皮肤常规消毒，常规直刺。得气后留针15～30分钟。局部压痛点可采用多项透刺，或多针齐刺。

2. 腹针

取穴：中脘、健侧商曲、患侧滑肉门、患侧上风湿点，肘部疼痛剧烈配上风湿点三角。

操作：局部皮肤常规消毒，中脘深刺、健侧商曲中刺、患侧滑肉门浅刺、患侧上风湿点浅刺，肘部疼痛剧烈配上风湿点三角浅刺。

3. 一针疗法——肘灵

操作：常规进针，若针后再在阿是穴针一针，然后在两穴通电，起针后再在肘部疼痛局部刺络拔罐，效果会更好。

4. 电针

主穴：阿是穴。

配穴：合谷、手三里。

操作：常规进针，得气后针柄接电针治疗仪，取疏密波，疏波4Hz，密波20Hz，以局部肌肉震颤为宜或以患者能耐受为度，电针20分钟。

（二）艾灸技术——温和灸

主穴：阿是穴、曲池、手三里、手五里、肘髎。

配穴：下臂旋前受限者，配下廉；下臂旋后受限者，配尺泽；肘内侧疼痛者，配尺泽；肘尖疼痛者，配天井。

操作：将点燃的艾条放置于上述诸穴上方，距离以患者所能耐受最热刺激为宜，每日 1 次，每次 30 分钟。

（三）拔罐技术

1. 走罐法

部位：前臂。

操作：肘部向手腕方向走罐 15 分钟。

2. 留罐法

取穴：阿是穴、尺泽、孔最、曲池。

操作：用闪火法吸拔以上穴位，留罐 10～15 分钟。每日 1 次，10 次为 1 个疗程。

3. 刺络拔罐法

（1）治法一。

取穴：阿是穴。

操作：用三棱针迅速刺入半分至 1 分，随即迅速退出，以出血为度，然后拔罐，每 3～5 天 1 次，一般治疗 3 次，最好不要超过 5 次。

（2）治法二。

取穴：曲池、手三里、肘尖。

操作：先行针刺，用中等强度刺激，针后在患处用皮肤针轻轻叩刺，以皮肤微微出血为度。然后拔罐，每日或隔日治疗 1 次。

（3）治法三。

取穴：阿是穴。

操作：先用梅花针叩刺皮肤至微出血，后拔罐 10 分钟。起罐后，外敷丁香散（丁香、肉桂、片姜黄、玄胡各 15 g，冰片 1.5 g，共研细末。每取药末适量用生姜汁调敷患处，外以胶布固定）。再在胶布外施以艾条灸，使局部产生温热舒适感。2～3 日治疗 1 次，5 次为 1 个疗程。

（4）治法四。

部位：病变部位、尺泽、孔最、阿是穴。

操作：先用梅花针叩刺病变部位和其他穴位，至皮肤微出血，然后在尺泽、孔最、阿是穴上拔罐，留罐 10～15 分钟。每天或隔天 1 次，5 次为 1 个疗程。

（四）刮痧技术

部位：手太阴肺经及手阳明大肠经上肢段。

操作：患者取坐位。在施术部位消毒、涂抹刮痧介质（油或者膏）后，用刮痧板平刮或者斜刮手太阴肺经及手阳明大肠经上肢段，由上而下，臂臑、曲池、手三里、合谷（大肠经）、天井（三焦经）、小海（小肠经）、尺泽（肺经），均至"痧痕"显现为止。

（五）推拿技术

部位：肱骨外上侧阿是穴、风池、风府、风门、肩井、天宗、肩外俞、曲池、外关、手三里、曲泽及前臂桡侧肌群等。

操作：①患者取仰卧位或坐位，用擦法自患侧肘部桡侧至前臂桡侧进行往返操作，手法宜轻柔，时间 5 分钟左右。②用一指禅推法和拨法操作于肱骨外上髁部，时间 3 分钟左右。③按揉曲池、曲泽、手三里、外关、阿是穴，每穴各 1 分钟左右。④以拇指按压患者肘部外侧，其余四指握住患者肱骨内侧；之后另一手握患者腕部做对抗牵引拔伸，持续片刻后缓缓屈肘，当前臂旋前至最大幅度时，快速后伸并伸直前臂，连续操作 3 次。⑤用揉法揉肱骨外上髁至前臂桡侧伸腕肌群，时间 3 分钟左右。

（六）耳穴技术

取穴：肘、肾上腺、神门。

操作：贴压法、强刺激。在耳郭前后相对肘穴，贴压时施以强刺激手法。

（七）穴位注射技术

1. 方法一

药物：复方当归注射液 1 ml，维生素 B_{12} 注射液 1 ml。

主穴：阿是穴。

配穴：曲池、手三里、天井、外关。

操作：每次取阿是穴配曲池、外关为一组，阿是穴配手三里、天井为另一组，两组穴位交替使用。阿是穴进针达筋膜层后，分别往不同方向呈星状注射药液约 0.2 ml，另外两配穴分别注射药液 0.5 ml。1 天 1 次，5 次为 1 个疗程。

2. 方法二

药物：川芎嗪注射液 20 mg，注射用生理盐水 1 ml。

取穴：患侧曲池。

操作：操作同上。1 周 1 次，2 次为 1 个疗程。

（八）埋线技术

取穴：肱骨外上髁压痛处。

操作：先在肱骨外上髁压痛最明显处，顺皮肤分布方向快速进针，小角度刺入后，与皮面平行推进，直至针体全部进入皮内，随后用胶布固定，3 天更换 1 次。

（九）穴位贴敷技术——发泡灸

药物：鲜毛茛、鲜曼陀罗叶、鲜菊三七。

取穴：阿是穴。

操作：将以上药物按 1：2：2 组成，撒少许食盐，捣成糊状药糊置痛点阿是穴，以敷料包扎，24 小时去除敷料及药糊，敷药处起一水泡，以消毒针刺破水泡，流出黄水，涂以龙胆紫，消毒敷料包扎，每日换敷料 1 次，直至结痂。

（十）中药涂药技术

1. 温经散

药物：肉桂 500 g、黑附片 500 g、细辛 60 g、生天南星 150 g、羌活 500 g、防风 500 g、海风藤 100 g、蛇床子 100 g、花椒 100 g、生川乌 150 g、生草乌 150 g、莪术 300 g、三棱 300 g、当归 500 g、蟾蜍 0.5 g、冰片 5 g、樟脑 5 g、马钱子 3 g。

部位：患肘。

用法：上药共研成细末。过100目筛后，分装于小纱布袋中，每袋约20g。用时将袋放入食醋中浸湿敷患肘肱骨外上髁处，每日以热水杯于温经散袋上加热2次，每次约10分钟，3天后换散袋，续用至肘部活动无疼痛止。

2. 舒筋活血酒

药物：伸筋草15g、透骨草15g、醋乳香15g、醋没药15g、红花6g、樟脑6g、赤芍10g、川芎10g、威灵仙10g、苏木10g、羌活10g。

部位：患肘。

用法：上药以50度白酒500ml、白醋100ml浸泡4天，去渣装瓶密封待用。每日以药酒外搽局部5～6次，每次外搽前，先做局部按摩1～2分钟，4天为1个疗程。

3. 消痛散

药物：麻黄100g、生半夏100g、生天南星100g、芥子100g、生草乌60g、生川乌60g、白芷60g、细辛60g、红花60g、血竭40g、吴茱萸80g、冰片70g。

部位：患肘。

用法：上药共研成细末，用蜂蜜作为基质，将其搅拌成糊状，置罐中备用。用时按患处面积大小摊在布或棉纸上，敷贴于患处，用绷带包扎固定，2～3天更换1次。

4. 消炎镇痛膏

药物：大黄、黄柏、姜黄各60g，白芷、天南星、苍术、厚朴、天花粉、陈皮各30g，甘草20g。

部位：患肘。

用法：上药共研成末，过100～120目筛，另将2kg医用凡士林或生蜂蜜加温溶化，然后放入药末搅匀，冷凝成膏备用。用时将药膏均匀涂于数层纱布上，贴敷患部后，用绷带包扎固定。每周外敷药膏3次，2周为1个疗程。治疗期间患肢不宜过度劳累，忌浸冷水。

六、腕管综合征

【概述】

腕管综合征是腕部的正中神经，由于不同的病理因素，被压迫或者刺激而形成的一系列综合征。常见的病因有腕部的急慢性损伤，腕管内的腱鞘囊肿、脂肪瘤等占位性病变。

腕管综合征属于中医"痹证""痿证"的范畴。

【诊断要点】

（一）西医诊断

（1）手指感觉减退或消失。

（2）拇指、示指、中指及环指桡侧疼痛和麻木，夜间加重。

（3）大鱼际肌萎缩。

（4）神经叩击试验阳性和（或）屈腕试验阳性。

（5）拿东西无力或者握拳无法用力。

（6）反复活动手腕后会加剧疼痛和麻木，但是甩手后可稍微缓解，秋冬季节比春夏季节严重。

具备（1）或（3）或其他任意 1 项则可诊断为腕管综合征。

（二）中医证候诊断

1. 阳虚寒凝证 腕部疼痛，拇指、示指、中指麻木，患手喜温恶寒，伴手指冰凉、发绀，舌淡胖苔白滑、脉沉迟。

2. 气滞血瘀证 腕部刺痛，痛处固定，拇指、示指、中指麻木不仁，指端活动不便，或伴有大鱼际肌萎缩，舌淡苔暗、脉弦。

【临床治疗】

（一）针刺技术

1. 常规针刺

取穴：大陵、合谷、内关、外关、阳溪、鱼际、阳池、劳宫、神门、阳谷、曲池、外劳宫、阿是穴。

操作：常规进针，得气后留针 15 分钟，每日或隔日 1 次。

2. 腹针

主穴：中脘、商曲（健）、滑肉门（患）。

配穴：上风湿点（患）、上风湿外点（患）。

操作：常规针刺。

3. 温针灸

取穴：大陵、内关、阳溪。

操作：患者坐位，穴位常规消毒。常规针刺法进针直刺，大陵、内关进针 0.8～1 寸。阳溪进针 0.5～0.8 寸。得气后，每穴行捻转平补平泻法 5 秒。然后剪取长约 2 cm 艾条 6 段。在其一端中心戳一小孔（注意勿穿透另一端）套置在大陵、内关针柄尾部。点燃艾条。燃尽 1 段为 1 壮。每穴灸 3 壮。每日 1 次，10 次为 1 个疗程。

（二）推拿技术——常规推拿

取穴：外关、阳溪、鱼际、合谷、劳宫、阿是穴。

操作：先在外关、阳溪、鱼际、合谷、劳宫及痛点等穴位处，施以按压、揉摩手法；然后将患手在轻度拔伸下，缓缓旋转、屈伸腕关节数次；术者左手握于患手腕上，右手拇指、示指捏住患手拇指、示指、中指、环指远节，向远心端迅速拔伸，以发生弹响为佳。以上手法可每日作 1 次，局部不宜过重过多施用手法，以减少已增加的腕管内压。

（三）穴位注射技术

药物：醋酸强的松龙注射液。

部位：远侧腕横纹与无名指纵轴延长线交界处。

操作：腕部皮肤消毒，7 号注射器吸取 1 ml（25 mg）醋酸强的松龙注射液，从远侧腕横纹与无名指纵轴延长线交界处进针，方向为向远侧、外侧和后侧，针头与前臂皮肤表面和前臂纵轴皆呈 45°，为避免将药液注入肌腱内，应将针头缓慢退出少许，直到屈曲手指时针头不再被带动，此时将手指伸直，注入药液。

（四）熏洗技术

1. 方法一

部位：患侧腕部。

药物：鸡血藤 30 g、海桐皮 30 g、透骨草 30 g、桂枝 30 g、威灵仙 30 g、两面针 30 g、伸筋草 30 g、川芎 30 g、莪术 30 g。

操作：将患侧腕部放入塑料袋中，用中药熏蒸，待药包温度降至 50℃ 左右时，把药包盖在患侧腕部外敷，中药熏蒸 15 分钟，药包外敷 40 分钟，每日 1 次，以 15 次为 1 个疗程。

2. 方法二

部位：患侧腕部。

药物：白芷 60 g、天花粉 60 g、姜黄 60 g、生大黄 60 g、黄柏 90 g、栀子 90 g、红花 90 g、没药 20 g、生乳香 20 g、川乌 20 g、草乌 20 g、三七 20 g、陈皮 20 g、生南星 15 g、刘寄奴 30 g。

操作：将中药研末与醋调和成糊后，装入布袋蒸热至 60～70℃，在患处来回移动或回旋运转，每日 2 次，每次 15～30 分钟，10 次为 1 个疗程，治疗 2～4 个疗程。

七、腱鞘炎

【概述】

腱鞘炎是指腱鞘发生的急性与慢性炎症反应，正常情况下，腱鞘环形包绕肌腱，起到保持肌腱活动度的功能。由于腱鞘和肌腱过度摩擦，腱鞘组织会发生水肿甚至出现炎症反应，表现出局部疼痛、压痛、关节活动受限等症状。腱鞘炎可以根据性质分为狭窄性腱鞘炎、急性化脓性腱鞘炎、急性纤维化腱鞘炎、急性浆液性腱鞘炎、结核性腱鞘炎，其中最常见的是狭窄性腱鞘炎。根据发生部位可分为手指的屈肌腱腱鞘炎、拇指的拇长屈肌腱腱鞘炎、腕部的桡骨茎突狭窄性腱鞘炎、肩部的肱二头肌长头腱腱鞘炎、足踝部的跟腱腱鞘炎等。

腱鞘炎属于中医学的"伤筋""筋痹"范畴。

【诊断要点】

西医诊断

1. 症状　腱鞘炎大多为局部症状，主要表现是局部的疼痛、压痛、受累关节活动受限。部分患者还伴有放射痛，即自腱鞘病变处向肢体末端放射。

2. 体征　屈肌腱腱鞘炎，可在患指的掌侧摸到结节，手指弯曲伸展时可以感到结节的滑动或有弹响。桡骨茎突狭窄性腱鞘炎表现为握拇尺偏试验阳性，即拇指弯曲后握拳，使腕关节向下偏移，会引起手腕处明显的疼痛。肱二头肌抗阻力试验阳性是诊断肱二头肌长头腱腱鞘炎的主要依据。曲肘90°，医生一手扶住患者肘部，一手扶住手腕，让患者用力屈肘、外展、外旋，医生给予阻力，如肱二头肌长头腱处出现疼痛即为阳性。

3. 辅助检测 X线片、磁共振检查、超声等可作为腱鞘炎的辅助诊断方法，狭窄性腱鞘炎一般无骨及骨关节结构的改变。结核性腱鞘炎早期的X线可表现为局部软组织的肿胀，如果病情较长，可见骨质疏松。血液检测有助于确定腱鞘炎的病因，将狭窄性腱鞘炎与其他类型腱鞘炎进行鉴别。

【临床治疗】

（一）针刺技术

1. 常规针刺

（1）桡骨茎突狭窄性腱鞘炎。

取穴：阳溪、阿是穴。

操作：患侧取穴，毫针常规针刺30分钟，行针手法用泻法。

（2）屈肌腱腱鞘炎。

取穴：阿是穴。

操作：患侧取穴，毫针常规针刺30分钟，行针手法用泻法。

（3）肱二头肌长头腱鞘炎。

取穴：患侧取穴，手三里、曲池、肩贞、肩髎、肩髃、阿是穴。

操作：患侧取穴，毫针常规针刺30分钟，行针手法用泻法。

2. 董氏奇穴

桡骨茎突狭窄性腱鞘炎。

取穴：五虎1、五虎2。

操作要求：健侧取穴，贴骨进针，行针手法用泻法，同时患者活动患侧手腕。留针30分钟，每日1次，7次为1个疗程。

3. 火针

取穴：取患侧阿是穴、列缺、合谷、阳溪、太渊、经渠。

操作：选用直径为0.8mm的中粗火针，在选穴处涂上一薄层万花油。点燃酒精灯，将针尖和部分针体插入火焰中，针红时迅速刺入穴位，并迅速将针拔出，全程约0.5秒。1周针刺2次（每次选穴5～6个），3～5次为1个疗程。

4. 揿针

取穴：阿是穴。

操作：根据患者胖瘦采用0.6～1.2mm揿针。在患者桡骨茎突痛点周围皮肤局部消毒后，贴上揿针，根据患者疼痛的范围贴成三角形或者一字形，每次贴3针。然后嘱患者回家后不定时按压贴针部位。揿针每日一换，连贴5次为1个疗程。

5. 温针灸

取穴：阿是穴。

操作：嘱患者取舒适坐位，常规消毒，用毫针在压痛点旁开 0.1 寸并排迅速刺入，针尖刺向疼痛结节，不提插捻转，针刺较浅，不可过深，入筋膜，不可刺入腱鞘、肌腱。针刺时患者有舒适感，轻微疼痛。以针体不倒、针刺轻微疼痛为度。然后，将纯净细软的艾绒捏在针尾上，点燃施灸。待艾绒烧完后留针 20 分钟，将针取出。每隔 2 天治疗 1 次，3 次为 1 个疗程。

（二）艾灸技术——温和灸

1. 艾条灸

取穴：阿是穴。

操作：艾条点燃后在阿是穴施雀啄灸 20 分钟，灸至局部皮肤充血潮红。每日 1 次，10 次为 1 个疗程。

2. 艾柱灸

取穴：阿是穴、肾俞（双）、肝俞（双）、阳陵泉（双）。

操作：选取穴位进行消毒，将艾柱放置穴位上，用线香将其上部尖端点燃，待其燃烧至五分之四或患者喊痛时将其取下，反复进行，每个穴位灸 9 壮，隔日 1 次。

（三）刮痧技术

1. 方法一

部位：痛处。

操作：先于痛处均匀涂擦冬青膏 5 g，然后以冬青膏为介质，用刮痧板对痛处进行刮痧治疗。用刮板沿上述部位由轻到重（以患者可耐受为度）、自上而下朝一个方向缓慢刮拭皮肤表面，使其逐渐充血，直至皮肤发红为止；每天 1 次，连续治疗 10 天。

2. 方法二

部位：手太阴肺经孔最至鱼际、手阳明大肠经温溜至上廉区段。

操作：暴露前臂，常规消毒后，取适量石蜡油涂抹于刮痧部位，医者手持刮痧板，手法轻重以患者能承受为度。依次从手太阴肺经孔最至鱼际区段、手阳明大肠经温溜至上廉区段行由上往下单方向刮痧，反复 9～10 次，不强求出痧。刮痧完毕后，用无菌棉球将刮痧部位擦拭干净，再用刮痧板按揉温溜、孔最、阿是穴各 1 分钟。让患者握拳，手腕向尺侧屈曲，若出现疼痛，让其维持该角度，用刮痧板再按揉温溜、孔最各 3 分钟。

（四）穴位注射技术

药物：2% 盐酸利多卡因 2 ml、醋酸泼尼松龙 50 mg 混合液。

部位：疼痛集中点。

操作：消毒后予 2% 盐酸利多卡因 2 ml、醋酸泼尼松龙 50 mg 混合液，从疼痛集中点进针，深达骨膜，无回血时，少许注入，稍退针后，如果感觉到压力突然减轻，表明针头已退至肌腱与腱鞘之间，注入药物。治疗结束后在术区予创可贴固定，并做被动关节屈伸活动。

（五）穴位敷贴技术

部位：患处肿痛部位。

药物：生草乌 30 g、生川乌 30 g、生山栀 20 g、乳香 15 g、没药 15 g、羌活 15 g、石膏 15 g、蒲公英 15 g、鸡血藤 15 g、细辛 10 g、生蒲黄 15 g、当归 15 g、红花 15 g、冰片 10 g、黄柏 10 g、独活 10 g、丁香 10 g、血竭 10 g。

操作：将上述诸药碾成细末，拌匀，加适量蜂蜜，再加温开水调匀，根据肿痛部位的大小，将药物均匀涂于大小适中的纱布上，外敷于患处，再用绷带包扎，3 天换 1 次，5 次为 1 个疗程。

八、腰背肌筋膜炎

【概述】

腰背肌筋膜炎是指腰背部筋膜及肌组织的病理性改变，多因寒冷、潮湿、慢性劳损而使腰背部筋膜及肌组织发生水肿、渗出及纤维性变，而导致一系列临床症状。腰背肌筋膜炎主要表现为腰背部的弥漫性钝痛，尤其以两侧腰背肌和髂嵴上方最为明显，局部疼痛、发凉、皮肤麻木、肌肉痉挛和运动障碍。急性期患者腰部疼痛剧烈，有烧灼感，腰部活动时症状加重，局部压痛较显著（多在病变肌肉的起止点处），急性发作后，少数患者症状可完全消退，多数会遗留疼痛，或相隔数月、数年以后再次发作。慢性病例表现为腰部酸痛，肌肉僵硬，有沉重感，常在天气变化时（如阴雨天）、夜间或身处潮湿地域时疼痛加重，晨起腰部酸痛加重，稍加活动可缓解，劳累后又加重。腰部压痛广泛，腰功能活动可正常，但活动时腰部酸痛明显。

该病属中医"痹证""腰背部的伤筋"等范畴，属本虚标实之证。多因长年劳逸不当，或贪凉受冷，风寒湿邪客留筋肉，使肌筋中气血循行受阻，气郁血滞，日久痹阻经络，筋位失和，诱发筋肉或粘涩，或松弛，或僵硬。

【诊断要点】

（一）西医诊断

（1）腰背部、臀部广泛疼痛，常因剧烈活动或寒冷诱发；并具引发放射区，即重压肌筋膜区皮下结节，除在该点有酸胀感外，还可在该点周围或距离稍远区域引发疼痛或肌紧张。

（2）腰部活动受限、肌肉痉挛，部分患者有明确的疼痛扳机点。

（3）X 线检查无阳性体征。

（二）中医证候诊断

1. 风寒湿阻证　腰部疼痛板滞，转侧不利，疼痛牵及臀部、大腿后侧，阴雨天气加重，伴恶寒怕冷。舌淡苔白，脉弦紧。

2. 湿热蕴结证　腰背部灼热疼痛，热天或雨天加重，得冷稍减或活动后减轻；或见发热、身重、口渴、不喜饮。舌红、苔黄腻，脉濡数或滑数。

3. 气血凝滞证 晨起腰背部板硬刺痛，痛有定处，痛处拒按，活动后减轻。舌暗苔少，脉涩。

4. 肝肾亏虚证 腰部隐痛，时轻时重，劳累后疼痛加剧，休息后缓解。舌淡苔少，脉细弱。

【临床治疗】

(一) 针刺技术

1. 常规针刺

取穴：肾俞（双）、腰阳关、大肠俞（双）、上髎（双）、阳陵泉（双）、委中（双）、昆仑（双）、阿是穴。

操作：患者全身放松，保持俯卧位，术者在其腰背部以适当力度进行按压，寻找出最明显的1～3个阿是穴，以压痛点为准，若没有则选取结节或条索状肿物处，常规消毒后，将毫针直刺阿是穴位适当深度，肾俞直刺0.5～1寸，大肠俞直刺0.8～1.2寸，上髎直刺1～1.2寸，腰阳关直刺0.5～1寸，昆仑直刺0.5～0.8寸，委中直刺1～1.2寸，阳陵泉直刺1～1.2寸，留针30分钟，每个穴位隔10分钟行针1次。每周治疗3次（两次治疗间隔1～2天），连续治疗3周（共9次）。

2. 腹针

主穴：中脘、气海、关元、大横（双）。

配穴：腰背痛较甚加滑肉门（双）、太乙（双）、石关（双）、上风湿点（双）；腰背俱痛加商曲（双）、天枢（双）；腰背痛腰痛较甚外陵（双）、金河（双）；寒湿性加上风湿点（双）、下风湿点（双）；劳损性加商曲（双）、四满（双）、气穴（双）；肾虚加下风湿点（双）、水道（双）。

操作：常规消毒后，运用指切法进针。中脘、气海、关元、大横（双）直刺0.5～1寸，行提插捻转平补平泻手法；滑肉门（双）、太乙（双）、石关（双）、上风湿点（双），直刺0.5～1寸，行提插捻转平补平泻手法；商曲（双）、天枢（双），直刺0.5～1寸，行提插捻转平补平泻手法；外陵（双）、金河（双），直刺0.5～1寸，行提插捻转平补平泻手法；上风湿点（双）、下风湿点（双），直刺0.5～0.8寸，行提插捻转泻法；商曲（双）、四满（双）、气穴（双），直刺0.5～1寸，行提插捻转补法；下风湿点（双）、水道（双），直刺0.5～1寸，行提插捻转补法。均留针30分钟。

3. 一针疗法

（1）慢性腰肌劳损。

取穴：肾俞穴。

操作：以针刺肾俞穴施治，针感良好，传导至腿、膝、足。针感渐渐缩小，痛感减轻，其针刺15次痊愈。

（2）阳虚背寒身冷症。

取穴：大椎穴。

操作：患者坐位，大椎穴常规消毒后取1寸毫针向上斜刺0.5～0.8寸，中等刺激，得气后在针柄上嵌入艾柱1寸，灸3壮，每日1次。7天为1疗程，治疗1~3个疗程。

4. 董氏奇穴技术

取穴：健侧灵骨穴、大白穴。

操作：依照交经巨刺原则，直刺0.5~1寸，采用提插捻转，使之得气，得气后嘱患者边活动患侧腰背部肌肉，边行走，适当行针，待症状减轻后，留针20分钟再拔针。

5. 火针技术

部位：足太阳经筋、足少阳经筋、足阳明经筋，第3腰椎横突点、腰方肌、髂肋肌、棘肌、臀大肌、臀中肌、梨状肌、髂胫束上触及的条索样、小颗粒状结节处。

操作：术者用拇指按揉法，循足太阳经筋、足少阳经筋、足阳明经筋进行全线查找，重点查第3腰椎横突点、腰方肌、髂肋肌、棘肌、臀大肌、臀中肌、梨状肌、髂胫束等，若触及条索样、小颗粒状结节，按压疼痛异常敏感即可定为筋结病灶点。确定筋结病灶点后，持火针置于酒精灯上烧红，快速刺入病灶点，当出现酸、麻、胀、痛或向四周放射后即可出针，对病灶较大者可采用"一孔多针"针法。

6. 铍针

部位：在患者腰背部寻找触诊局部明确的压痛点，并可触及皮下结节或条索样包块，作为进针点。

操作：首先局部常规消毒，使刀口线和手柄的平面标记在同一平面上，以辨别刀口线在体内的方向。医者左手拇指按压在压痛点的旁边，右手用腕力将铍针直接垂直刺入压痛点，进针深度以通过深筋膜为度。在进针后寻找沉紧涩滞的针感，并在针感层进行松解疏通，即松解卡压之处的软组织，待针下无沉紧涩滞感时出针。不捻转，不留针，疾刺速拔。进针深度要视患者的胖瘦及病变部位，因人因病而异，灵活应用。

7. 温针灸

取穴：阿是穴、华佗夹脊穴、肾俞（双）、大肠俞（双）、委中。

操作：常规消毒后，运用指切法进针，后行提插捻转平补平泻手法，使针下得气即可。然后在双肾俞穴、双大肠俞穴、阿是穴处针柄上套上一段2cm长的艾条，点燃艾段下部，待燃尽后去灰烬，复艾灸1壮，灸2壮后起针。每日治疗1次，连续治疗10次为1个疗程。

（二）艾灸技术

1. 热敏灸

部位：以腰背部夹脊穴及足太阳膀胱经穴位为中心，距离皮肤5cm左右。

操作：患者取俯卧位，于腰部放置枕垫，充分暴露腰背部，使用艾条实施温和灸和回旋灸，患者感受局部或施灸部位远处出现酸胀传导等感觉时此点即为热敏点，选择2~3个最为敏感的穴位进行热敏灸，先给予回旋灸使局部放松，再以雀啄灸刺激局部经气，最后用循经灸加强经络传导，施灸时间30分钟，每周1次，4次为1个疗程。

2. 火龙灸

部位：背部第 1 胸椎至第 5 腰椎两侧、疼痛区附近的华佗夹脊穴。

操作：患者取俯卧位，常规消毒后，针尖向脊椎方向斜刺进针，进针深度为 0.5～0.8 寸，以局部酸胀感为度。留针 30 分钟，其间每 10 分钟行针 1 次。下针后，将艾条一端点燃后放入艾灸盒内，将艾灸盒摆放在患者背部督脉（大椎至腰阳关）上。以患者感到微烫而不痛为宜，若患者感到背部灼痛，可循经络走向上下移动艾灸盒，直至艾条烧完。每日治疗 1 次，连续 10 次为 1 个疗程。

（三）拔罐技术

1. 走罐法

取穴：大椎、督脉、两侧膀胱经。

操作：患者取俯卧位，在背部脊柱两侧皮肤涂少许润滑剂，选择 2 号玻璃火罐，用闪火法吸附于大椎处，从大椎水平推至腰骶关节水平，沿督脉及两侧膀胱经，自上而下缓慢走推，至皮肤潮红、深红或起痧点为止。隔日 1 次，5 次为 1 个疗程。

2. 刺络拔罐法

部位：督脉、膀胱经。

操作：循腰背部督脉及足太阳膀胱经，用梅花针叩刺，以皮肤潮红但不出血为度，加拔火罐，使血微微渗出，其间寻找"扳机点"、结节状病灶，可适当予以重刺，加拔火罐使瘀滞之血尽出，隔日 1 次，10 次为 1 个疗程。

（四）刮痧技术

1. 常规刮痧

部位：督脉、膀胱经、肩胛下角。

操作：督脉，从大椎至长强；足太阳膀胱经（督脉旁开 1.5 寸、3 寸，左、右各两条）从大杼至白环俞、肩外俞至秩边；肩胛下角处从左右两侧沿肋骨走向刮拭。刮痧方法用平补平泻法，刮拭力度大，深浅一致，速度慢，时间 15～20 分钟，出痧即可。

2. 经络刮痧

部位：项背部"项三线"、腰背部"太阳线"、督脉、膀胱经、手太阳小肠经、肋间隙。

操作：患者取俯卧位，清洁刮痧部位皮肤。首先刮督脉，重刮风府、大椎、至阳、长强，其次刮背部两侧膀胱经，接着刮颈部两侧，按风池→颈百劳→肩井顺序刮痧，再刮双侧手太阳小肠经上的肩中俞、天宗的连线。最后，沿肋间隙进行背部刮拭，一般由上而下，由内而外单方向进行刮拭，力度根据患者的耐受情况调整。

（五）推拿技术

1. 常规推拿

部位：肾俞、腰阳关、八髎或腰痛区。

操作：患者俯卧位，术者双手沿背部到腰骶部，轻轻揉按 3～5 分钟，再按压肾俞、腰阳关、八髎或腰痛区。对腰肌无力者，重点用擦法、揉法，对腰肌痉挛者，重点用捏拿、推法理筋。

2. 捏脊疗法

部位：督脉、膀胱经。

操作：患者取俯卧位，暴露腰背部，双上肢置于身体两侧，下肢伸直。医者先轻揉背脊部数遍以放松患者腰背部肌肉，再以双手拇、示指捏起皮肤从长强沿督脉经向上提捏至大椎，再沿着膀胱经一、二线从骶尾向上提捏，采用捏三提一法。重复 10 遍，结束后以屈曲的右掌面轻拍脊背 2 遍。

（六）耳穴技术

取穴：神门、皮质下、相应部位敏感点。

操作：压丸、理针、贴磁、药线点灸、艾灸、耳针、电针，以及 2% 普鲁卡因或维生素 B_1 或当归针穴位注射法均可选用。

（七）穴位注射技术——枝川疗法

药物：10 ml 生理盐水混合 0.3 mg 地塞米松。

部位：最长肌起始部、腰髂肋肌、胸最长肌腰 1～5 部位。

操作：患者俯卧位，双臂放松，在腰 5 以下的腰髂肋肌和腰最长肌起始部，常规消毒后用长针与皮肤表面垂直进针，再将针尖改向尾侧，2～3 cm，达骶骨面，然后一边退针一边注射药液，接着针尖朝着头侧刺入注射，注意在以压痛部位最明显处为中心浸润注射，注射 10 ml 药液，注射完后让患者安静 1～2 分钟。侧方腰痛者，多需注射腰方肌，患部向上，身稍前倾，侧卧位，在腰髂肋肌处缘有压痛的部位进针，按上述方法注射 5～10 ml 药液。

（八）埋线技术

主穴：肺俞、膈俞、肝俞、脾俞、肾俞、大肠俞。

配穴：阿是穴。

操作：选穴后常规消毒，将可吸收性外科缝线酒精浸泡 5 分钟后剪至每段长约 1 cm，术者戴无菌手套，左手持消毒棉球固定埋线点，右手持针与皮肤呈直角快速刺入，穿透皮肤后，缓慢进针过皮下浅筋膜层纳入肌层后稍退针身并缓慢推针芯，把外科缝线推入埋线点皮下筋膜组织及肌肉组织内出针，观察针孔避免外科缝线外漏，左手棉球按压止血，输液胶贴覆盖，埋线后嘱患者休息 15 分钟，针孔处保持清洁干燥 24 小时，每 2 周 1 次，3 次为 1 个疗程。

（九）穴位贴敷技术

药物：当归 10 g、威灵仙 15 g、透骨草 20 g、川芎 10 g、路路通 20 g、黄柏 15 g、玄胡 15 g、干姜 10 g。

取穴：肾俞、大肠俞、腰阳关、命门、关元、气海。

操作：将上药粉碎并搅拌均匀，凝固后切成 1 cm×1 cm 小方块敷在所选穴位上，用方形胶布固定，每次贴敷 6～8 小时；隔天治疗 1 次，3 次为 1 个疗程，共治疗 2 个疗程。

（十）中药泡洗技术

1. 中药熏蒸

药物：基本方为羌活 15 g、独活 15 g、海风藤 15 g、秦艽 15 g、桂枝 15 g、桑枝 15 g；寒偏胜者加川乌、草乌各 20 g；风偏胜者加防风、白芷各 15 g；湿偏胜者加防己 10 g；血瘀者加桃仁、红花各 10 g。

部位：腰背部。

操作：将药物加水置于熏蒸床内，启动开关，开始加热至蒸气出现时，使患者仰卧于熏蒸床上，调整患部与药液之间的位置，使药液能直接熏到疼痛部位为度，时间以 1 小时为宜。

2. 中药塌渍

药物：艾叶、水蛭、三棱、刘寄奴、五灵脂、乳香、伸筋草、海桐皮各 20 g。

部位：腰背部。

操作：将上述药物打粉以酒调制均匀置于纱布上。放置患处外敷，以神灯加热，20～30 分钟/次，每天 1 次，6 天为 1 个疗程，共 2 个疗程，每个疗程之间可间隔 1 天。

3. 中药热敷

药物：三七 20 g、鸡血藤 20 g、大黄 10 g、独活 20 g、防风 5 g、川芎 15 g、秦艽 15 g、元胡 15 g。

部位：腰背部。

操作：将上述各药混匀研细末，混合均匀同时以 35% 酒精调成膏状。先将药糊均匀涂抹在病变部位，厚度均 1 mm。再用摩法在病变部位上施术 10 分钟，最后用神灯照烤局部 20 分钟，以利药物更好渗透。

九、急性腰扭伤

【概述】

急性腰扭伤是因腰部活动不当所致的腰部软组织急性损伤，通常发生于弯腰搬重物之时，或姿势不正确，或出力过猛，或运动之前没有暖身，导致肌肉中的血流量、摄氧量不足，神经的传导性降低，肌肉韧带的展缩性变差等，瞬间发生，疼痛难忍，活动不灵，可发生于任何年龄组，临床中以青壮年发病为主，男性多于女性。临床主要表现为腰痛剧烈，腰不能挺直，活动不利，腰部僵直，腰部肌肉痉挛等。

急性腰扭伤属中医学"伤筋""闪腰""腰痛"范畴，临床常认为是由于气血失和、经脉瘀阻而致病。急性腰扭伤被归类为"筋伤"，是由于筋肉组织病变所引起的腰肌痉挛，其多因跌仆闪挫而造成腰的局部经脉受损，气机运行失畅，不通则痛，筋主动，筋伤则运动失主，故活动受限。急性腰扭伤被归类为"闪腰"，是急性腰部软组织损伤，包括棘间韧带、棘上韧带、骶棘肌、腰背筋膜等附着点处有不同程度的损伤。

【诊断要点】

（一）西医诊断

（1）典型表现：①有明显急性腰扭伤史。②常见于青壮年体力劳动者。下腰段为好发部位。③腰骶部有明显疼痛点和肌痉挛，伴脊柱侧弯以减轻疼痛，有明显的放射性牵涉痛，咳嗽、小便时加重。

（2）查体：有明显的局限性压痛点。肌痉挛、僵硬，脊柱侧弯畸形，活动受限。

（3）X线平片检查常无明显阳性发现。

（二）中医证候诊断

1. 气滞血瘀证 腰部有外伤史，腰痛剧烈，痛有定处，刺痛，痛处拒按，腰部板硬，活动困难舌质紫暗，或有瘀斑，舌苔白薄或薄黄，脉沉涩。

2. 湿热内蕴证 伤后腰痛，痛处伴有热感，或见肢体红肿，口渴不欲饮，小便短赤，或大便里急后重，舌质红，苔黄腻，脉濡数或滑数。

【临床治疗】

（一）针刺技术

1. 常规针刺

取穴：阿是穴、腰痛点、委中、后溪。

操作要求：患者站位或坐位，先取双手腰痛点用，常规消毒，随咳进针，用强刺激泻法，嘱患者做各个方向的腰部活动，留针15～30分钟，嘱患者适当走动并活动腰部，15～30分钟后让患者俯卧于治疗床，针刺阿是穴、委中、后溪，进针，行小幅度捻转以增强针感，留针30分钟，每日1次，7次为1个疗程。

2. 一针疗法

（1）人中。

操作：治疗急性腰扭伤有两种进针方法：一是横穿人中沟，从人中的一侧进针，另一侧出针；二是朝鼻中隔方向斜刺，以患者眼中流泪为度。进针时均应让患者配合腰部的活动。

（2）后溪。

操作：常规消毒，进针，留针20分钟。如果腰扭伤既在督脉又在膀胱经，后溪就更是最合适的。

（3）龈交异点。

操作：用三棱针点刺出血或用毫针刺并留针10～15分钟，同时活动腰部。急性腰扭伤后90～120分钟内，在龈交附近上唇系带上会发现突出的血肿或硬结，名之曰龈交异点。

（4）手三里。

操作：常规消毒，进针，留针30分钟。对脊柱一侧相当于夹脊穴部位的腰扭伤效果最好，一般情况下，都可以针入痛止，活动正常。

（5）太冲处压痛点。

操作：常规消毒，进针，留针 30 分钟。此穴主要是治疗距离腰椎正中较远部位的腰肌扭伤。

（6）腰1穴~腰5穴。

腰1穴：最显著的压痛点在第五掌骨尺侧腰部对应区（后溪与腕骨之间，靠近腕骨处），主要治疗腰部正中即督脉的腰扭伤和各种腰痛。

腰2穴：最显著的压痛点在第四、五掌骨之间腰部对应区（原来的腰一针疗法痛穴之一），主要治疗腰椎旁相当于夹脊穴处的扭伤和各种腰痛。

腰3穴：最显著的压痛点在第三、四掌骨之间腰部对应区，主要治疗腰椎旁相当于足太阳膀胱经第一侧线的扭伤和各种腰痛。

腰4穴：最显著的压痛点在第二、三掌骨之间腰部对应区（原来的腰痛穴之一），主要治疗腰椎旁距离腰椎一巴掌左右的扭伤和各种腰痛。

腰5穴：最显著的压痛点出现在第二掌骨侧腰穴，主要治疗距离腰椎较远部位的扭伤和各种腰痛。

操作：常规消毒，进针，留针 30 分钟。

（7）中平。

操作：直刺进针，针刺手法以泻为主，用力提插捻转，患者出现酸麻、胀痛，有时可传至脚尖，得气时，嘱患者作前倾、后仰、左右旋转等活动，即感疼痛减轻，5 分钟行针 1 次，留针 20~30 分钟，左侧腰痛取右侧穴，右侧腰痛取左侧穴，两侧腰痛取双侧穴。1 天 1 次，3 天为 1 个疗程。

（8）左侧外关。

操作：局部常规消毒进针，手法为泻法，同时令患者深呼吸 3 次，活动腰部由被动到主动，以坐变站位，逐渐加大活动量和活动幅度。

（9）患侧神门。

操作：常规消毒，斜刺进针，当患者有酸胀麻感时，将针大幅度捻转以加强刺激，同时嘱患者作小幅度腰部活动，顺序是先左右，再前后各 2 次，以后每隔 5 分钟行针 1 次。

（10）印堂。

操作：取坐位，穴位常规消毒，用手将穴位肌肉提起，持针迅速进入，得气后，强刺激 1 分钟，留针 20 分钟，其间让患者做腰部前俯后仰、左右旋转及下蹲等动作，10 分钟后，患者身上出汗，疼痛大减，20 分钟后疼痛消失。

（11）悬钟。

操作：强刺激，并使患者活动局部，先后治疗 3 次。

（12）腰痛。

操作：常规局部消毒，进针向印堂方向平刺 1~1.5 寸，沿皮下骨膜透刺印堂穴，左侧腰痛针尖偏向右侧，右侧腰痛针尖偏向左侧，手法为泻法，中强刺激。手法为泻法，方法交叉取穴。得气后令患者活动腰部，以利气血运行。留针 15 分钟，每 5 分钟行针1次。

3. 火针

取穴：医者先用一手沿脊柱从上往下揣按疼痛部位，边揣按边询问患者最痛的部位，大多数患者在最痛处有结节，这个结节就是针刺穴位（如果没有结节，以最痛处为穴）。

操作：患者取侧卧位或俯卧位（以患者舒服为度），充分暴露腰部疼痛部位，在针刺部位消毒，在酒精灯上烧灼火针至通红，快速地刺入结节或最痛点，快速出针，在治疗后嘱患者活动腰部，先慢后快。1天针刺1次，连续治疗7天。

4. 腕踝针

取穴：腕踝针下5区（在外侧面，靠腓骨后缘），下6区（靠跟腱外缘）。

操作：常规消毒，进针，留针15分钟。

（二）拔罐技术

1. 走罐法

部位：关元俞（第五腰椎水平）到膈俞（第七胸椎水平），沿膀胱经腰背部第一、第二侧线。

操作：先在腰背部需要走罐的部位，涂上适量的介质，闪火法将罐拔紧后，慢慢向前推动，这样在皮肤上下循经来回推动3～6遍，至皮肤充血潮红、略为发紫为度。

2. 刺络拔罐法

（1）方法一。

部位：委中。

操作：患者站立位，挺直膝关节，足跟用力着地，用碘附严格消毒后，持三棱针刺于委中穴及其周围血络上，放出血液1～3 ml，多者可至5～10 ml，血自止后可用玻璃罐或气罐在放血处拔罐，留罐3～5分钟。每周治疗1～2次，连续治疗4周。

（2）方法二。

部位：患部阿是穴。

操作：患者俯卧位，放血前先活动患者腰部，医者用拇指在患者患侧腰部处寻按最痛点。执行常规消毒后，选取合适体位，捏紧患者被刺部位，持三棱针刺血。局部痛处放血后可拔火罐。每周治疗1～2次，连续治疗4周。

（三）刮痧技术

1. 常规刮痧

部位：足太阳膀胱经、督脉、足少阳胆经、神庭、水沟、手三里、膈俞、肾俞、大肠俞、命门、腰阳关、委中、承山等穴。伴胸腹胀痛者，加刮章门、期门穴；疼痛剧烈者，加刮腰痛点。

操作：使用泻法，刮拭力度大，速度快，时间短，先深后浅；水沟、腰痛点用点穴法，委中可刺络放痧。

2. 循经走穴刮痧

部位：颈部，人中、后溪、肾俞、大肠俞、腰阳关、委中、承山等。

操作：患者取坐位，先刮颈椎，刮完颈椎后，刮人中 15 次左右。刮完人中后，刮拭患者小指上后溪。刮完后溪后，取俯卧位，在肾俞、大肠俞、腰阳关一带寻找压痛点刮拭，再在委中、承山用角刮，以上部位以刮拭出红花朵点或青紫疱块为度。

（四）推拿技术

常规推拿

部位：背部、腰骶部；腰阳关、次髎、肾俞、环跳、阿是穴。

操作：患者俯卧位，术者双手沿背部到腰骶部，轻轻揉按 3～5 分钟，以松解肌肉痉挛，再按压揉摩腰阳关、次髎等穴位，接着拿捏患侧肾俞、环跳等穴，最后，术者用左手压住腰部痛点，用右手托住患侧大腿，向背侧提腿扳动、摇晃拔伸数次，如两侧俱痛，可两腿同时扳动，在整个治疗过程中，痛点应作为手法重点区。

（五）耳穴技术

取穴：腰骶椎、神门。

操作：毫针刺法；王不留行籽贴压法；耳穴埋针法。每次用一侧耳穴，3～5 天干预 1 次，两耳交替运用，5 次为 1 个疗程。

（六）穴位注射技术

药物：川芎混合液（川芎 5 ml，2% 利多卡因 2 ml，维生素 B_{12} 500 mg）。

取穴：阿是穴，一侧委中。

操作：局部常规消毒，用注射器吸取川芎混合液，刺入阿是穴和委中，将针头提插数次，待局部有酸胀感后，回抽无血，在每个穴位注入混合液 3～4 ml，出针后用无菌棉垫覆盖针眼，胶布固定，然后用手掌轻柔注射部位。

（七）穴位贴敷技术——消肿膏

药物：生大黄 50 g，当归尾、续断、延胡索各 9 g。

用法：将上药研末，用适量姜汁调为软膏状贴敷患处，外以油纸，上盖纱布，胶布固定。2～3 天日换药 1 次，5 次为 1 个疗程。

十、腰椎间盘突出症

【概述】

腰椎间盘突出症是指由于年龄增长、劳损、退变和外力作用等，导致腰椎椎间盘纤维环破裂，髓核从破口处突出或脱出，压迫腰神经根或马尾神经，刺激相应的腰椎间关节及附属组织，而出现腰腿痛、麻木等一系列放射性神经症候群。临床上患者症状表现不一，多为腰部疼痛，轻者仅腰部发酸不适，重者如刀割或针刺，夜间重，不能远行，行走、弯腰、坐起、伸膝、咳嗽、打喷嚏、用力排便等增加腹压时疼痛加重，放射性下肢疼痛麻木。

本病属于中医学"腰痹""骨痹""腰腿痛"等范畴，久卧湿地，或起居不慎，风寒水湿之邪侵袭经络，经络之气受阻；或长期过度劳累，或腰部外伤，使局部气血壅滞，阻滞经络，不通则痛；或先天禀赋不足，后天房劳过度，损伤肾气，精气衰微，筋脉失养，不荣则痛。

【诊断要点】

（一）西医诊断

（1）腰痛合并"坐骨神经痛"，放射至小腿或足部，直腿抬高试验阳性。

（2）在 L4、L5 或 L5、S1 棘间韧带侧方有明显的压痛点，同时有至小腿或足部的放射性痛。

（3）小腿前外或后外侧皮肤感觉减退，趾肌力减退，患侧跟腱反射减退或消失。

（4）X 线片可排除其他骨性病变。

（二）中医证候诊断

1. 气滞血瘀证　一般曾有外伤史，腰部疼痛剧烈，主要以刺痛为主，痛有定处，痛处拒按，日轻夜重，疼痛向下肢放射，腰部板硬，俯仰转侧困难，当咳嗽、大笑时，症状明显加重。舌质暗红或暗紫，舌上有瘀斑、瘀点，脉弦数或细涩。

2. 寒湿阻络证　无明显外伤史，患者自觉腰腿明显疼痛，下肢有沉重感，四肢常感到湿冷，腰痛转侧，痛引下肢，静卧痛不减，症状随天气变化，喜暖恶寒，舌淡红，苔薄白，脉沉迟。

3. 肝肾亏虚证　患病久治而不愈，腰腿相关疼痛症状迁延愈久，反复发作，自觉筋骨萎软，休息后腰腿疼痛及相关症状有所缓解，但劳累后症状会有明显加重，侧卧时症状可减轻，腿部发麻并伴有耳鸣耳聋的症状，舌淡红，苔薄白，脉弦细，尺脉弱。

4. 湿热痹阻证　腰腿及下肢疼痛，肢体困重，萎软无力，疼痛处有灼热感，遇热或者下雨天时疼痛明显加重，症状反复发作，缠绵不愈，患者恶热口渴，小便短赤，舌红苔黄腻，脉弦数或濡数。

【临床治疗】

（一）针刺技术

1. 常规针刺

主穴：腰夹脊（患侧，椎间盘突出水平及上下各一的夹脊穴）。

配穴：足阳明经证配伍髀关（患侧）、足三里（患侧）；足少阳经证配伍环跳（患侧）、阳陵泉（患侧）；足太阳膀胱经证配伍秩边（患侧）、委中（患侧）。

操作：常规消毒，快速进针，进针方向为稍向内斜刺，缓慢进针，进针 0.5～1 寸（具体深度视患者胖瘦而定），患者有酸、麻、胀感时视为得气，针感强度以患者耐受为度，再静留针 30 分钟。

2. 腹针

主穴：水分、气海、关元。

配穴：痛甚者加滑肉门（双）、太乙（双）、石关（双）；寒湿较重者加上风湿点

（患侧）、下风湿点（患侧）；肾虚者加下风湿点（双）、水道（双）。

操作：常规消毒后毫针直刺穴位，病程短浅刺，病程长深刺，配合轻捻转慢提插手法，每日1次，10次为1个疗程，共治疗2个疗程，疗程间隔2天。

3. 电针

取穴：病变椎体及上下各1个椎体两侧的夹脊穴。

操作：直刺进针，深刺直至抵达椎板，拇指向前示指向后缓慢捻针直至滞针状，以有针感向颈臂部放散为佳，如无针感传导，可反方向行针1次，接G6805电针仪，频率15 Hz，强度以患者耐受为度，留针20分钟。

4. 火针

主穴：腰夹脊穴、阿是穴、肾俞、秩边（患侧）、环跳（患侧）、大肠俞（患侧）。

配穴：血瘀证者加膈俞，寒湿者加腰阳关，肝肾亏虚者加命门、太溪，湿热证者加阴陵泉、曲池。

操作：将针头置于酒精灯上加热至通红发亮后迅速垂直点刺所选穴位，点刺过程控制在0.5秒内，点刺深度根据穴位所在部位及患者体质灵活选择。

5. 温针灸

取穴：L3～4、L4～5、L5～S1的3个椎间隙及其左右1寸处。

操作：常规消毒、进针，针尖斜向脊柱方向进针50～70 mm，使针尖直达侧隐窝部位，针下产生强烈的酸麻沉胀感并立即向臀部及同侧下肢发散。针刺完成后，将温灸用短艾柱插在所有针柄上，点燃下端，连灸3柱，待艾段燃完后，继续留针10分钟后出针。每日1次，10次为1个疗程，连续治疗2个疗程。

（二）艾灸技术

1. 热敏灸

热敏穴探查：在腰背部及下肢热敏化高发区寻找热敏穴，多在足太阳膀胱经、督脉、带脉等经络，如至阳、关元俞、委中、委阳、环跳、阳陵泉、昆仑、阿是穴等穴附近或皮下有硬结、条索状物处等反应物部位。

操作：选择1～3个最敏感穴位予以灸疗至感传消失、皮肤灼热为止。每日治疗1次，7天为1个疗程。

2. 隔药饼灸

药物：川草乌各15 g、制乳没20 g、制南星30 g、冰片2 g、菖蒲15 g、骨碎补30 g、透骨草30 g

主穴：夹脊穴（病变椎体及上下各一个椎体两侧的夹脊穴）、患侧环跳、承山、昆仑。

配穴：腰腿痛以后侧为主加委中，以外侧为主加阳陵泉、以前侧为主加足三里。

操作：将以上药材磨成粉末，加等比例蜂蜜及石蜡油适量调至膏状，做成直径为3 cm、厚0.2 cm的薄饼。将药饼放置在穴位局部皮肤上，使其紧紧贴敷于穴位上，在药饼上放置直径约2 cm、高3 cm的圆锥体艾柱，每次灸3壮，每次5分钟，每日1次，10次为1个疗程。

3. 铺灸

药物：补骨脂 15 g，透骨草 15 g，细辛 6 g，姜黄 6 g，桂枝 6 g，葛根 6 g，冰片 1 g，川芎 10 g，黄芪 15 g，当归 20 g，防己 12 g。

部位：腰部患处。

操作：将上述药物制成中药粉末备用，将鲜姜制成姜泥，同时收集姜汁备用，暴露患者腰部病变处，用鲜姜汁涂于皮肤上再均匀铺一层中药药末，然后用厚约 0.5 cm 的姜泥块铺盖药物，在姜泥上放一楔形艾绒，灸 3 壮后，保留 12 小时。

（三）拔罐技术

1. 走罐法

（1）方法一。

部位：腰骶部。

操作：患者俯卧位，在腰部至骶部涂上介质药膏或药油，再用 3 号玻璃火罐施以走罐。走罐时先从腰部至尾骶部督脉（脊柱正中）上下反复走动，然后分别沿着两侧太阳膀胱经的部位上下反复走动，以腰骶部皮肤轻度充血，潮红如瘀为度。每日 1 次，1 周为 1 个疗程。

（2）方法二。

部位：督脉、肾俞、三焦俞、环跳、委中、承山穴、殷门、足三里、昆仑、秩边、三阴交。

操作：患者取俯卧位，腰背、腿或疼痛部位涂抹介质，取中号玻璃罐，用闪火拔罐法，双手紧握罐体，沿背部督脉自上而下反复缓缓推移，中央型突出者走罐肾俞、三焦俞、环跳、委中、承山，均为双侧拔罐。腰椎间盘偏左、偏右者另取殷门，配同侧足三里、昆仑、秩边、三阴交，再于阳性反应区（阿是穴）留罐 5～15 分钟，皮肤可出现充血、斑疹。每次治疗间隔 1～3 天，待瘀斑基本消失后再行下一次治疗，3 次为 1 个疗程。

2. 刺络拔罐法

部位：腘窝委中穴区域明显的紫、青色静脉。

操作：局部皮肤常规消毒，用 16 号三棱针点刺出血，血止拔罐，留罐约 5 分钟后去罐，以消毒干棉球擦拭出血部位，局部用安尔碘消毒针孔。

（四）刮痧技术——循经刮痧

部位：督脉，足太阳膀胱经，足少阳胆经腰以下部位，华佗夹脊穴、阿是穴。

操作：从位于背部后正中线的督脉大椎开始，自上而下刮拭到腰俞，并按此法反复刮拭多次，重点刮拭百会、大椎、命门、腰阳关，以振奋督脉；自上而下刮拭两条足太阳膀胱经，重点刮拭肾俞、大肠俞、关元俞、承扶、委中、秩边以平衡膀胱经经气；刮拭足少阳胆经腰以下部位，重点刮拭环跳、风市、阳陵泉等；重点刮拭背部华佗夹脊穴、阿是穴以缓急镇痛。均以刮出"痧"为度。根据患者退痧间隔时间，4～6 天刮痧 1 次，4 次为 1 个疗程，共 2 个疗程。

（五）推拿技术——常规推拿

部位：腰阳关、十七椎下、大肠俞、关元俞、阿是穴、环跳、承扶、委中、承山、悬钟、昆仑等，腰及下肢部。

操作：患者俯卧位，施按揉法于两侧腰部膀胱经及臀部、下肢后侧5分钟，以腰部为重点。以拇指弹拨两侧腰椎横突外缘、髂嵴上缘、髂腰三角等竖脊肌附着区域3～5次，再以拇指按揉腰阳关、大肠俞、关元俞、环跳、承扶、承山等穴，掌按揉腰部。患者侧卧位，施擦法于下肢外侧2分钟。患者俯卧位或坐位，擦以推拿介质后直擦两侧背部膀胱经及华佗夹脊穴。

（六）穴位注射技术

药物：当归注射液、维生素B_{12}。

取穴：病变椎体相应夹脊穴。

操作：抽取20%当归注射液9 ml、维生素B_{12} 500 μg混合，取5～6个夹脊穴常规消毒后刺入，提插得气后，抽无回血再缓慢推药，每穴1.5～2 ml。出针时用消毒干棉球按压针孔，避免出血及药液外溢。隔日1次，10次为1个疗程。

（七）埋线技术

1. 皮内植线

取穴：腰夹脊、环跳、委中直上1寸，悬钟，阿是穴，在距离所取穴位3～5 cm处。

操作：局部皮肤常规消毒后选用5-0号医用羊肠线3～4 cm，用镊子将其穿入7号注射针头管中，以1.5寸针灸针为针芯，针尖朝穴位快速沿皮横刺进针，当针尖达所取穴位皮下（皮肤与皮下脂肪层交界处）后，用针体行扇状平扫及上提牵拉皮肤各3～5下，然后缓慢退针，边退针边向前推针芯，待针灸针的针尖有落空感时拔针，埋1次即为1个疗程，1周后行第2疗程，3个疗程后结束治疗。

2. 循经埋线

主穴：患椎及上下各一节夹脊穴。

配穴：疼痛沿下肢外侧循行，配环跳、风市、阳陵泉、足三里、阳交，疼痛沿下肢后面循行，配秩边、殷门、委中、昆仑；下肢外侧、后面均疼痛，上述穴位均加配。

操作：患者俯卧位或侧卧位，常规消毒，后接针芯。将针头快速刺入穴位的肌层，稍做提插，患者有针感时，将针芯向前推进，边推针芯，边退针管，把羊肠线埋入穴位中。用棉球按压针孔片刻，检查无出血后贴上创可贴，每周埋线1次，3次为1个疗程。

（八）穴位贴敷技术

1. 天灸

药物：天灸药物（白芥子、细辛、甘遂、延胡索粉以4∶4∶1∶1混合）约20 g。

取穴：共两组，心俞（左）、胆俞（右）、脾俞、膀胱俞、腰阳关、命门、天枢、委中（左），心俞（右）、胆俞（左）、肾俞、大肠俞、外陵、水分、气海、委中（右），两组穴位交替使用。

操作：将药物以姜汁 15 ml 调和成约 1 cm×1 cm×1 cm 的药饼，用胶布将其贴于穴位上，当达到贴药程度后，揭开胶布，清除附于皮肤的药膏。每周 2 次，每次间隔时间＞48 小时，每次贴药时间为 30～60 分钟，共 4 周完成 8 次治疗。

2. 贴敷经验方

药物：乳香 12 g，没药 12 g，麻黄 10 g，马钱子、生川乌、生草乌各 6 g，骨碎补 20 g，自然铜 10 g，杜仲 12 g。

操作：上药炼制成膏备用。取药膏适量，外敷患处，每日 1 次，10 日为 1 个疗程。

（九）中药外用技术

1. 中药熏蒸

药物：白芷、姜黄、当归、没药、栀子各 150 g，莪术、大黄、延胡索、三棱、细辛各 100 g。

操作：将药物装入药袋内浸泡 1 小时后煎煮 30 分钟，取煎煮液并将 20 g 冰片加入其中作为熏蒸药液。将药液装入熏蒸治疗仪中加热至水雾产生，将温度调节至 45℃，将腰椎疼痛部位置于熏蒸窗口，30 分钟/次，1～2 次/天。

2. 中药离子导入

取穴：大肠俞、环跳、阿是穴。

药物：细辛、川芎、杜仲等。

操作：将药液涂抹在理疗贴片上，以不滴水为度，贴于治疗部位，使之紧贴皮肤，并将治疗仪电极放在贴片上方，用弹性带固定好，注意松紧适宜。治疗 20 分钟，治疗时根据患者耐受程度调节电流强度，治疗结束后，中药贴片继续贴敷在穴位上，至下一次导入治疗时更换，1 次/日，7 天为 1 个疗程，共治疗 2 个疗程。

3. 中药烫熨

药物：止痛散（白芷、栀子、大黄、姜黄等）。

操作：将止痛散用 30％浓度的乙醇 40 ml 调成糊状，平铺于丝绸上，厚度控制在 2 mm 左右，药物直接贴敷在患处（丝绸面直接接触皮肤），将已预热的特定电磁波（TDP）辐射板对准治疗部位，距离 20～30 cm，30 分钟/次，2 次/天。

4. 中药热敷

药物：生川乌、生草乌、花椒、洋金花各 20 g，伸筋草、透骨草、当归、红花各 30 g，延胡索、川芎、土鳖王、乳香、没药、威灵仙、刘寄奴、麻黄、细辛各 15 g，补骨脂、骨碎补各 10 g。

操作：将以上药物混匀，粉碎成粗颗粒。加陈醋 500 ml，白酒 100 ml，连续浸泡 24 小时并不断搅拌，至浸入液被中药均匀吸收，将中药分装在两个布袋中，放入蒸锅中蒸 30 分钟取出。患者取俯卧位，将蒸热的布袋放置其腰骶部热敷，冷却后交替更换布袋，30 分钟/次，1 次/天，6 次为 1 个疗程，治疗 2 个疗程，每疗程间隔 3 天。

（十）扶阳罐疗法

部位：腰背部，腰俞、肾俞、命门、八髎等穴位；下肢部，足三里、阴陵泉、三阴交和血海等。

操作：每个穴位各温推 2 分钟，然后从下向上温推督脉、由上往下温推左侧膀胱经，再由下往上温推督脉，再由上往下温推右侧膀胱经，最后温推腰俞、肾俞、命门、八髎诸穴各 1 分钟；下肢的操作选择足三里、阴陵泉、三阴交和血海 4 个穴位进行温灸，先左肢，后右肢，由上往下先温推足三里，然后再由内向上温推三阴交、阴陵泉、血海，每个穴位温推 1 分钟，来回温推操作 9 遍，连续治疗 2 周。

十一、膝骨性关节炎

【概述】

膝骨性关节炎（knee osteoarthritis，KOA）又称膝关节骨关节病、退行性关节炎、增生性关节炎、老年性关节炎等，是一种从软骨退行性变开始而累及骨质、滑膜等关节结构的慢性退行性损伤性疾患，是造成全球中老年人疼痛和致残的主要原因之一。由于膝关节的局部损伤及炎症和慢性劳损，引起关节面软骨变性、软化、撕裂、磨损；滑膜炎性反应、增生、渗出，关节囊增厚、粘连，关节韧带附着部位或软骨下骨反应性增生及骨赘形成、半月板及滑膜破坏等病理改变，导致膝关节出现疼痛、僵硬、活动障碍等一系列临床表现。

KOA 在中医又称"膝痹病"，属"痹症""骨痹病"范畴，病因包括风寒湿邪侵袭、外伤、劳倦所伤等外因，及肝肾亏虚、脾胃虚弱等内因。病机无外乎"不通"和"不荣"两方面，风寒湿邪侵袭、气血津液瘀滞不行，经络气血运行不畅，不通则痛；肝肾亏虚，筋骨失养，脾胃虚弱，气血不足，不能濡养宗筋，不荣则痛。

【诊断要点】

（一）西医诊断

（1）近 1 个月以来反复发生的膝关节疼痛。

（2）站立或负重位的 X 线片显示膝关节间隙变窄以及软骨下骨硬化和（或）囊性变还有关节缘骨赘形成。

（3）至少 2 次关节液清亮、黏稠，白细胞个数＜2 000 个/ml。

（4）年龄在 40 岁以上的中老年患者。

（5）不大于 30 分钟的晨僵。

（6）活动时可闻及骨摩擦音或患者自觉骨摩擦感。

符合 3 种 [（1）、（2）；（1）、（3）、（5）、（6）；（1）、（4）、（5）、（6）] 情况中的 1 种，即可诊断。

（二）中医证候诊断

1. 肾虚髓亏证 关节隐隐作痛，腰腿不利，腰膝酸软，俯仰转侧不利。伴有头晕，耳鸣、耳聋，目眩。舌淡红、苔薄白，脉细。

2. 阳虚寒凝证 肢体关节疼痛重着，屈伸不利，昼轻夜重，遇寒痛增，得热痛减，天气变化时加重。舌淡，苔白，脉沉细缓。

3. 瘀血阻滞证　关节刺痛，且痛处固定，关节畸形，活动不利，或腰弯背驼，面色晦暗。唇舌紫暗，脉沉或细涩。

【临床治疗】

(一) 针刺技术

1. 常规针刺

主穴：内膝眼、犊鼻、梁丘、阳陵泉、血海、阿是穴、大杼。

配穴：寒湿证加用腰阳关，瘀血证加用膈俞，肝肾亏虚加用肝俞、肾俞、气海。

操作：患者取仰卧位，于患者双膝下垫一个枕头，使患者双膝处于舒适放松的状态。对所选穴位用75%的酒精消毒后，内膝眼、犊鼻、大杼斜刺，进针0.5寸；梁丘、足三里、血海直刺，进针1寸，留针30分钟。一周治疗2～3次。

2. 一针疗法

（1）大杼。

操作：先按压再针刺，或用三棱针刺络拔罐，同时令患者活动膝关节，大多数患者都能即刻减轻。针刺时宜注意，大杼不可针刺太深，以免伤及肺脏，造成气胸。

（2）尺泽。

操作：在对侧的肘关节附近找对应的压痛点针刺。对于疼痛在膝关节内侧为甚者，可在对侧的尺泽处寻找对应的压痛点针刺，即左膝疼痛，针右尺泽，右膝疼痛，针左尺泽，取站立位，用随咳跺脚进针法针之，多能即刻减轻。

3. 火针

取穴：阿是穴。

操作：局部消毒后将针头置于酒精灯上加热至通红发亮后，快速刺入穴位，深度0.5～3 cm；当针刺局部产生疼痛、酸胀、麻木及放射感时快速出针，用消毒干棉球按压针孔，每穴点刺3～5下，每日1次，隔日1次，患者连续治疗2周。

4. 温针灸

取穴：患侧内膝眼、外膝眼、足三里。

操作：针刺得气后，在三穴针柄上各插一段长约20 mm，直径20 mm的艾柱，与穴位皮肤表面相距2～3 cm，然后点燃艾柱底部，并用特制硬纸片隔垫，以防止烫伤，待艾柱燃尽后继续留针至40分钟，然后除去艾灰，共灸1壮起针。

5. 同源点针刺疗法

同源点针刺疗法将膝骨性关节炎分为膝关节内侧、外侧、前侧疼痛和膝关节后侧疼痛两型。针刺处方由中枢同源点和外周同源点构成。

（1）膝关节内侧、外侧、前侧疼痛。

取穴：肝夹脊（T9夹脊）、胆夹脊（T10夹脊）、脾夹脊（T11夹脊）、胃夹脊（T12夹脊）、鹤顶、内膝眼、犊鼻、阳陵泉、足三里、以阴陵泉及梁丘为中心1～2寸、以血海为中心1～2寸、以曲泉为中心1～2寸、阳陵泉下1～2寸间的皮部区等。中枢同源点双侧取穴，外周同源点一般患侧取穴。

操作：肝夹脊、胆夹脊、脾夹脊、胃夹脊点刺，不留针；鹤顶、内膝眼、犊鼻斜刺，进针 0.5 寸；阳陵泉、足三里、阴陵泉直刺，进针 1 寸；以梁丘为中心 1～2 寸、以血海为中心 1～2 寸、以曲泉为中心 1～2 寸、阳陵泉下皮部区平刺。留针 30 分钟。1 周治疗 2～3 次。

（2）膝关节后侧疼痛。

取穴：膀胱夹脊（S2 夹脊）、肾夹脊（L2 夹脊）、以浮郄为中心 0.5 寸、以阴谷为中心 0.5 寸、以承山为中心 0.5～1 寸皮部区、委中、昆仑、太溪、四满、中注。中枢同源点双侧取穴，外周同源点一般患侧取穴。

操作：膀胱夹脊、肾夹脊点刺，不留针；以浮郄为中心 0.5 寸、以阴谷为中心 0.5 寸、以承山为中心 0.5～1 寸皮部区平刺；委中、昆仑、太溪、四满、中注直刺，进针 0.5 寸。留针 30 分钟。1 周治疗 2～3 次。

（二）艾灸技术

1. 温和灸

取穴：关元、足三里（双）、犊鼻（患侧）。

操作：用简易艾灸器分别将直径约 2 cm、长 4 cm 艾条悬置距附子饼 1 cm 上方点燃温和灸，灸治过程中不断将艾灰去掉，并保持艾灸与附子饼间距及火候，每穴艾灸时间约 30 分钟，以穴部皮肤泛红而不灼伤为度。每周连续 5 天治疗，休息 2 天，共治疗 4 周。

2. 热敏灸

取穴：双侧犊鼻、阳陵泉、鹤顶，共 6 穴。

操作：持点燃的热敏灸艾条，在距离双侧膝腧穴附近部位的皮肤表面 5 cm 左右高度实施往返、回旋、雀啄三步灸各 30 秒，最后做温和悬灸。先行循经往返于膝关节部的经脉，灸 30 秒以此温通气血、激发经气感传，再予以回旋膝关节相应腧穴灸 30 秒温通局部，加强感传，继以雀啄灸 30 秒调定距离，加强敏化，最后温和悬灸发动经气感传、开通气血经络。当相应腧穴处出现透热、扩热、传热、局部不热（或微热）远部热、表面不热（或微热）深部热或者是其他非热感等（如酸、胀、压、重等）感传现象时即腧穴热敏化。每穴灸疗时间大约 15 分钟，以"敏消量足"为度。每日 1 次，连续 6 天为 1 个小疗程，小疗程间隔 1 天，总疗程为 4 个小疗程。

3. 雷火灸

取穴：神阙、关元。

操作：采取悬灸方式，点燃长 50～70 mm 雷火灸条，置于灸盒内。以灸盒内自带大头针固定雷火灸条上端，使其与皮肤保持 2～3 cm 高度，灸盒上方覆盖棉毛巾或纸皮以减少燃烧烟雾扩散并保温，每穴施灸 30 分钟，灸至皮肤温热、轻度潮红、微汗出，防止皮肤烫伤，每日 1 次，14 天为 1 个疗程，连续 2 个疗程。

（三）拔罐技术

火针拔罐法

取穴：梁丘、血海、内外膝眼、膝阳关、阿是穴。

操作：患者取仰卧位或坐在靠背椅上，双脚放置在一小凳上，患膝关节皮肤常规消毒后，以火针置酒精灯上烧红后，快速刺入患膝关节上述穴位皮肤 0.1 cm，快刺快出。再在酒精灯上烧红后快速刺入，如此反复操作，然后以玻璃罐加拔于火针针刺的部位，留罐 5～10 分钟，吸出血液少量，隔日 1 次或每周 3 次，2 周为 1 个疗程。

（四）刮痧技术

1. 循经刮痧

部位：足三阳经、足三阴经。

操作：患者俯卧位，施术部位涂抹刮痧介质以作润滑作用，分别取足阳明胃经自鹤顶开始、取足太阴脾经自血海开始、取足少阳胆经自膝阳关开始、取足太阳膀胱经自浮郄开始、取足少阴肾经自阴谷开始、取足厥阴肝经自曲泉开始，由上而下刮动，由轻而重反复刮动 5～8 遍。

2. 辨证刮痧

（1）寒湿阻络证。

部位：足太阳膀胱经、督脉、足阳明胃经、足少阳胆经；肾俞、腰阳关、委中、承山、阳陵泉、足三里、犊鼻、血海、风市、曲池、阿是穴；恶寒发热者，加刮大椎、合谷。

操作：使用泻法，刮拭力度大，速度快，时间短，先深后浅；犊鼻、足三里、血海、阳陵泉等穴配合穴位点按法。

（2）气滞血瘀证。

部位：足太阳膀胱经、督脉、足少阳胆经；膈俞、腰阳关、血海、委中、犊鼻、阳陵泉、阿是穴；疼痛剧烈者，腘部瘀筋点刺放痧。

操作：使用平补平泻法，刮拭力度大，速度慢，时间长，深浅一致。

（3）肾气亏虚证。

部位：足太阳膀胱经、督脉、足少阴肾经；肾俞、志室、次髎、委中、血海、阳陵泉、鹤顶、犊鼻、阿是穴；肾阳虚者，加刮气海、关元；肾阴虚者，加刮照海。

操作：使用补法，刮拭力量适中，速度慢，时间长，刮经络时顺经络走行，由浅入深。

（五）推拿技术

1. 平乐推按法

（1）整体治疗。

部位：腰部、臀部肌和股四头肌。

操作：从力线考虑，腰→髋→臀→膝→踝，包括腰部、臀部肌和股四头肌放松，采用㨰法、拿法顺着经络的方向㨰、拿 3 遍，动态拔伸膝关节，维持 1 分钟。

（2）局部治疗。

部位：患膝关节及周围软组织。

操作：患者仰卧位，膝关节行指推法，时间为2～3分钟；双手掌根部贴于患侧膝关节内、外膝眼处由下向上滑推，重按轻收，幅度小、力量柔，时间为3～4分钟；顺时针旋按髌周病灶处，时间为2～3分钟；双手拇指与示指分别固定髌骨四角，并向各个方向挤推髌骨，每个方向维持3～5秒，同时可配合患膝小幅度的屈伸动作，总时间3～5分钟。将小腿向臀部屈曲加压至极限处，然后伸直膝关节，尽量使之呈过伸位，反复3～5次；下肢呈伸直位，踝关节后部垫软枕，双手叠放于患膝行向下向外旋，时间为3分钟。

2. 腰背部推拿

部位：腰背部。

操作：患者俯卧，术者双手分别置于患者身柱及中枢穴，以掌指关节着力，沿棘突、棘突间隙作擦法，由上至下，双手掖至骶尾部止。手法力度轻柔，反复操作2～3分钟后，术者一手置患者肺俞处，另手置对侧胆俞处，双手同时作擦法，沿膀胱经向下探至白环俞后，交换两手位置，重复以上操作。手法力度深透，探膀胱经3～4分钟。

3. 同源点按摩疗法

（1）辨经络：按疼痛部位进行经络辨证。

（2）同源点探查：疾病相关经络确定后，病变经络背俞穴同节段的夹脊穴为中枢同源点，外周同源点需要在相关经络上探查才能确定。

（3）同源点治疗：本疗法可分为中枢同源点治疗和外周同源点治疗两部分。

中枢同源点治疗时，患者俯卧，常规按摩手法放松腰背部肌肉，然后以拇指指腹沿脊柱正中（督脉）及双侧脊旁（夹脊）由上往下连续点揉，在中枢同源点节段稍作停留、重点点揉，如局部有结节、条索，可在患处使用弹拨、推按手法，以患者能耐受为度；外周同源点治疗时，按照各型疼痛的病变经络以同源点为重点进行循经按摩。治疗结束后，以拍法、抹法收尾。

（4）操作重点

足太阴脾经病变：中枢同源点为脾夹脊（T11夹脊），外周同源点高发点为商丘、三阴交、阴陵泉、三阴交。

足阳明胃经病变：中枢同源点为胃夹脊（T12夹脊），外周同源点高发点为外陵、梁丘、犊鼻、足三里。

足厥阴肝经病变：中枢同源点为肝夹脊（T9夹脊），外周同源点高发点为太冲、膝关、曲泉、阴包。

足少阳胆经病变：中枢同源点为胆夹脊（T10夹脊），外周同源点高发点为环跳、中渎、膝阳关、阳陵泉。

足少阴肾经病变：中枢同源点为肾夹脊（L2夹脊），外周同源点高发点为太溪、阴谷、四满、中注。

足太阳膀胱经病变：中枢同源点为膀胱夹脊（S2夹脊），外周同源点高发点为风门、膈俞、肝俞、胆俞、脾俞、肾俞、委中、委阳、合阳、承山。

（六）穴位注射技术

1. 方法一

药物：玻璃酸钠。

取穴：外膝眼。

操作：患者取坐位，屈膝90°，严格无菌消毒，铺洞巾，用1%利多卡因局部麻醉，经外侧膝眼点向内下方刺入关节腔，注入玻璃酸钠注射液2 ml，注射完毕后针眼处再次消毒并贴无菌输液贴，协助患者屈伸膝关节数次，使药物在膝关节腔软骨表面和滑膜均匀分布，1次/周，每次2 ml，5次为1个疗程；术后坚持每日行不负重、仰卧位蹬自行车运动2次，每次10分钟，治疗后避免爬山、打太极拳等关节磨损运动。

2. 方法二

药物：川芎嗪注射液。

部位：膝关节内侧或外侧间隙穿刺点。

操作：患者取坐位或仰卧位，患膝关节充分放松，取膝关节内侧或外侧穿刺点，注射部位皮肤常规消毒，操作者左手将患侧髌骨从外侧向内推动，使髌骨突出，右手持10 ml注射器连针头从髌骨内侧缘中点髌骨关节间隙进针，进针成功后，左手固定针头，右手回抽注射器，如有积液应先改用空注射器抽出，再注入川芎嗪注射液4 ml，拔针后穿刺点再消毒、按压，盖上无菌纱布，屈伸膝关节10余次，使药物在关节内均匀分布。4小时后方可除去纱布，24～48小时内避免剧烈活动，每周1次，连续5周为1个疗程。

（七）埋线技术

主穴：大杼（骨会）、膈俞（血会）、膻中（气会）、阳陵泉（筋会）。

配穴：血海、梁丘、膝眼、阿是穴。

操作：选定穿刺针，取出针芯，取一段约2 cm可吸收性外科缝线（PGLA线），放入穿刺针的前端，线在针孔内外的长度基本保持相同，使PGLA线呈"V"字形，刺入穴位时，线在针尖处被压而形成对折，在确保针孔外的线体进入皮肤并获得针感后，旋转、退出穿刺针，埋入线体，针孔处覆盖创可贴。2次为1个疗程，每次一般间隔15天。

（八）穴位贴敷技术——子午流注穴位贴敷

药物：由独活寄生汤加减［独活30 g、桑寄生10 g、杜仲10 g、牛膝10 g、细辛10 g、肉桂10 g、防风10 g、川芎10 g、当归10 g、赤芍10 g、川乌（炙）10 g、草乌15 g、延胡索15 g、白芥10 g］后打细成粉，过筛后用姜汁调制成膏状。

取穴：内、外膝眼，阴谷，复溜，至阴。

操作：按子午流注取穴时间，阴谷，取穴时间为酉时（下午5～7时）；复溜，取穴时间为戌时（下午7～9时）；至阴，取穴时间为酉时（下午5～7时）。操作前观察皮肤情况，确认无皮肤疾病、皮肤破溃后，用 75％ 酒精棉球擦净穴位局部，将调好的药物装入医用敷贴，固定于选准的穴位处。时间一般为 6～8 小时后取下，每日 1 次，10 次为 1 个疗程，治疗 2 个疗程。

（九）中药涂药技术

1. 中药熏蒸

药物：黄芪 30 g、当归 10 g、桂枝 30 g、甘草 10 g、白芍 30 g、细辛 10 g、羌活 20 g、独活 20 g、威灵仙 20 g、丁香 15 g、白芥子 15 g、木瓜 20 g。

操作：将上述药物装入布袋中，放熏蒸治疗仪，加水 1500 ml，浸泡 30 分钟，煎煮 30 分钟，蒸气温度以 55℃ 为宜，直接熏蒸于患肢关节及周围。每次 30 分钟，每日 1 次，每次熏蒸后点揉膝周穴位，并行关节的伸屈活动。

2. 中药塌渍

药物：三七粉 9 g、当归 10 g、乳香 30 g、没药 30 g、丹皮 40 g、香附 30 g、桂枝 40 g、川芎 30 g、羌活 40 g、独活 40 g、苏木 30 g、鸡血藤 30 g、伸筋草 30 g、牛膝 30 g、红花 30 g、透骨草 30 g、大青盐 1 000 g。

操作：将以上药物装入布药袋用汽锅加热，取出后先熏蒸病变部位，待药袋温度降至患者能够耐受的情况下再进行外敷，每次 40 分钟，每日 2 次，2 次间隔 5 小时以上，连续用药 2 周。

3. 中药烫熨

药物：荆芥、防风、羌活、独活、川牛膝、伸筋草、姜黄、花椒、艾叶各 1.5 份，川乌、草乌、红花、木香、桂枝各 1 份。

操作：将上述药物混合粉碎加陈醋浸泡备用。使用时将药渣装入大小适宜（约 20 cm×15 cm）的布袋内，药物干湿以不滴药液为宜；扎紧袋口，放入家用式微波炉专用容器内，用高火加热 3～5 分钟后取出，待温度适宜（50～60℃）即可烫熨膝关节，可反复更换多次，持续时间 20～30 分钟，每日 1 次。

十二、踝关节扭伤

【概述】

踝关节损伤是指由于踝关节突然内翻或外翻导致的踝关节肿痛，伤后迅速出现扭伤部位的疼痛和肿胀，随后出现皮肤瘀斑，严重者患足不能活动。关节周围的筋膜、肌肉、韧带和关节囊的损伤都属于踝关节扭伤的范畴。踝关节为下肢承重关节，由远端胫骨、腓骨远端和距骨滑车构成。临床上踝关节扭伤以内翻损伤多见。

踝关节扭伤属于中医学"伤筋"范畴。本病由外伤所致，造成筋脉、肌肉和韧带损伤，瘀血凝结，气血流通不畅，筋脉挛急。亦可由失治误治，气血瘀滞，复感外邪，邪瘀交阻，痹阻经脉，筋肉失养引起。外踝扭伤主要与足少阳经脉和阳跷脉有关；内踝扭伤主要与足太阴经脉和阴跷脉有关。

【诊断要点】

(一)西医诊断

（1）多数急性损伤病例有明确外伤史，多由直接暴力或间接暴力所致。受伤后踝部立即出现局部肿胀疼痛，活动受限，伤后2～3天局部出现皮下瘀斑。外踝扭伤时肿胀与疼痛局限于外踝的前下方，足被动跖屈内翻时疼痛加重，外翻时减轻。韧带断裂时，可摸到有凹陷甚至移位的关节面。内踝扭伤常有内踝前下方肿胀，压痛，足被动外翻时疼痛加重。关节侧方的活动度异常增大，韧带牵提试验阳性。

（2）X线检查在踝关节内翻或外翻应力位可见伤侧关节间隙增宽。若下胫腓韧带断裂可见内外踝间距增宽。

(二)中医证候诊断

1. 气滞血瘀证　损伤早期，踝关节疼痛，活动时加剧，局部明显肿胀及皮下瘀斑，关活动受限，舌红边瘀点、脉弦。

2. 筋脉失养　损伤后期，关节持续隐痛，轻度肿胀，或可触及硬结，步行欠力，舌淡苔薄、脉弦细。

【临床治疗】

(一)针刺技术

1. 常规针刺

（1）经络辨证法。

取穴：外踝扭伤取阳陵泉、丘墟、申脉、阿是穴、足临泣、至阴；内踝扭伤取三阴交、照海、商丘、然谷、阿是穴、隐白。

操作：足临泣、至阴、隐白用三棱针点刺出血，阿是穴用皮肤针叩刺出血，或用毫针点刺出血。其余诸穴均用捻转泻法。

（2）同经相应取穴法。

取穴：外踝扭伤取患侧至阴、足窍阴；健侧与病变部位相对应的穴位，如阳池、阳谷、腕骨等；内踝扭伤取患侧隐白、大敦；健侧与病变部位对应的穴位，如太渊、神门等。

操作：先取患侧井穴用三棱针点刺出血，出血5～7滴，血的颜色由暗红转变为鲜红。然后浅刺健侧与病变位置相对应的穴位，行雀啄术手法，同时令患者活动患肢和足踝部。留针30分钟，留针期间每5分钟操作1次。

2. 一针疗法

（1）养老。

操作：对于足外踝下方申脉处扭伤，在对侧养老寻压痛点常规针刺。

（2）阳池。

操作：对于足外踝前下方的扭伤，在针刺对侧养老后疼痛依旧，可寻阳池处压痛点针刺。

3. 平衡针疗法

取穴：同侧踝痛穴。

操作：患者多取坐位，充分暴露穴位，常规消毒后取 30 号 1 寸毫针直刺进针 0.2～0.4 寸左右，捻转行针 2 分钟左右，行针同时并嘱患者适度活动踝关节，留针 15～20 分钟，其间行针 1～2 次，最后出针。每日 1 次，5 次为 1 个疗程。

（二）艾灸技术

1. 温和灸

取穴：阿是穴、丘墟、商丘、解溪、阳池。

操作：扭伤后 24 小时内尽量不在扭伤部位温灸。对扭伤中、后期患者，可用艾条温和灸，每穴灸 3～5 分钟；或直接在局部做隔姜灸每次 3～5 壮。每日或隔日 1 次，7 次为 1 个疗程。

2. 热敏灸

取穴：热敏化穴。

操作：患者坐位，患肢足尖朝上放置。先进行热敏化穴探索，点燃的艾条在患者脚踝等部位悬灸，距离皮肤 3 cm 左右，患者感到艾热向皮肤周围扩散，向皮肤深部灌注或出现热扩散、传导等变化的地方为热敏化穴。在热敏化穴处悬灸，直至热扩散或热传导消失，治疗时间因人而异，每日 1 次，7 日为 1 个疗程，直至患者踝关节肿胀消失，功能恢复。

（三）拔罐技术——刺络拔罐法

取穴：阿是穴。

操作：对新伤局部血肿明显或陈伤瘀血久留者，用皮肤针以较重手法叩刺局部血肿处，使其轻微出血再加拔火罐。留罐 5～10 分钟；也可在局部血肿处用一针多向透刺或多针透刺，或用三棱针或一次性采血针做豹纹刺，再加拔火罐。新伤者每日 1～2 次，直至痊愈；旧伤者隔日 1 次，7 次为 1 个疗程。

（四）刮痧技术——常规刮痧

取穴：三阴交、太溪、昆仑、解溪、丘墟。

操作：用面刮法刮拭三阴交、太溪；点揉解溪；点揉昆仑、丘墟，以出痧为度。

（五）推拿技术——常规推拿

主穴：足三里、太溪、绝骨、解溪。

配穴：绝骨、阳陵泉、承山、昆仑。

操作：

（1）踝关节外侧扭伤的治疗手法：①患者侧卧于治疗床上，健侧在下，患侧在上，令一助手用双手握住患者伤侧踝部上方，以固定免生摇晃，术者用双手相对拿住患足，两手拇指按住外侧伤处，对踝关节进行环转操作。②用力将足跖屈并内翻位拔伸，然后将足外翻，拇指在伤处进行戳按。③施术体位取坐位，术者坐于患者对面，用一手由外侧握住患足足跟，拇指按压伤处，另一手握住患足跖部，作踝关节的环转摇法，在拔伸状态下将足跖屈后背伸，拇指在伤处进行戳按。

（2）踝关节内侧损伤的治疗手法：①除将"两手拇指按住外侧伤处"改为"内侧"外，其他同踝关节外侧扭伤的治疗手法步骤。②同踝关节外侧扭伤治疗手法的操作步骤。

（六）穴位注射技术

药物：地塞米松 5 mg，加 2% 利多卡因 2 ml、维生素 B_{12} 0.5 mg 混合液。

取穴：阿是穴。

操作：将混合液注入阿是穴，3 日注射 1 次，2～3 次为 1 个疗程。

（七）中药熏洗技术

药物：大黄 15 g、乳香 15 g、没药 15 g、红花 20 g、三棱 15 g、莪术 15 g、艾叶 30 g、透骨草 30 g、川椒 10 g。

操作：加水适量，煎煮 15 分钟取汁，原药再加水反复煎煮 2～3 次，将全部滤液合在一起，每天治疗时把药液煎沸，先熏蒸后浸泡患足，每日 2 次，每次 30 分钟，每日 1 剂，10 天为 1 个疗程。

（八）中药涂药技术

1. 方法一

药物：红花 15 g、当归 30 g、川芎 20 g、乳香 15 g、没药 15 g、木香 10 g、生香附 30 g、血竭 30 g、羌活 15 g、独活 20 g、制川乌 6 g、透骨草 6 g、木瓜 15 g、川续断 30 g、川牛膝 30 g。

操作：上述药物烘干，加工为细末，过 100 目筛备用。按损伤面积的大小，取适量药粉，放入调药碗内，加入滚开水及适量蜂蜜调成糊状，均匀平摊在石膏纸上，药的厚度以 3～5 mm 为宜，然后再将一纱布贴在药膏上，外敷踝关节疼痛明显处，用弹性绷带包裹固定。每天换药 1 次，连用 7 次后观察疗效。

2. 方法二

药物：当归 15 g，血竭、羌活、紫荆皮、独活、乳香、没药、川芎、小茴香、赤芍、川乌、自然铜、肉桂、续断、牛膝、白芷各 10 g，草乌 8 g。

操作：上药研成细末，应用时取适量，以温水调成糊状，放在纱布上敷于患处，外加绷带均匀包扎，自足背直到踝的上方，每日 1 贴。

十三、跟痛症

【概述】

跟痛症是指引起跟骨及周围软组织疼痛的各种疾患的统称，多发生于中年以后的男性肥胖者，可一侧或两侧同时发病。本症与劳损和退化有密切关系，引起跟痛症的常见病因有跟骨骨刺、足跟脂肪垫炎、趾筋膜炎、跟骨骨折畸形愈合、跟骨高压症等。临床表现为跟骨跖面及周缘疼痛、肿胀，下地行走时疼痛加重，休息后缓解，疼痛可向足心放射，跟骨跖面或周缘局部有压痛，有时可触及跟下脂肪纤维块。

中医学认为，本病属"痹症""肾痹"范畴，多因肝肾亏虚、筋失所养，复感风寒湿邪；或因慢性损伤，伤及筋骨，气血瘀滞，痰瘀内阻所致。中医治疗以补益肝肾、散寒祛湿、活血化瘀、通络止痛为基本原则。

【诊断要点】

（1）临床表现：多发于40～60岁中老年人。晨起或休息后走路时足跟痛，稍后缓解，行走时间长时再出现疼痛。查体：检查可触及跟痛症的压痛点。若因脂肪垫萎缩引起，压痛点在足跟负重区偏内侧，有时可触及皮下的脂肪纤维块；若因跖筋膜炎引起，则压痛点局限于跟骨大结节的跖筋膜；若因足跟滑囊炎引起，则压痛点局限于足跟内侧结节下，此种情况局部无红肿。

（2）X线有时可见跟骨刺，但与临床表现大多无明显相关。

【临床治疗】

（一）针刺技术

1. 常规针刺

（1）寒湿痹阻证。

取穴：太溪、昆仑、水泉、仆参、然谷、丰隆、阿是穴。

操作：毫针常规针刺30分钟，行针手法用泻法。

（2）瘀血内阻证。

取穴：太溪、昆仑、水泉、仆参、然谷、血海、三阴交、太冲、阿是穴。

操作：毫针常规针刺30分钟，行针手法用泻法。

（3）气血两虚证。

取穴：太溪、昆仑、水泉、仆参、然谷、足三里、三阴交、肾俞、阿是穴。

操作：毫针常规针刺30分钟，行针手法用泻法。

2. 一针疗法——对侧大陵

操作：对侧大陵寻压痛点，按压觉疼痛减轻后，可随咳跺脚进针。

3. 电针

取穴：取患侧阿是穴、昆仑。

操作：局部常规消毒，昆仑斜刺；阿是穴采用夹持进针法直刺8～12 mm，以针尖深达骨膜为度。然后接G6805-2型脉冲治疗仪，用连续波，频率调节0.5～1Hz，留针30分钟。每日1次，5次为1个疗程。

（二）艾灸技术

1. 温和灸

取穴：阿是穴（足跟痛点）、足三里、太溪、仆参、申脉。

操作：将艾卷一端点燃，对准应灸腧穴部位或患处，距离皮肤2～3 cm熏烤，使局部有温热感而无灼痛为宜，一般每穴灸10～15分钟，至皮肤红晕为度。

2. 热敏灸

取穴：水泉、仆参、然谷。

操作：先探查敏化腧穴。选择适宜的体位，在患者下肢寻找热敏点进行灸疗，多数出现在水泉、仆参、然谷等区域。当某穴位出现以下特征，如扩热、透热、传热、或酸重胀等感传现象时，便是所谓的热敏化穴。当探查出热敏点后，选择其中1～3个穴位予以艾灸，直到感传消失、皮肤出现灼热。

（三）拔罐技术

1. 留罐法

部位：足跟周围部位。

操作：患者俯卧位。患侧屈膝90°，足底向上，选用适宜的火罐大小，先将罐消毒擦干，闪火法吸附于足跟周围部位，罐热后，将罐体翻转，以烫手的罐底按压疼痛局部，至罐温与体温接近为止，反复5次。

2. 刺络拔罐法

取穴：患侧涌泉、昆仑、太溪、照海、承山；小腿下段后侧压痛点。

操作：常规消毒后，用梅花针叩刺或三棱针点刺，使其微出血，然后用闪火法将罐吸拔在叩刺或点刺的穴位上，留罐10～15分钟，每日或隔日治疗1次。

（四）推拿技术

穴位按摩

取穴：委阳、委中、合阳、承筋、承山、飞扬、跗阳。

操作：采用揉法从上至下放松臀部肌群、半腱肌、半膜肌、股二头肌、腓肠肌、跟腱及跟骨内外侧软组织；患者屈膝，术者依次点按委阳、委中、合阳、承筋、承山、飞扬、跗阳诸穴；捏、拿、揉腓肠肌，再弹拨足底部足底腱膜、趾短屈肌等肌肉，顺时针按揉足跟部，按揉范围逐渐缩小，重点按揉跟骨结节略偏内侧处及跟骨结节外侧突，以患者自觉足跟及足底产生酸胀感为宜。手法治疗每周2～3次，6次为1个疗程。

（五）穴位注射技术

药物：泼尼松龙针25 mg（1 ml），2％利多卡因2 ml，生理盐水3 ml，共6 ml。

取穴：阿是穴。

操作：跟下痛患者的压痛点一般在足跟底部，患者取卧位或足外旋外翻位。明确其足跟底部疼痛及压痛点，位于偏内侧还是偏外侧。在内踝尖下前方1～1.5 cm，足内厚薄皮肤交界处进针。针尖刺入方向与皮肤垂直，进入皮肤后，先注射少许药液做局麻，然后向跟骨跖面内前方足底部压痛点刺入，有硬软双重针感，回抽无血液，缓慢注入药物3 ml，注药时稍费力或有阻力感，然后再将针尖移至腱膜与脂肪垫之间。做补充注射2 ml。最后退针改变穿刺方向，向内踝尖与跟骨结节连线中点处穿刺，该处即为内侧跟骨神经支分布区，注入药物1 ml。跟后痛患者的压痛点主要在跟后跟骨结节部位。明确压痛点后。由跟后内侧或外侧刺入压痛点部位，注入药物3～5 ml。一般每周1次，3次为1个疗程。

（六）熏洗技术

（1）方法一。

部位：足跟周围疼痛部位。

药物：虎杖30 g、红花5 g、杜仲10 g、艾叶15 g，透骨草、桂枝、当归、川芎、制川乌、制草乌各20 g。

操作：诸药水煎取药液200 ml，与600 ml热水共置入中药熏蒸仪，患者取俯卧或侧卧位，调整蒸汽喷口与皮肤之间的距离为25～30 cm，温度保持在55℃左右，每天1剂，每次30分钟，每天1次。

（2）方法二。

部位：足跟周围疼痛部位。

药物：海桐皮6 g、透骨草6 g、乳香6 g、没药6 g、当归5 g、川椒10 g、川芎3 g、红花3 g、威灵仙3 g、甘草3 g、防风3 g、白芷2 g。

操作：共研为细末，布袋装，患者取俯卧或侧卧位，调整蒸汽喷口与皮肤之间的距离为25～30 cm，温度保持在55℃左右，每天1剂，每次30分钟，每天1次。

（七）中药泡洗技术——中药沐足

药物：川乌、草乌、麻黄、艾叶、花椒、红花、地龙、刘寄奴、川牛膝各20 g，鸡血藤40 g。酌情加减。

用法：加水约2500 ml，用文火煎20分钟，将药液倒入盆内，加白酒100 ml，熏双足，待药液温度能耐受，再浸浴双足，每次30分钟，每天浸浴2次。每剂药用3天。

（八）中药外敷技术

药物：川芎、透骨草各150 g，制乳香、制没药各200 g。

操作：将上药择净，共研细末，根据患处大小取药末适量以白酒或陈醋调为糊状外敷患处，包扎固定，间隔5～7日换药，一般经过2～7次即可疼止而愈。

第二章 内科疾病

一、感冒

【概述】

感冒是指以发热恶寒、鼻塞、咳嗽、全身不适为主症的外感病症。中医学上属于"伤风"的范畴。感冒的基本病机为肺失宣肃，卫阳被遏，营卫失和。其四季均可发生，尤以春冬两季为多。感冒可发生在任何年龄段，尤以幼儿和老年人多见。

西医学中，感冒是一种常见急性上呼吸道感染疾病。普通感冒、急性上呼吸道感染、流行性感冒属"感冒"范畴，均可参考本节治疗。

【诊断要点】

（一）中医证候诊断

1. 风寒束表证 恶寒重，发热轻，无汗，苔薄白，脉浮紧。

2. 风热束表证 发热，微恶风寒，或有汗，苔薄黄，脉浮数。

3. 暑湿束表证 夏令感邪，身热，汗出热不解，身重倦怠，苔薄黄腻，脉濡数。

（二）西医诊断

（1）起病较急，早期症状主要以鼻部卡他症状为主，可有打喷嚏、鼻塞、流清水样鼻涕，咽部不适，或可出现流泪、味觉迟钝、呼吸不畅、咳嗽、少量咳痰等症状。

（2）一般须其排除其他具有类似症状的肺系疾病，如急性细菌性鼻窦炎、过敏性鼻炎、链球菌性咽炎、疱疹性咽峡炎等。

（3）一般可通过查外周血象明确诊断，必要时可以进行病原学检查或肺部 CT 进行鉴别。

【临床治疗】

（一）针刺技术

1. 常规针刺

主穴：列缺、合谷、大椎、风池、太阳。

配穴：风寒感冒配风门、肺俞；风热感冒配曲池、外关。夹湿者配阴陵泉；夹暑者配委中。头痛甚配印堂、头维；鼻塞甚配迎香；咽痛甚配少商；全身酸楚配身柱；体虚感冒配足三里、关元。

操作：毫针刺，用泻法。风寒感冒，大椎行灸法。配穴中足三里、关元用补法或灸法，少商、委中用点刺出血法，余穴用泻法。

2. 腕踝针

治疗：针上 1，在"天柱""肩井"有压痛者可加同侧上 5。

操作：常规消毒，快速平刺进针，不提插，不捻转，留针 15 分钟。

3. 平衡针

主穴：感冒穴。

辅穴：咽痛穴，痤疮穴，鼻炎穴。

操作：感冒穴位于中指与无名指指掌关节之间凹陷处，对于轻型的感冒患者采用男左女右取穴，对重症患者可采用双侧同时取穴，采用三步到位针刺手法操作，平刺 2～4 cm（1～2 寸）。咽痛穴位于第二掌骨桡侧缘的中点，采用三步到位针刺手法操作，针尖向掌心方向直刺 2～4 cm（1～2 寸）；痤疮穴位于第七颈椎棘突与第一胸椎棘突之间，局部常规消毒，采用三棱针快速点刺，再用消毒 2 号罐，拔出 2～3 ml 血，主要治疗感冒的实证和热证；鼻炎穴位于颧骨下缘的中点，取穴原则为交叉取穴，采用两步到位针刺手法，针尖向鼻翼方向平刺 2～4 cm（1～2 寸）。

4. 耳针疗法

取穴：取肺、气管、咽喉、鼻、额、肾上腺。

操作：取双侧耳穴，各穴均浅刺捻针，留针 20～30 分钟。或加电针，通电几分钟。也可以用耳穴压丸法。每日 1 次。

（二）艾灸技术

主穴：大椎、风门、足三里、肺俞、风池。

配穴：鼻塞加迎香；咳嗽加天突；头痛加太阳、印堂。

方法：

1. 温和灸 每穴 20～30 分钟，每日 1～2 次，5～7 天为 1 个疗程。

2. 隔姜灸 艾柱如花生米大小，每穴 5～7 壮，每日 1 次，7 天为 1 个疗程。

预防：艾柱灸足三里 3～5 壮或艾条温和灸风门、足三里可预防时行感冒。每日灸 1 次，每次灸 20 分钟，连续 3～5 天。平时使室内通风，坚持户外活动和体育锻炼，以增强防御外邪的能力。

（三）拔罐技术

选穴：风池、外关、合谷。风寒感冒，加配风门、列缺；风热感冒，加大椎；暑湿感冒，加足三里、中脘。发热较重者，大椎穴刺血罐疗；头痛者，加太阳、印堂穴；腹胀便溏者，加天枢。

操作：

（1）留罐法：选 3～4 个穴位，选择大小合适的罐具，用闪火法拔罐，留罐 5～10 分钟。

（2）走罐法：肢体背部酸痛者，可取足太阳膀胱经和督脉从第 1～12 胸椎两侧走罐 15 分钟。

（四）刮痧技术

处方：大椎、大杼、膏肓、神堂、风门、风池、合谷、列缺、前胸内外。

配方：发烧加脊椎、肩胛一带；头痛加太阳；鼻塞不通加迎香；咽痛加少商。

操作：泻法刮拭大椎、大杼、膏肓、神堂等主刮经穴部位，待出现紫红色瘀点多处时，再配合刮拭其他经穴部位，每穴 3~5 分钟，以局部出现痧点为好。

（五）推拿技术

1. 治疗原则　疏散风邪，发汗解表。

2. 常用穴位　以头面部及四肢为主。印堂、神庭、晴明、攒竹、阳白、头维、太阳、风池、天柱、百会、风门、肺俞、曲池、肩井等。

3. 常用手法　一指禅推法、按法、揉法、拿法、掐法等法。

4. 治疗步骤　患者坐位，操作者站其身前。

1）用一指禅偏锋推或按揉印堂、神庭、晴明、赞竹、阳白、头维穴各 1 分钟。

2）沿印堂至神庭一指禅偏锋推来回各 3 遍。

3）医者站在其后外侧，一手扶持其前额，另一手以一指禅推法或按揉法，沿风府直下至大椎一线，反复操作 3~5 遍。

4）沿风池向下，经天柱、大杼、风门一线，反复操作 3~5 遍，凡经穴位操作时间稍长。

5）医者位于患者后外侧及后方，拿风池及颈项部两侧大筋，拿肩井。

6）一指禅推法或按揉法，依次在风门、肩井、肺俞穴上各按揉 1 分钟。

7）最后以拿肩井、合谷结束治疗。

8）辩证加减。

（1）风寒感冒。恶风无汗，发热头痛，四肢酸痛，鼻塞流涕，喉痒声重，咳嗽痰白，口不渴，舌苔薄白，脉浮紧。治宜疏风解表，宣肺散寒，治疗时可在上述"治疗步骤"的基础上加拿风池、肺俞各 1 分钟，扫散头颞部 5 次。

（2）风热感冒。发热咽痛，汗出恶风头痛且胀，咳嗽痰黄，口渴欲饮，周身痛楚，苔白微黄，脉浮数。治宜散风解表，宣肺透热，治疗时可在上述"治疗步骤"的基础上加揉太阳、大椎穴各 1 分钟，掐曲池、外关、丰隆、少商各 1 分钟。

（3）外感暑湿。发热有汗，口渴心烦，身热头痛，四肢沉重，胃脘满闷，小便短赤，舌苔黄腻，脉细濡数。治宜解表清暑，宽胸化浊，治疗时可在上述"治疗步骤"的基础上加按揉心俞各 1 分钟，一指禅推大椎、曲池各 1 分钟，随后掐三阴交、足三里各 1 分钟。

患者可根据年龄和体质的差异，进行适当的体育锻炼。在感冒流行季节，室内可用米醋熏蒸，进行空气消毒，有一定的预防和治疗作用。在感冒期间患者宜多饮开水，发热期间需休息，饮食宜清淡，忌油腻，辛燥之品。

二、咳嗽

【概述】

咳嗽是以发出咳声或咳吐痰液为主症的病症。其中，"咳"指肺气上逆作声，有声无痰；"嗽"是指咳吐痰液，有痰无声。临床上多声痰并见，一般通称为咳嗽。中医认为本病的发生多与外感邪气、卫外功能失调、食饮不节、情志内伤、肺脏自病等因素相关，基本病机为肺失宣肃，邪犯于肺，肺气上逆作咳。咳嗽可见于多种肺系疾病，其既可单独出现，也可作为伴随症状出现。

西医学中，上呼吸道感染、急慢性支气管炎、支气管扩张、肺炎等疾病出现以咳嗽为主要临床表现者，可参考本节治疗。

【诊断要点】

（一）中医证候诊断

起病急，病程短，咳逆有声或伴喉痒咳痰，且伴恶寒发热等表证，为外感咳嗽，一般可根据其外感病邪的不同分为风寒袭肺证、风热犯肺证、风燥伤肺证。起病慢，病程长，常反复发作，咳逆有声或伴喉痒咳痰，并兼有其他脏腑失调等症，为内伤咳嗽，一般可根据所病脏腑的不同分为痰湿蕴肺证、痰热郁肺证、肝火犯肺证、肺阴亏耗证。具体要点如下。

1. 风寒袭肺证　咳嗽声重，气急咽痒，痰稀薄色白。

2. 风热犯肺证　咳嗽频剧，气粗或咳声嘶哑，喉燥咽痛。

3. 风燥伤肺证　干咳，连声作呛，无痰或少痰，不易咳出。

4. 痰湿蕴肺证　咳嗽反复发作，咳声重浊，痰多。

5. 痰热郁肺证　咳嗽气息粗涌，痰多质黏稠黄。

6. 肝火犯肺证　气逆作咳，阵作，咳时面红目赤，引胁作痛。

7. 肺阴亏耗证　干咳，咳声短促，痰少黏白，声音逐渐嘶哑。

（二）西医诊断

包括急性咳嗽、亚急性咳嗽、慢性咳嗽三类，须依据临床表现确诊。一般还需与流感、肺炎、肺结核、百日咳、急性扁桃体炎等肺系疾病鉴别，并排除是否伴有重症疾病，通常可根据病史、体格检查和选择相关影像学检查进行鉴别，必要时进行环境因素或职业暴露等因素的排查。

【临床治疗】

（一）针刺技术

1. 常规针刺

（1）风寒袭肺证。

主穴：列缺、合谷、肺俞。

配穴：风门。

操作：毫针常规针刺30分钟，泻法，可加用艾灸，或针后在背部腧穴拔罐。

（2）风热犯肺证。

主穴：列缺、合谷、肺俞。

配穴：大椎、风池。

操作：毫针常规针刺30分钟，泻法。

（3）痰湿蕴肺证。

主穴：肺俞、中府、太渊、三阴交。

配穴：阴陵泉、丰隆。

操作：毫针常规针刺 30 分钟，平补平泻法，或加用灸法。

（4）肝火犯肺证。

主穴：肺俞、中府、太渊、三阴交。

配穴：行间、鱼际。

操作：毫针常规针刺 30 分钟，平补平泻法，或加用灸法。

（5）肺阴亏虚证。

主穴：肺俞、中府、太渊、三阴交。

配穴：膏肓、太溪。

操作：毫针常规针刺 30 分钟，平补平泻法，或加用灸法。

2. 腕踝针

治疗：针上 1。

操作：常规消毒，快速平刺进针，不提插，不捻转，留针 15 分钟。

3. 平衡针

主穴：感冒穴。

辅穴：咽痛穴，痤疮穴，肺病穴。

操作：感冒穴位于中指与无名指指掌关节之间凹陷处，对于轻型的感冒患者采用男左女右取穴，对重症患者可采用双侧同时取穴，采用三步到位针刺手法操作，平刺 2～4 cm（1～2 寸）。咽痛穴位于第二掌骨桡侧缘的中点，采用三步到位针刺手法操作，针尖向掌心方向直刺 2～4 cm（1～2 寸）；痤疮穴位于第七颈椎棘突与第一胸椎棘突之间，局部常规消毒，采用三棱针快速点刺，再用消毒 2 号罐，拔出 2～3 ml 血，主要治疗感冒的实证和热证；肺病穴位于前臂掌侧，腕关节至肘关节上 1/3 处，掌长肌腱与桡侧腕屈肌腱之间，取穴原则为男左女右取穴，双侧同时取穴，采用三步到位针刺手法，针尖向上呈 45 度角斜刺 2～4 cm（1～2 寸）。

（二）艾灸技术

主穴：肺俞、大椎、风门、天突。

配穴：痰多加脾俞、丰隆；脾肾两虚加肾俞、脾俞、足三里；肺气虚加肺俞、太渊、膏肓；外感引起的加身柱、风池。

方法：

（1）温和灸：每穴 10～20 分钟，每日 2～3 次，5～7 次为 1 个疗程。

（2）隔姜灸：艾柱如枣核大，每穴 5～7 壮，隔日 1 次，10 天为 1 个疗程。

（3）隔蒜灸：艾柱如枣核大，每穴 5～7 壮，隔日 1 次，急、重症每日 1 次，10 天为 1 个疗程。

（4）发泡灸：用斑蝥粉如米粒大，置于肺俞、脾俞、肝俞上，以胶布固定，12～24 小时揭去胶布，即见小水泡，任其自然吸收。如已溃破，则涂以龙胆紫，此法适用于慢性咳嗽发作期。

外感后久咳不愈治疗方法如下。

取穴：大椎、足三里、脾俞、肺俞、中府。

操作：采用隔姜灸，将鲜生姜切成厚约 0.3 cm 的生姜片，用针扎孔数个，置施灸穴位上，艾柱如半个枣核大，点燃放在姜片中心施灸，每穴 5 壮，以局部皮肤红润为度，每日上下午于医院各灸 1 次，5 日后统计疗效。治疗期间不采用抗生素及镇咳等药物。

（三）拔罐技术

1. 选穴

（1）外感咳嗽：列缺、合谷、肺俞。咳嗽伴咽喉肿痛加少商点刺放血；发热恶寒加大椎、外关。

（2）内伤咳嗽：痰浊阻肺取肺俞、脾俞、中院、足三里、尺泽、丰隆。肺燥阴虚取肺俞、中府、列缺、照海，若咯血加孔最、膈俞。

2. 操作

（1）留罐法：取 4～6 个穴位，用闪火法拔罐，留置 15～20 分钟。

（2）走罐法：肢体背部酸痛者，可取足太阳膀胱经和督脉从第 1～12 胸椎两侧走罐 15 分钟。

（四）刮痧技术

处方：大椎、大杼、风池、身柱、膏肓、神堂、肺俞、脾俞、膻中、曲池、尺泽、列缺、太渊。

配方：外感发热加合谷；胸闷兼喘加内关、天突、定喘；脾虚痰多加足三里、丰隆。

操作：先用泻法刮拭大椎、大杼、风池、身柱、膏肓、神堂等经穴部位，使局部出现紫红色瘀点，再继以泻法刮拭膻中、曲池、尺泽、列缺、太渊各经穴，同样刮至局部发红为度。若咳嗽为肺脾虚者，用补法轻刮肺俞、脾俞经穴部位。

（五）推拿技术

1. 胸背部操作

部位：胸背部。

操作：患者仰卧位，医者以中指揉天突、膻中、中府，每穴 1 分钟；再以两拇指由胸骨剑突沿肋弓分推两胁肋部 5～10 遍；用一指禅推身柱、大杼、风门、肺俞，每穴 1 分钟，双手搓摩胁肋部 5～10 遍。

2. 四肢部操作

部位：四肢部。

操作：患者取坐位，医者先用一指禅推尺泽、太渊 2 分钟，然后按揉列缺、外关、合谷，每穴 1 分钟。

三、哮喘

【概述】

哮喘是以反复发作的呼吸急促，喉间痰鸣，甚则张口抬肩，不能平卧为主症的病症。哮以呼吸急促，喉间痰鸣为特征；喘以呼吸困难，甚则张口抬肩为特征。临床上哮必兼喘。中医认为其发生多为痰饮伏肺，由外邪、情志、饮食、体虚劳倦等因素诱发，其基本病机是痰饮阻塞气道，肺气宣降失常。本病可发于任何季节和年龄，尤以寒冷天气和气候骤变时多发。

西医学中，在支气管哮喘、肺炎、慢性喘息性支气管炎、肺气肿和心源性哮喘等疾病中以呼吸困难、喉间痰鸣为主要临床表现者，可参考本节治疗。

【诊断要点】

（一）中医证候诊断

一般可辨证候虚实分为实证和虚证。若哮喘病程短，或当发作期，表现为哮喘声高气粗，呼吸深长有余，呼出为快，兼见喉中哮鸣如水鸡声，则为实证。其还可根据病因病机不同分为风寒外袭、痰热阻肺证。若哮喘病程长，反复发作或当缓解期，表现为声低气怯，气息短促，动则喘甚，呼多吸少，深吸为快，则为虚证，其可根据脏腑亏虚的不同分为肺气虚和肾气虚。

1. 风寒外袭证 兼见喉中痰鸣如水鸡声，痰多色白，并伴风寒表证。

2. 痰热阻肺证 兼见喉中痰鸣如吼，胸高气粗，痰黄黏稠，伴口渴、便秘等症。

3. 肺气虚证 一般兼见喘促气短，动则加剧，喉中痰鸣，神疲，汗出。

4. 肾气虚证 若兼见气息短促、呼多吸少，动则喘甚，腰膝酸软、耳鸣者。

（二）西医诊断

主要包括过敏性哮喘、非过敏性哮喘、迟发型哮喘、气流受限型哮喘、肥胖型哮喘等，一般可通过肺功能测定、支气管舒张试验、支气管激发试验、过敏原测定明确病因诊断，必要时可进行环境、职业等暴露因素的排查。

【临床治疗】

（一）针刺技术

1. 常规针刺

主穴：肺俞、中府、太渊、定喘、膻中。

配穴：实证配尺泽、鱼际；虚证配膏肓、肾俞。喘甚配天突、孔最；痰多配中脘、丰隆。

操作：常规消毒，选取 1.5 寸毫针常规针刺。发作期每日治疗 1~2 次，缓解期每日或隔日治疗 1 次，3 周为 1 个疗程。

2. 焦氏头针

选区：双侧胸腔区。

操作：发病后明确诊断即可开始头针治疗，头针常规针刺，快速捻转，频率100次/分，不提插。每天1次，9天为1个疗程。

3. 平衡针

主穴：肺病穴。

辅穴：咽痛穴，胸痛穴，过敏穴，升提穴。

操作：肺病穴位于前臂掌侧，腕关节至肘关节上1/3处，掌长肌腱与桡侧腕屈肌腱之间，取穴原则为男左女右取穴，双侧同时取穴，采用三步到位针刺手法，针尖向上呈45°角斜刺2～4 cm（1～2寸）。咽痛穴位于第二掌骨桡侧缘的中点，采用三步到位针刺手法操作，针尖向掌心方向直刺2～4 cm（1～2寸）；胸痛穴位于前臂背侧，尺桡骨之间，腕关节与肘关节连线的下1/3处，取穴原则为交叉取穴，采用三步到位针刺手法，针尖向上呈45°角斜刺2～4 cm（1～2寸）；过敏穴位于股骨内侧1/2处，取穴原则为双侧同时取穴，采用两步到位针刺手法。升提穴位于头顶正中，前发际正中直上10 cm（5寸），后发际直上16 cm（8寸）处，双耳尖连线的中点上2 cm（1寸）处，取穴原则为定位取穴，采用三步到位针刺手法，针尖沿皮下骨膜外向前平刺4 cm（2寸）。每个疗程3个月，巩固2个疗程。

4. 耳针疗法

取穴：取平喘、下屏间、肺、神门、皮质下。

方法：毫针中、强刺激，每次选2～3穴，适合哮喘急性发作期。

5. 腕踝针

治疗：针上2，伴咳嗽时加上1。

操作：常规消毒，快速平刺进针，不提插，不捻转，留针30分钟。

（二）艾灸技术

1. 普通艾灸

主穴：大椎、风门、肺俞、定喘。

配穴：

虚证：脾俞、肾俞、命门、膏肓、足三里。

实证：身柱。

痰多：丰隆、脾俞。

胸闷：天突、膻中。

方法：

（1）温和灸：每次10～20分钟，每日2次，10天为1个疗程。

（2）瘢痕灸：艾柱如麦粒大，每穴5～7壮。每次选用3～5穴，7～10天1次，7次为1个疗程。适用于缓解期。

（3）伏灸：在三伏天施灸，取肺俞、脾俞、肾俞、膏肓。艾柱如枣核大，隔姜灸，每次3～5壮，不发泡，皮肤微红为度。

2. 热敏灸

（1）检测热敏化腧穴。

检测室保持安静，室内温度保持在 24～30℃。患者取俯卧位，充分暴露背部，用两支特制精艾绒艾条于背部足太阳膀胱经两外侧线以内，肺俞穴和膈俞穴两水平线之间的区域，或前胸部第 1 肋间隙、第 2 肋间隙自内向外至 6 寸范围内区域的热敏化腧穴进行艾灸治疗。点燃艾条，在距离选定部位皮肤表面 3 cm 左右高度手持调控施行温和灸。当患者感受到艾热发生透热、扩热、传热、局部不（微）热远部热、表面不（微）热深部热和非热觉中的一种或一种以上感觉时，即为发生腧穴热敏化现象，该探查穴点为热敏化腧穴。重复上述步骤，直至所有的热敏化腧穴被查找出，详细记录其位置。

（2）手持艾条悬灸。

在探查到的热敏化腧穴中选取热敏化现象最为明显的穴位以色笔标记进行悬灸，每隔 2 分钟掸灰（时间不超过 10 秒）并调整艾条与皮肤距离，保持足够热度，以发生透热、扩热、传热和非热感觉等腧穴热敏化现象为标准。对已探查出的热敏穴逐个悬灸。

每次治疗时间以上述区域腧穴热敏现象消失为度，一般 30～90 分钟。患者初诊开始连续治疗 8 天，每日 1 次，第 1 个月内的后 22 天保证 12 次治疗，后 2 个月保证每月治疗 15 次（每日≤1 次），共治疗 50 次。

（三）拔罐技术

1. 选穴

（1）实证：天突、中府、丰隆、膻中、尺泽、列缺、鱼际。风寒加合谷、风门；风热加大椎、曲池。

（2）虚证：定喘、肺俞、脾俞、肾俞。肺气虚加气海；肾气虚加阴谷、关元。

2. 操作

留罐法：选择大小合适的罐具，选取 4～6 个穴位，用闪火法拔罐，留罐 10～15 分钟。

（四）刮痧技术

处方：大椎、大杼、风门、肺俞、膏肓、神堂、天突、膻中、定喘、丰隆、足三里。

配方：风寒外束加尺泽、列缺；痰热壅肺加合谷、鱼际；肾不纳气加肾俞、太溪。

操作：背部从大椎经穴部位通过定喘经穴直至肺俞经穴部位，胸部自天突经穴部位至膻中经穴部位，以重手法泻法刮拭 3～5 分钟，并使每一局部出现紫红色瘀点瘀斑。同时再重刮丰隆、足三里经穴部位，并轻刮肾俞、太溪穴部位，各 3～5 分钟。

（五）推拿技术

1. 治疗原则 宽胸理气是总原则，要辨证施治，实证以祛痰邪为主，虚证以扶正为主。

2. 常用穴位 以胸背部手法为主。中府、云门、璇玑、膻中、大椎、风门、肺俞、肩中俞、内关、足三里等。

3. 常用手法 按法、揉法、擦法、拿法等。

4. 治疗步骤　患者坐其右旁。

1）用右手中指指端按揉膻中、中府、云门、神封、神藏，每穴各2分钟。

2）拇指指端按揉大椎、定喘、肩中俞、风门、肺俞以透热为度。

3）拿风池、肩井8～10遍。

4）拇指按揉丰隆、足三里，每穴1～2分钟。

5）推法于两侧膀胱经自上而下进行操作，以透热为度。

6）患者俯卧位，医者坐其左旁，用拇指按揉脾俞、胃俞、肾俞、命门，每穴2～3分钟。

7）擦肾俞、命门以透热为度。

8）辨证加减：

（1）虚寒型。气急、咳嗽、薄痰、怕风，苔薄白，脉浮紧。治宜疏风散寒，宣肺平喘，治疗时可加按揉天突、尺泽、列缺穴各1分钟后结束治疗。

（2）肺虚型。患者冬天发作，舌淡，苔腻，脉软弱。治宜补益肺气。治疗时可在上述"治疗步骤"的基础上加按揉身柱1分钟，重点按揉肺俞穴约3分钟后结束治疗。

（3）肾虚型。患者动则气喘，冬天发作较频，舌质淡，唇色细，脉沉细。治宜补肾纳气平喘。治疗时可在上述"治疗步骤"的基础上加拇指按揉气海穴2分钟，然后重点按揉大椎、肺俞、肾俞、命门、膏肓各2分钟，按揉肺俞、肾俞、膏肓、命门时手法宜轻柔，切忌刺激太重。如遇哮喘发作较甚者，先用按揉发在定喘、风门、肺俞、肩中俞、璇玑等穴轻柔刺激，逐渐加大手法刺激量，有明显的酸胀得气感为度，在哮喘缓解后再行辨证施治。

（4）痰热型。气急、声粗、发热、咳痰黄厚，舌苔黄厚腻，脉滑数。治宜清热化痰，降逆平喘。治疗时可在上述"治疗步骤"的基础上加按揉肺俞、定喘穴、尺泽、鱼际、丰隆穴各2分钟。

患者忌食烟酒、油腻、辛辣等刺激性食物。不宜接触刺激性的气体和灰尘。在季节交替时注意冷热，平时注意进行适当的户外活动。本病后期，到了危重阶段，肺、肾、心往往同时衰竭，出现阳气欲脱之象时，不宜单独进行推拿治疗要配合药物治疗。

四、胃痛

【概述】

胃痛，又称胃脘痛，是以上腹胃脘部近心窝处疼痛为主症的病证。临床主要表现为上腹疼痛不适，其疼痛有胀痛、刺痛、隐痛、钝痛等不同的性质。中医认为本病的发生与外邪犯胃、饮食伤胃、情志不畅和脾胃素虚等因素相关，基本病机为胃气郁滞，胃失和降，不通则痛。

西医学中，急性胃炎、慢性胃炎、胃溃疡、十二指肠溃疡等病以上腹部疼痛为主要临床表现者，可参考本节治疗。

【诊断要点】

（一）中医证候诊断

胃痛主要以上腹近心窝处胃脘部发生疼痛为特征，其疼痛有胀痛、刺痛、隐痛、钝痛等不同的性质，并伴有不同程度的上消化道症状，一般可通过辨寒热、虚实、气血、脏腑分为寒邪客胃证、宿食积滞证、肝胃郁热证、肝气犯胃证、湿热中阻证、瘀血停滞证、胃阴不足证。具体要点如下。

1. 寒邪犯胃证　胃痛暴作，恶寒喜暖。

2. 饮食伤胃证　胃脘胀满疼痛，嗳腐吞酸，呕吐或矢气后痛减。

3. 肝胃郁热证　胃脘灼痛，烦躁易怒。

4. 肝气犯胃证　胃脘胀痛，痛连两胁。

5. 湿热中阻证　胃脘疼痛，痛势急迫，脘闷灼热，口干口苦。

6. 瘀血停滞证　胃脘刺痛，痛有定处，入夜尤甚。

7. 胃阴不足证　胃脘隐隐灼痛，似饥而不欲食。

（二）西医诊断

患者发病前有明显诱因，表现为上腹部疼痛，包括灼痛、刺痛、隐痛、剧痛等，同时伴有恶心呕吐、腹胀、食欲差等消化道症状，病情反复发作。临床上应明确胃痛的病因，并对急慢性胃炎、胃溃疡、十二指肠溃疡、胃神经症进行鉴别，一般可通过临床症状、体格检查鉴别，必要时可行纤维内窥镜，胃肠 X 线钡餐检查。

【临床治疗】

（一）针刺技术

1. 常规针刺

（1）寒邪犯胃证。

主穴：中脘、足三里、内关。

配穴：胃俞、神阙。

操作：毫针常规刺，平补平泻法，必要时可加用灸法。留针 30 分钟。

（2）饮食伤胃证。

主穴：中脘、足三里、内关。

配穴：天枢、梁门。

操作：毫针常规刺，得气后可行泻法。留针 30 分钟。

（3）肝气犯胃证。

主穴：中脘、足三里、内关。

配穴：太冲、期门。

操作：毫针常规刺，得气后在太冲穴行捻转提插泻法。留针 30 分钟。

（4）气滞血瘀证。

主穴：中脘、足三里、内关。

配穴：膻中、膈俞。

操作：毫针常规刺，得气后行平补平泻法。留针 30 分钟。

（5）脾胃虚寒证。

主穴：中脘、足三里、内关。

配穴：神阙、脾俞、胃俞。

操作：毫针常规刺，得气后行补法，必要时可加用灸法。留针 30 分钟。

（6）胃阴不足证。

主穴：中脘、足三里、内关。

配穴：胃俞、三阴交。

操作：毫针常规刺，得气后可行捻转提插补法。留针 30 分钟。

2. 耳针疗法

取穴：取胃、脾、肝、神门、脑、下脚端。

方法：每次选用 2～3 穴、局部消毒，用毫针刺之，胃脘疼痛剧烈时用强刺激。疼痛缓解时用轻刺激，镇痛效果较好。

3. 一针疗法

取穴：（1）至阳或灵台。

（2）中脘。

（3）内关。

（4）足三里。

（5）公孙。

（6）尺胃。

（7）脐胃。

操作：毫针常规刺，得气后行平补平泻法。留针 5 分钟。

4. 腕踝针

治疗：针双上 1。

操作：常规消毒，快速平刺进针，不提插，不捻转，留针 30 分钟。

5. 平衡针

主穴：胃痛穴。

操作：此穴位于口角下一寸或下颌正中点旁开 3 cm（1.5 寸）处。采用男左女右的取穴原则和三步到位针刺手法，针尖向对侧平刺 2～4 cm（1～2 寸）。疏肝理气、健脾养胃、解痉止痛。

（二）艾灸技术

主穴：脾俞，胃俞、中脘、足三里、内关、公孙、梁门。

方法：

（1）温和灸：每次选用 3～5 个穴位，每穴灸 10～20 分钟。每日灸 1 次，7～10 次为 1 个疗程，每疗程间隔 3～5 天。

（2）隔姜灸：每次选用 2～4 个穴位，每穴灸 5～7 壮，艾柱如枣核大，每日灸 1～2 次，7～10 次为 1 个疗程。

（3）温灸器灸：每次选用 2～4 个穴位，每次灸 15～20 分钟，每日灸 1 次。

（4）温针灸：每次选用 2～4 个穴位，每日灸 1 次，5～7 次为 1 个疗程，每疗程间隔 2～3 天。

（5）隔盐灸：取穴神阙，每次灸 3～5 壮，脐部有较明显的温热感向腹中扩散为宜。

（6）瘢痕灸：每次选用 2～4 个穴位，每穴灸 3～5 壮，艾柱如枣核大。

（三）拔罐技术

1. 选穴

（1）实证：中脘、足三里、内关、公孙、行间、梁丘、阳陵泉。寒邪犯胃加神阙、胃俞；饮食伤胃加天枢、梁门；肝气犯胃加期门、太冲；气滞血瘀加三阴交、膈俞。

（2）虚证：脾俞、胃俞、中脘、足三里、内关、三阴交、太溪、血海、膈俞。脾胃虚寒加关元、脾俞；胃阴不足加胃俞、太溪。

2. 操作

留罐法：每次选 3～5 个穴位，每个穴位留罐 5～15 分钟。

（四）刮痧技术

1. 实证

选穴：膻中、下脘、中脘、天枢、内关、足三里、内庭。

刮拭顺序：先刮胸腹部腹中经中脘至下脘，再刮腹部正中线中脘至天枢，然后刮前臂内关，再刮下肢足三里，最后刮足背的内庭穴。

刮拭方法：用泻法。在需痧疗部位涂抹适量痧疗油。胸腹部正中线腹中经中脘至下脘，用痧疗板角部自上而下刮拭，以出痧为度。腹部正中线中脘至天枢由内向外刮，先左后右，以出痧为度。内关穴由上向下刮 30 次，用力轻柔，以出痧为度。重刮足三里穴 30 次，可不出痧。用痧疗板角部刮拭足背部内庭穴，以出痧为度。

2. 虚证

选穴：脾俞、胃俞、中脘、章门、内关、公孙、关元、气海。

刮拭顺序：先刮背部脾俞至胃俞，再由腹部中脘向外刮到章门，再刮气海至关元，然后刮前臂内关，最后刮足部公孙。

刮拭方法：用补法。在需痧疗部位涂抹适量痧疗油。脾俞至胃俞，用痧疗板角部自上而下刮拭。胸部中脘至期门，由中脘穴起由内向外刮，先左后右，用痧疗板整个边缘刮拭，直至章门穴，以出痧为度，用力轻柔。气海至关元穴，用痧疗板角部自上而下刮拭 30 次，以出痧为度。内关穴由上向下刮，用力轻柔，刮 30 次，以出痧为度。公孙穴用痧疗板角部刮拭，以出痧为度。

（五）推拿技术

1. 治疗原则　理气止痛，但脾胃虚寒者须健脾和胃。

2. 常用穴位　中脘、足三里、脾俞、胃俞、梁丘。

3. 常用手法　一指禅推法、按法、揉法、摩法。

4. 治疗步骤

1）一指禅推中脘至气海往返，重点中脘，以酸胀为度。

2）大鱼际揉胃脘部，以热为度。

3）三指按中脘、气海（顺呼吸而按）。

4）掌揉中脘，以热为度。

5）一指禅推肝俞、脾俞、胃俞、三焦俞。

6）指按揉背部之俞，以脾俞、胃俞、阿是穴为主。

7）掌根揉背部之俞（以热为度）。

8）按揉曲池、手三里、内关、合谷、梁丘、足三里，均以酸胀为度。

9）辩证加减。

（1）寒邪犯胃。在上述"治疗步骤"的基础上加温中散寒法，用较重的点法，刺激脾俞、胃俞1～2分钟。掌擦或掌根揉脾俞、胃俞、阿是穴，以透热为度，能温中健脾。指按揉梁门、天枢、梁丘、足三里，以达温中散寒，和胃止痛。

（2）饮食停积。在上述"治疗步骤"的基础上加消食导滞之法，顺时针方向摩中脘。一指禅推天枢、大横、中脘、建里。掌指关节滚背部之俞：肝俞、胆俞、脾俞、胃俞、三焦俞、大肠俞。指按揉足三里，以起到健胃消食，通调肠腑，导滞止痛的功效。

（3）肝气犯胃。在上述"治疗步骤"的基础上加疏肝理气之法，一指禅偏峰推膻中、中脘、气海。指揉法施于章门、期门（以酸胀为度）。掌指关节擦法施于背部之俞：膈俞、肝俞、胆俞（以酸胀为度）。分推或搓两胁肋部。指按揉内关、足三里（以酸胀为度）。此有宽胸理气、和胃止痛之功效。

（4）脾胃虚弱。在上述"治疗步骤"的基础上加温中健脾、益气止痛之法，一指禅偏峰推摩中脘、建里、神阙、气海、中极。掌摩中脘、气海。掌振中脘、气海。指按揉中脘、气海、关元、足三里。重点按揉背部之俞，脾俞、胃俞、肾俞、命门。掌擦背部之俞（掌直擦脾俞、胃俞；侧掌横擦命门、肾俞，以热为度；掌根直擦督脉，以热为度）。以上诸法起到温中和胃、益气健脾、补虚止痛之功效。

若疼痛剧烈者，先在背部之俞左侧（胸7～12）脾俞、胃俞附近寻找敏感的压痛点，而后用较重的点按法治之。刺激可连续2分钟左右，待疼痛缓解后再辨证施治。

五、失眠

【概述】

失眠是以经常不能获得正常睡眠为特征的病症。其临床表现为睡眠的时间、质量不足。轻者入睡困难，时睡时醒或醒后不能睡，重则整夜未眠。中医认为，本病的发生多与情绪变化劳倦、思虑过多、饮食不节和年老体虚等因素有关，基本病机为邪气客于脏腑，卫气行于阳，不能入阴。

西医学中，焦虑症、抑郁症、围绝经期综合征等疾病以失眠为主要临床表现者，可参考本节治疗。

【诊断要点】

（一）中医证候诊断

失眠临床表现为轻者难以入睡或睡后易醒，醒后难眠，重则彻夜难眠。根据其病理变化可大致分为肝火扰心证、痰热扰心证、心脾两虚证、心肾不交证、心胆气虚证。具体要点如下。

1. 肝郁化火证　不寐多梦，甚则彻夜不眠，急躁易怒，伴头晕头胀，目赤耳鸣。

2. 痰热内扰证　心烦不寐，伴胸闷脘痞，泛恶嗳气。

3. 心脾两虚证　不易入睡，多梦易醒，伴心悸健忘，神疲食少。

4. 心肾不交证　心烦不寐，入睡困难，伴头晕耳鸣，腰膝酸软，潮热盗汗，五心烦热。

5. 心胆气虚证　入睡困难，易醒，甚则彻夜难眠，兼见胆怯心悸，气短倦怠。

（二）西医诊断

失眠可根据病程长短分为长期失眠和短期失眠，二者都会出现入睡困难、睡眠质量差，或易醒难眠等症状，但长期失眠比短期失眠病程时间长，频率更高，甚则会影响到日间活动，如注意力不集中，疲倦等。可与呼吸相关性睡眠障碍、不宁腿综合征、周期性肢体运动障碍等其他睡眠障碍疾病相鉴别，一般可通过睡眠质量评估、整夜多导睡眠图等相关检查进行诊断、鉴别。

【临床治疗】

（一）针刺技术

1. 常规针刺

（1）肝火扰心证。

主穴：百会、神门、三阴交、照海、申脉、安眠。

配穴：行间、太冲、侠溪。

操作：泻申脉，补照海。其余穴位毫针常规针刺30分钟，泻法。

（2）心脾两虚证。

主穴：百会、神门、三阴交、照海、申脉、安眠。

配穴：心俞、脾俞、足三里。

操作：泻申脉，补照海。其余穴位毫针常规针刺30分钟，补法。

（3）心肾不交证。

主穴：百会、神门、三阴交、照海、申脉、安眠。

配穴：心俞、肾俞、太溪。

操作：泻申脉，补照海。其余穴位毫针常规针刺30分钟，平补平泻法。

（4）心胆气虚证。

主穴：百会、神门、三阴交、照海、申脉、安眠。

配穴：心俞、胆俞。

操作：泻申脉，补照海。其余穴位毫针常规针刺30分钟，补法。

2. 耳针疗法

取穴：取心、脾、肾、神门、脑。

操作：每次取 2～3 穴，双侧，采用中等刺激，每日 1 次。或用王不留行籽埋穴。

3. 腕踝针

治疗：针双上 1。

操作：常规消毒，快速平刺进针，不提插，不捻转，留针 1 小时。

4. 董氏奇穴

取穴：上三黄穴（天黄穴、明黄穴、其黄穴）。

操作：明黄穴在大腿内侧之中央点；天黄穴在明黄穴直上 3 寸处；其黄穴在明黄穴直下 3 寸。针体贴近股骨后缘进针，进针深度 1.5～2 寸。

（二）艾灸技术

1. 方法一

主穴：心俞、内关、神门、安眠。

配穴：烦躁易怒者加肝俞、太冲；头痛头晕者加风池；脘痞痰多者加丰隆、内庭；耳鸣者加听宫；多梦者加魄户；神疲体倦者加足三里、百会等。

方法：

（1）温针灸：每次选穴 5～6 个，每穴灸 5～15 分钟，日灸 1 次，5～7 天为 1 个疗程。

（2）艾条灸：每次选穴 2～4 个，每穴灸 15 分钟，日灸 1 次，10 天为 1 个疗程。

（3）隔姜灸：每次选穴 2～4 个，每穴用黄豆大艾柱灸 5～10 壮，日灸 1 次，5 天 1 个疗程。

注意：睡前施灸则疗效更佳。

2. 方法二

主穴：涌泉

操作：用艾条施悬灸，以温和灸为主。每日 1 次或隔日 1 次。治疗时机上，多于晚上或者睡前 5 分钟～1 小时开始施灸，施灸 10～30 分钟。

（三）拔罐技术

选穴：印堂、内关、三阴交、心俞、脾俞、足太阳经第 1 侧线。

操作：

（1）留罐法。患者取仰卧位，选择大小合适的罐具，将罐吸拔在印堂、内关、三阴交穴位上，留罐 5～10 分钟。然后患者取俯卧位，采用同样的方法在心俞、脾俞穴位上留罐 5～10 分钟。

（2）走罐法。患者取俯卧位，充分暴露背部，在所选经脉上涂适量润滑油，选择大小适合的罐具，将罐吸拔在背部足太阳经第 1 侧线大杼，在大杼至肾俞之间上下来回推拉走罐，直至皮肤潮红或出现紫红色瘀斑为度，起罐后擦净皮肤上的油迹。

（四）刮痧技术

处方：百会、太阳、天柱、颈侧至肩井一带、膏肓、神堂、志室、内关、神门、三阴交、太溪。

配方：心脾两虚加心俞、脾俞；心肾不交加心俞、肾俞；脾胃不和加中脘、足三里；肝郁化火加行间、太冲。

操作：泻法。重手法刮拭各经穴部位3～5分钟。其中太阳经的腧穴轻刮以免伤皮肤；脾俞、心俞、肾俞、中脘、足三里、太溪等用补法，轻刮或中等手法刮拭，各3～5分钟。

（五）推拿技术

常用穴位：百会、风池、风府、安眠、太阳、印堂、神庭、率谷、神门、涌泉等。

常用手法：一指禅偏峰推、按法、揉法、拿法、扫散法、分法合法等。

治疗步骤：

1）一指禅推百会穴。

2）五指抓头顶→二指拿风池三指拿颈项部，由上而下，往返数次。

3）大拇指推桥弓，由上而下，30遍。

4）一指禅推印堂→神庭、前额正中→左右太阳，往返数次。

5）扫散法施于头部两颞侧，以率谷为主，左右各30次。

6）分推前额、眼眶、迎香、人中、承浆。

7）合法施于头颈部，3～5次。

8）掌直推后脑，以热为度。

9）辩证加减。

（1）痰热内扰。一指禅推中脘、天枢；掌摩腹部顺时针方向3～5分钟，以和胃化痰。一指禅推或指按揉腹中、肝俞、胆俞、膈俞、足三里。掌横擦胃脘部，以健脾和胃，理气化痰。

（2）心脾两虚。一指禅推摩中脘、气海、膻中；掌振中脘、气海，能补养气血。一指禅推或屈指推心俞、膈俞、脾俞、胃俞；指按揉血海、三阴交、足三里；掌横擦胃脘部，能健脾、助运、养心。

（3）阴虚火旺。一指禅推中脘、气海、关元、中极；一指禅推或屈指推肝俞、肾俞、八髎；小鱼际横擦命门、肾俞、志室、腰阳关；指按揉三阴交，能健脾胃，补肝肾。指按揉肝俞、膈俞、章门、期门、太冲、百会、涌泉，能舒肝、清肝、泻火。加指按揉心俞、胆俞、肝俞、膈俞、涌泉，能清心泻胆，治疗五心烦热。

六、面瘫

【概述】

面瘫，又称为"口眼㖞斜"，是以口、眼向一侧歪斜为主要临床表现的病症。面瘫起病突然，多在睡眠醒来时发现一侧面部麻木、瘫痪，口角向健侧㖞斜，口角流涎，不能皱眉、露齿、鼓颊等。其发生常与劳作过度、正气不足、风寒或风热乘虚而入等因素有关。本病一般可发生于任何年龄，无明显的季节性。

西医学中，周围性面神经麻痹、贝尔麻痹等疾病属面瘫范畴，可参考本节治疗。

【诊断要点】

（一）中医证候诊断

面瘫一般表现为口眼㖞斜，突然出现一侧面部肌肉板滞、麻木、瘫痪，额纹消失，眼裂变大，露睛流泪，鼻唇沟变浅，口角下垂歪向健侧，病侧不能皱眉、蹙额、闭目、露齿、鼓颊；部分患者初起时有耳后疼痛，还可出现患侧舌前 2/3 味觉减退或消失、听觉过敏等症。其证型依据病因的不同大致分为风寒外袭证、风热侵袭证、气血不足证。具体要点如下。

1. 风寒外袭证 多见于发病初期，兼见发病时面部有受凉史，舌淡，苔薄白。

2. 风热侵袭证 常继发于感冒发热，伴有发热，咽痛，耳后乳突部疼痛。

3. 气血不足证 多见于恢复期或病程较长的患者，一般病程较长，兼见肢体困倦无力，面色淡白，头晕等。

（二）西医诊断

患者一侧面部表情肌瘫痪、额纹消失或变浅、不能皱额蹙眉，眼裂不能闭合或闭合不全。一般须排除颅内器质性病变，可通过体格检查判断有无神经系统阳性体征，必要时结合 CT、MRI 检查进行鉴别。

【临床治疗】

（一）针刺技术

1. 常规针刺

（1）风寒外袭证。

主穴：阳白、颧髎、颊车、地仓、翳风、合谷。

配穴：风池、列缺。

操作：毫针常规针刺 30 分钟，泻法。

（2）风热侵袭证。

主穴：阳白、颧髎、颊车、地仓、翳风、合谷。

配穴：外关、曲池。

操作：毫针常规针刺 30 分钟，泻法。

（3）气血不足证。

主穴：阳白、颧髎、颊车、地仓、翳风、合谷。

配穴：足三里、气海。

操作：毫针常规针刺 30 分钟，面部穴位平补平泻，四肢及腹部穴位以补法为主。

2. 腕踝针

取穴：面瘫侧上 1 区，有耳后压痛者加上 4 区。

操作：常规消毒，快速平刺进针，不提插，不捻转，留针 15 分钟。

3. 焦氏头针

部位：选双侧运动区下 2/5。

操作：发病后明确诊断即可开始头针治疗，头针常规针刺，快速捻转，频率 100 次/分左右，不提插。

4. 耳针疗法

取穴：面颊区、肝、眼、口、脑、下屏尖、枕。

操作：用毫针强刺激，留针 30～60 分钟，隔天 1 次或用揿针针 1～2 天，取出后休息 3 天，再进行埋针。耳穴埋针时，医者一手固定耳郭，另一手用镊子或止血钳夹住揿针针柄刺入耳穴，用医用胶布固定并适度按压。治疗每日 1 次，疗程 1 个月。

（二）艾灸技术

取穴：患侧地仓、颊车、攒竹、鱼腰上 0.5 寸、阳白、水沟、牵正、下关及双侧足三里。

操作：取清艾条 1 根，剥开外包装，将艾绒置入麦粒灸模具，适当加压后，取艾柱直接置于相应穴位，用点燃的香点燃艾柱，每穴 3 炷，每炷燃 5～10 秒，患者感到微疼痛时，医者迅速用左手取下艾柱，患者局部皮肤微微泛红，每炷之间间隔 15 秒，治疗隔日 1 次，10 天为 1 个疗程，休息 3 天后进入下 1 个疗程，共 3 个疗程。

（三）拔罐技术

1. 选穴 阳白、四白、风池、翳风、颧髎、颊车、地仓、合谷、下关、太冲。风寒证配风池、列缺；风热证配外关、曲池。气血不足配足三里、气海。鼻唇沟平坦配迎香、口禾髎；目不能合配阳白、攒竹或申脉、照海；面颊板滞配四白、巨髎；人中沟歪斜配水沟；颏唇沟歪斜配承浆；舌麻、味觉减退配廉泉；目合困难配攒竹、昆仑；流泪配承泣；听觉过敏配听宫、中渚。

2. 操作

（1）闪罐法：以面部腧穴为主取 4～6 穴，用闪罐法操作 5～10 分钟，以局部潮红为度。

（2）走罐法：先于患侧面部涂上润滑剂（常用医用凡士林、医用甘油、液状石蜡或润肤霜等），也可用温水或药液，同时还可将罐口涂油脂；使用闪火法将罐吸住后，立即用手握住罐体，略用力将罐沿足阳明胃经在颜面部的循行路线牵拉，至走罐部位皮肤潮红为度。推罐时着力在罐口，用力均匀，防止罐漏气脱落。

（四）刮痧技术

处方：大椎、大杼、风池、翳风、太阳、阳白、四白、听会、颊车、颧髎、地仓、迎香、合谷。

配方：风寒加曲池、列缺；风热加外关、内庭；病程长久加百会、足三里。

操作：泻法，重刮大椎、大杼、风池、曲池、列缺、外关、内庭、合谷等经穴部位，以局部出现紫红色或瘀斑为好；再轻刮面部诸经穴部 3 至 5 分钟，以面之局部微红而不损伤皮肤为度。

（五）推拿技术

1. 治疗原则 舒筋通络，活血化瘀。

2. 常用穴位 翳风、颊车、下关、迎香、太阳、地仓、肩井、四白、攒竹、承浆。

3. 常用手法 一指禅偏峰推、按法、揉法、拿法、大鱼际揉法等。

4. 治疗步骤 患者仰卧位。

（1）一指禅偏峰推前额、眼眶、面颊部，重点在患侧。

（2）大鱼际揉面颊部，重点在下关、颊车、太阳、迎香。

（3）指揉颊车、下关、迎香、翳风、太阳、睛明等穴，双侧均按揉之。

（4）指按攒竹、鱼腰、丝竹孔、瞳子髎、四白。

（5）拇指按印堂→百会，分按前额。

（6）指抹前额、眼眶、迎香、人中、承浆。

（7）大鱼际抹前额、面颊部，重点面颊部，由地仓→下关、迎香→下关、太阳→下关，分抹前额以及左右太阳。

七、眩晕

【概述】

眩晕是以自觉头晕眼花或视物旋转动摇为主症的病证。轻者发作短暂，平卧或闭目片刻即安；重者如乘舟车，旋转起伏不定，以致难于站立，或伴恶心、呕吐、自汗，甚至昏倒。其发生多与情志因素、感受外邪、年老体弱或遭受外伤等因素有关。本病各年龄段均可发病，尤以中老年人和更年期女性多见。

西医学中，脑血管疾病、高血压、贫血、耳源性眩晕、颈椎病等疾病出现以眩晕为主要临床表现者，可参考本节治疗。

【诊断要点】

（一）中医证候诊断

眩晕一般表现为头晕目眩，视物旋转，轻者闭目即止，重者如坐车船，甚则仆倒。一般依据病因病机的不同大致可分为肝阳上亢证、痰湿中阻证、瘀血阻窍证、气血亏虚证、肾精不足证五种证型。具体要点如下：

1. 肝阳上亢证 眩晕，耳鸣，兼见头目胀痛，烦躁易怒。

2. 痰湿中阻证 眩晕，视物旋转，兼见头重如裹，纳差。

3. 瘀血阻窍证 眩晕，头痛，且痛有定处，兼见精神不振，面唇紫暗。

4. 气血亏虚证 眩晕动则加剧，劳累即发，兼见面色淡白或萎黄，神倦乏力，心悸少寐。

5. 肾精不足证 眩晕日久不愈，精神萎靡，兼见腰酸膝软，少寐多梦，两目干涩等症。

（二）西医诊断

主要包括急性脑血管病、前庭性偏头痛、中枢神经系统脱髓鞘疾病、精神心理性眩晕等，其症状主要表现为明显的外物或自身旋转感，常伴有恶心、呕吐，或突然发病并伴有明显的恐惧感。因各种类型疾病都可引发眩晕，一般须通过进一步的专科检查并完善 CT、MRI 以明确病因诊断。

【临床治疗】

（一）针刺技术

1. 常规针刺

（1）肝阳上亢证。

主穴：百会、风池、太冲、内关。

配穴：行间、侠溪、太溪。

操作：毫针常规针刺 30 分钟，泻法。

（2）痰湿中阻证。

主穴：百会、风池、太冲、内关。

配穴：丰隆、中脘、阴陵泉。

操作：毫针常规针刺 30 分钟，泻法。

（3）气血亏虚证。

主穴：百会、风池、肝俞、肾俞、足三里。

配穴：脾俞、气海、胃俞。

操作：风池穴针刺时针尖宜朝下，向鼻尖方向斜刺 0.5～0.8 寸，不宜深刺，余穴毫针常规针刺 30 分钟，补法。

（4）肾精不足证。

主穴：百会、风池、肝俞、肾俞、足三里。

配穴：志室、悬钟、三阴交。

操作：风池穴针刺时针尖宜朝下，向鼻尖方向斜刺 0.5～0.8 寸，不宜深刺，余穴毫针常规针刺 30 分钟，补法。

2. 腕踝针

取穴：腕踝针上 1 区或上 5 区。

操作：常规消毒，平刺进针，无捻转及补泻手法，每次留针 30 分钟，针 10 次为 1 个疗程。

3. 平衡针

主穴：升提穴。

辅穴：头痛穴，胸痛穴。

操作：升提穴位于头顶正中，前发际正中直上 10 cm（5 寸），后发际直上 16 cm（8 寸）处，双耳尖连线的中点上 2 cm（1 寸）处，采用三步到位针刺手法操作，针尖沿皮下骨膜外向前平刺 4 cm（2 寸）；头痛穴位于足背第一、二趾骨结合之前凹陷中，采用交叉取穴，双侧同时取穴，采用三步到位针刺手法操作，平刺 2～4 cm（1～2 寸）；胸痛穴位于前臂背侧，尺桡骨之间，腕关节与肘关节连线的下 1/3 处，采用交叉取穴，针尖向上呈 45°斜刺 2～4 cm（1～2 寸）。

4. 焦氏头针

部位：选双侧晕听区。

操作：明确诊断除病因治疗外，同时针刺双侧晕听区。进行常规针刺，快速捻转，频率 100 次/分左右，不提插。

5. 耳针疗法

取穴：肾上腺、皮质下、枕、脑、神门、额、内耳；风阳上扰加肝、胆；痰浊上蒙加脾、缘中；气血不足加脾、胃；肝肾阴虚加肝、肾。

操作：每次取一侧 3～5 穴，毫针中等刺激，留针 20～30 分钟，3～5 天干预 1 次；还可用王不留行籽贴压。毫针刺法：消毒后，毫针常规针刺。王不留行籽贴压法：常规消毒，耳穴压丸贴片贴压耳穴并适度按揉，持续按压 20～30 秒至产生酸、麻、胀、痛等感觉，间隔少许，重复按压，每次按压 3～5 分钟，以感觉按压部位有烧痛或酸麻感为宜，每日按压 4～6 次。

（二）艾灸技术

主穴：百会或百会三角区（以百会穴为中心作一个等边三角形，百会到 3 个顶点的距离为 1 cm，每个顶点为 1 个灸点，其中下顶点在督脉上）、风池、大椎、印堂、头维、涌泉。

操作：患者取坐位或卧位。医者用执笔式手持雷火神针并点燃，即可施灸。医者可将患者百会或百会三角区局部一小撮头发剪掉，以方便操作；涌泉可直接灸，其余穴位可选用长宽为 5 cm×3 cm 一层普通棉布做隔物灸。泻法重按（点）持续 0.2～0.5秒，如百会或百会三角区、涌泉等；补法点到即止，不需留按，如太阳、大椎、印堂、肝俞、肾俞等。另外，还要根据患者的病情、穴位、年龄、体质及心理承受能力来调节灸量。4 天治疗 1 次，每次每穴按灸 1 次，3 次为 1 个疗程，1 个疗程后统计疗效。

（三）拔罐技术

1. 选穴

（1）实证：风池、百会、内关、太冲。肝阳上亢加行间、侠溪、太溪；痰湿中阻加中脘、丰隆、阴陵泉。

（2）虚证：风池、百会、肝俞、肾俞、足三里。肾精亏损加志室、悬钟、三阴交；气血亏虚加气海、脾俞、胃俞。

2. 操作

（1）留罐法：用闪火法拔罐 4～6 个穴位，留置 15～20 分钟。

（2）走罐法：肢体背部酸痛者，可取足太阳膀胱经和督脉从第 1～12 胸椎两侧走罐 15 分钟。

（四）刮痧技术

处方：大椎、大杼、膏肓、神堂、颈侧至肩井（天柱、百会、风府、风池）、太阳、翳风、印堂、曲池、合谷、风市、足三里、三阴交、大敦、侠溪、涌泉。

配方：气血不足加脾俞、气海；肾阴亏虚加肾俞、太溪；肝阳偏亢加行间、太冲；

痰湿中阻加丰隆。

操作：泻法。刮拭大椎、大杼、膏肓、神堂、颈侧至肩井一带，待出现紫红痧点瘀斑后，再配合刮拭其他经穴部位，其中太阳、翳风、脾俞、气海等经穴部位轻刮，每穴 3～5 分钟。

（五）推拿技术

1. 治疗原则　平肝熄风。

2. 常用穴位　百会、桥弓、印堂、神庭、太阳、风池。

3. 常用手法　一指禅推法、偏峰推法、按法、揉法、推法、拿法、抹法、扫散法等。

4. 治疗步骤　患者取坐位。

（1）一指禅偏峰推印堂至神庭前额正中左右太阳，来回往返 3 遍。

（2）一指禅偏峰推眼眶，顺眉毛呈"8"形方向推动，来回往返 3 遍。

（3）大鱼际揉前额至左右太阳，来回往返 3 遍。

（4）一指禅推百会，1～3 分钟。

（六）针刀技术

药物：2％利多卡因注射液。

部位：枕骨下项线、枢椎棘突、寰椎后结节、寰椎横突以及颈部肌肉压痛点。

操作：对穴位做好标记定点，常规消毒，用 2％利多卡因注射液 5 ml 进行麻醉，抵住皮肤快速刺入，缓慢推进，直达骨面，稍提起刀体，退出少许，当患者有放射感时，即行纵行切割，横行疏通操作，切开 4～6 下，有硬结者，可多切割几刀，如刀下出现松动感后，即可缓慢出刀。平均每 5～7 天做 1 次，3 次为 1 个疗程，治疗 1 个疗程后观察。

（七）烫熨技术

药物：当归、川芎、辛夷花、羌活、藁本、菖蒲、细辛、白芷、冰片、乳香、没药、葛根。

取穴：神阙。

操作：将中药碾碎。放入铁锅内用白醋浸湿药物，微波炉加热，至温度达到 60℃～70℃装入布袋，放置患处。当药袋温度降至 40℃时，可将药袋置于神阙处。每日 1～2 次，每次 30 分钟，7 天为 1 个疗程。

八、中风

【概述】

中风，又称卒中，是以半身不遂、肌肤不仁、口舌歪斜、言语不利，甚则突然昏仆、不省人事为主要表现的病证。因其发病骤然，变化迅速，有"风性善行而数变"的特点，故名中风。本病的发生常与内伤积损、情志过极、饮食不节、体态肥盛等因素相关。本病发病率高，一年四季均可发病。

西医学中，脑卒中、脑出血、脑血栓而导致的中风，可参考本节治疗。

【诊断要点】

（一）中医证候诊断

一般中风急性期，以半身不遂、口舌歪斜、肌肤不仁为主症而无神昏者，为病在经络。具体要点如下。

1. 风阳上扰证　急躁易怒，头痛，眩晕，面红目赤，口苦咽干。

2. 风痰阻络证　头晕目眩，舌质暗淡，舌苔白腻，脉弦滑。

3. 痰热腑实证　吐痰或痰多，腹胀、便干或便秘。

4. 气虚络瘀证　气短乏力，心悸自汗，手足或偏身肿胀，舌质暗淡或瘀斑。

5. 阴虚风动证　平素头晕头痛，耳鸣目眩，双目干涩，腰酸腿软，手足拘挛或蠕动。

6. 闭证证　牙关紧闭，口噤不开，肢体强痉，两手握固。

7. 脱证证　神志恍惚、昏睡，甚至昏迷，半身不遂，气息微弱，手撒口开，汗出肢冷，二便失禁。

（二）西医诊断

若患者突然出现以下任一症状：一侧肢体（伴或不伴面部）无力或麻木；说话不清或理解语言困难，双眼向一侧凝视，单眼或双眼出现视力模糊或丧失；眩晕伴恶心呕吐，意识障碍或抽搐。可能为脑卒中患者，应及时送院救治，避免错过最佳治疗时间。并且应尽快明确是缺血性还是出血性，一般除进行相应的体格检查外，还应借助头颅 MRI 或 CT 等理化检查以明确诊断。

【临床治疗】

（一）针刺技术

1. 常规针刺

（1）中经络-风痰阻络证。

主穴：水沟、内关、极泉、尺泽、委中、三阴交。

配穴：丰隆、风池。

操作：水沟用雀啄法，以眼球湿润为度；内关用捻转泻法；极泉在原穴位置下1寸心经上取穴，避开腋毛，直刺进针，用捻转提插泻法，以上肢有麻胀感和抽动感为度；尺泽、委中直刺，捻转提插泻法，使肢体抽动；三阴交用捻转提插补法。

（2）中经络-风阳上扰证。

主穴：水沟、内关、极泉、尺泽、委中、三阴交。

配穴：太冲、太溪。

操作：水沟用雀啄法，以眼球湿润为度；内关用捻转泻法；极泉在原穴位置下1寸心经上取穴，避开腋毛，直刺进针，用捻转提插泻法，以上肢有麻胀感和抽动感为度；尺泽、委中直刺，捻转提插泻法，使肢体抽动；三阴交用捻转提插补法。

（3）中经络-痰热腑实证。

主穴：水沟、内关、极泉、尺泽、委中、三阴交。

配穴：内庭、丰隆。

操作：水沟用雀啄法，以眼球湿润为度；内关用捻转泻法；极泉在原穴位置下1寸心经上取穴，避开腋毛，直刺进针，用捻转提插泻法，以上肢有麻胀感和抽动感为度；尺泽、委中直刺，捻转提插泻法，使肢体抽动；三阴交用捻转提插补法。

（4）中经络-气虚阻络证。

主穴：水沟、内关、极泉、尺泽、委中、三阴交。

配穴：气海、血海。

操作：水沟用雀啄法，以眼球湿润为度；内关用捻转泻法；极泉在原穴位置下1寸心经上取穴，避开腋毛，直刺进针，用捻转提插泻法，以上肢有麻胀感和抽动感为度；尺泽、委中直刺，捻转提插泻法，使肢体抽动；三阴交用捻转提插补法。

（5）中经络-阴虚风动证。

主穴：水沟、内关、极泉、尺泽、委中、三阴交。

配穴：太溪、风池。

操作：水沟用雀啄法，以眼球湿润为度；内关用捻转泻法；极泉在原穴位置下1寸心经上取穴，避开腋毛，直刺进针，用捻转提插泻法，以上肢有麻胀感和抽动感为度；尺泽、委中直刺，捻转提插泻法，使肢体抽动；三阴交用捻转提插补法。

（6）中脏腑-闭证。

主穴：水沟、百会、内关。

配穴：十二井穴、太冲。

操作：水沟用雀啄法，以眼球湿润为度；内关用捻转泻法；百会用毫针刺，泻法；十二井穴点刺放血。

（7）中脏腑-脱证。

主穴：水沟、百会、内关。

配穴：关元、神阙。

操作：水沟用雀啄法，以眼球湿润为度；内关用捻转泻法；百会用灸法。关元、神阙用大艾柱重灸法。

2. 腕踝针

取穴：肢体偏瘫上肢针上5区，下肢针下4区；针上1区可使偏瘫侧麻木感消失；失语针上1区；口角歪斜针上1区。

操作：常规消毒，平刺进针，无捻转及补泻手法，每次留针30分钟，留针时可进行被动或主动运动。每天1次，每周5次，共治疗3周。

3. 焦氏头针

部位：选体征对侧运动区、感觉区、足运感区等。

操作：常规消毒，毫针针刺到帽状腱膜深达1～1.5寸，一个穴区刺入3～5针，行针200转每分钟，用捻转手法。

4. 耳针疗法

取穴：脑、缘中、肝、二焦、降压沟。

操作：医者一手固定耳郭，另一手拇、示、中指持针用直刺法刺入耳穴。针刺方向视耳穴所在部位灵活掌握，针刺深度宜 0.1～0.3 cm，以不穿透对侧皮肤为度。出针时一手固定耳郭，另一手将针拔出，应用无菌干棉球或棉签按压针孔。留针 30～60 分钟，隔日 1 次。

（二）艾灸技术

取穴：均取患侧肢体，将所取穴位分成两组。第一组：肩髃、曲池、合谷、髀关、足三里、解溪。第二组：肩前（正坐垂臂，于腋前皱襞尽端与肩髃穴连线的中点）、尺泽、内关、血海、阴陵泉、三阴交。两组穴位，每日使用一组，交替使用。

操作：患者取仰卧合适体位，穴位局部常规消毒和针刺，阳经穴针刺得气后行提插捻转补法，阴经穴针刺得气后行提插捻转泻法。然后在肩髃、曲池、髀关、足三里 4 个阳经穴位上放温针灸器，可在温度达到一定程度待艾绒燃尽去之，为补法；肩前、尺泽、血海、阴陵泉 4 个阴经穴上套上温针灸器，可在热到极点时快速抬高温针灸器，使其骤然降温，待穴位部温度降低复将温针灸器放于穴位上，为泻法。每个疗程开始第一天用一次性采血针于十宣、十趾尖点刺放血，每穴放血 3～5 滴。

（三）拔罐技术

1. 选穴 督脉、足太阳膀胱经第 1 侧线；患侧上肢，肩髃、曲池、手三里、外关、合谷；患侧下肢，环跳、足三里、阳陵泉、悬钟、昆仑。痰瘀阻络加丰隆、阴陵泉；气虚血瘀加关元、气海、血海；肝肾亏虚加太溪、三阴交。另外，口角歪斜选颊车、地仓；下肢瘫选委中。

2. 操作

（1）留罐法：治疗偏瘫侧肢体时取仰卧位，选择大小合适的罐具，选取 4～6 个穴位，用闪火法拔罐，并留置 5～10 分钟。

（2）走罐法：患者取俯卧位，充分暴露背部，首先在所选的经脉上涂适量润滑油，然后选择中号玻璃罐或抽气罐，将罐吸拔在背部，沿足太阳膀胱经第 1 侧线，在大杼至白环俞之间上下来回推拉走罐，直至皮肤潮红或出现紫红色瘀血为度。起罐后擦净皮肤上瘀血。

（四）刮痧技术

处方：大椎、大杼、天柱、膏肓、神堂（脊椎及脊柱旁 15 寸处）、天宗、肝俞、肾俞、太冲、劳宫、丰隆。

配方：中风闭证加人中、百会、风池、十二井；中风脱证加百会、关元、气海、足三里。中风偏瘫而为上肢者加肩髃、曲池、手三里、外关、合谷；中风偏瘫而为下肢者加环跳、髀关、丘、承扶、阳陵泉、足三里、绝骨、解溪。

操作：泻法，重刮以上各经穴部位 3～5 分钟或 5～10 分钟，使局部出现紫红瘀斑或渗出血液于皮下。其中人中、十二井穴用三棱针点刺放痧；中风脱证用百会、关元、气海、足三里，以补法轻轻刮拭 3～5 分钟。

（五）推拿技术

1. 治疗原则　舒筋活血，滑利关节。

2. 常用穴位　上肢——肩髃、肩髎、极泉、曲池、手三里、内关、合谷。下肢——环跳、居髎、承扶、风市、阳陵泉、委中、承山、昆仑、太溪、伏兔。躯干——肩井、天宗、心俞、膈俞、肾俞、八髎。头面部——头皮运动区、印堂、神庭、睛明、太阳、率谷、风府、风池。

3. 常用手法　㨰法、按法、揉法、拿法、摇法、捻法、扫散法、抹法等。

4. 治疗步骤

1）患者取俯卧位。

（1）㨰法施于腰背部两侧膀胱经（患侧为主）→臀部→大腿后侧腘窝部→小腿后侧→足跟肌腱处（重点为肝俞、胆俞、肾俞、环跳、居髎、委中、承山以及华佗夹脊）。

（2）㨰臀部配合作髋关节旋转、后伸、外展等被动运动；㨰膝关节后侧时，配合作膝关节伸屈被动运动；㨰小腿后侧、跟腱时配合作踝关节背屈被动运动。

2）仰卧位时。

（1）㨰法施于肩关节前、外侧→上臂→肘关节→前臂→腕关节→各手指背侧。

（2）㨰肩关节时配合作肩关节旋转、外展、内收、上举等被动运动；滚肘关节配合作肘关节伸屈以及外旋被动运动；滚腕关节时配合作腕关节伸屈、左右侧弯等被动运动。

（3）拿肩部三角肌（内、外、后三束）→拿上臂（前：肱二头肌；后：肱三头肌）→拿前臂（内：伸肌群；外：屈肌群）。

（4）勾揉缺盆、极泉，按揉肩井、肩髃、天宗、曲池、手三里、内关、合谷。

（六）烫熨技术

药物：艾菊花、绿茶、艾叶、冰片、细矿桂皮。

取穴：神阙。

操作：将中药碾碎。放入铁锅内用白醋浸湿药物，微波炉加热，至温度达到 60℃～70℃装入布袋，放置患处。当药袋温度降至 40℃ 时，可将药袋置于神阙穴处。每日 1～2 次，每次 30 分钟，14 天为 1 个疗程。

九、呃逆

【概述】

呃逆是以气逆上冲，喉间呃呃连声，声短而频，不能自控为主要表现的病证，俗称"打嗝"，古称"哕"，又称"哕逆"。呃逆的基本病机是胃气上逆动膈，其发生常与饮食不当、情志不畅、正气亏虚等因素有关。临床上呃逆以偶然发生者多见，其发时较为短暂，多能自愈。

西医学中，单纯性膈肌痉挛及胃肠神经症、胃炎、胃扩张、胸腹部手术后等出现以呃逆为主要临床表现者，可参考本节治疗。

【诊断要点】

（一）中医证候诊断

呃逆表现为喉间呃逆连声，声短而频，不能自止。一般来说，呃声响亮有力连续发作者为实证，多因寒凝、火郁、气滞、痰阻等致胃失和降而产生，可分为胃寒积滞、胃火上逆、气机郁滞等证。若呃声低沉无力者，一般为虚证，其多因年老体虚或大病久病之后气机不能固摄，胃气上逆而产生，可分为脾胃阳虚和胃阴不足等证。具体要点如下。

1. 胃寒积滞证　呃声沉缓有力，遇寒更甚。

2. 胃火上逆证　呃声洪亮有力，口臭烦渴。

3. 气机郁滞证　呃逆连声，常因情志不畅而诱发或加重。

4. 脾胃阳虚证　呃声低长无力，气不得续，食少无力。

5. 胃阴不足证　呃声短促而不连续，口干舌燥。

（二）西医诊断

患者通常有持续 48 小时以上的病史，感到痛苦，可伴有恶心、呕吐、头晕、头痛、腹痛、腹胀、发热、乏力等不适。一般需排除食管裂孔疝、慢性胃炎、消化性溃疡、功能性消化不良等疾病。必要时进行血常规、生化检查、X 线、CT、B 超、MRI、内镜检查等以明确诊断。

【临床治疗】

（一）针刺技术

1. 常规针刺

主穴：膻中、关元、中脘、足三里、胃俞。

配穴：胃寒积滞配胃俞、建里；胃火上逆配内庭、天枢；气机郁滞配期门、太冲；脾胃虚弱或胃阴不足配脾俞、胃俞。

操作：针刺部位酒精消毒，毫针行常规针刺。胃火上逆、气机郁滞只针不灸，泻法；胃寒积滞、脾胃虚弱可加灸。每日或隔日针刺一次，留针 15～30 分钟，两周为 1 个疗程。

2. 腕踝针

取穴：针上 1 区。

操作：常规消毒，针尖朝向躯干方向斜刺进针，留针 30 分钟，不运针。

3. 平衡针

主穴：胃痛穴。

辅穴：痔疮穴，胸痛穴。

操作：胃痛穴位于口角下 1 寸或下颌正中点旁开 3 cm（1.5 寸）处，男左女右取穴，采用三步到位针刺法，针尖向对侧平刺 2～4 cm（1～2 寸）；痔疮穴位于前臂伸侧面，尺桡骨之间，前臂背侧，腕关节至肘关节连线的上 1/3 处，采用男左女右取穴原则，左右交叉取穴原则，针尖向上呈45度角斜刺2～4 cm（1～2寸）；胸痛穴位于前臂背侧，尺桡骨之间，腕关节与肘关节连线的下1/3处，采用交叉取穴，针尖向上呈45度角斜刺2～4 cm（1～2寸）。

4. 焦氏头针

部位：选双侧足运感区及生殖区。

操作：常规针刺，快速捻转，频率100次/分左右，不提插。每天1次，直至病愈。

5. 耳针疗法

取穴：耳中、胃、神门、相应病变脏腑（肺、脾、肝、肾）穴。

操作：每次取一侧3～5穴，毫针中等刺激，留针20～30分钟，还可用王不留行籽贴压及耳穴埋针，3～5天干预1次。毫针刺法：常规消毒，选取0.5～1寸毫针常规针刺。王不留行籽贴压法：常规消毒，耳穴压丸贴片贴压耳穴并适度按揉，以耳穴发热、胀痛为宜。可留置2～4天，其间可嘱咐患者每日自行按压2～3次。耳穴埋针法：常规消毒，选取揿针型皮内针，用医用胶布固定并适度按压，可留置1～3天，其间可嘱咐患者每日自行按压2～3次。每次用一侧耳穴，每次取穴4～5个，两耳交替运用，5次为1个疗程。

（二）艾灸技术

取穴：膻中、关元、中脘，重症加肾俞。

操作：用清艾条，间接灸，最好采用灸架固定于穴位上，使热力均衡，作用集中。按先灸中脘，再灸关元，然后灸膻中的顺序每穴灸15分钟，遇重症加灸肾俞20分钟，或延长以上3穴的熏灸时间。

治疗效果：治疗1次，呃逆即止者为痊愈。持续熏灸每日2次，1周内症状体征全部消失，远期疗效观察无复发者为显效。结果在150例中痊愈103例，显效43例，有效率100%。

（三）拔罐技术

1. 选穴 膻中、中脘、关元、膈俞、肝俞、胃俞、内关、足三里。

2. 操作

留罐法：取上述穴位，用闪火法吸拔后，留罐10分钟。对于胃寒者可以先温和灸，然后再罐疗。

（四）刮痧技术

处方：大椎、大杼、膏肓、神堂、膈俞、胃俞、呃逆穴、缺盆、膻中、内关。

配方：胃寒加中脘；胃热加内庭；胃虚加气海、足三里；阴虚加太溪；肝郁加太冲；痰多加丰隆。

操作：泻法。重手法刮拭大椎、大杼、膏肓、神堂经穴，待出现青紫或紫红色痧点瘀斑后，再同样以重手法配合刮拭其他经穴部位，每穴3～5分钟。其中气海、足三里、中脘经穴可用补法刮拭。

（五）推拿技术

1. 治疗原则 以和胃、降气、平呃为主。

2. 常用穴位 膻中、缺盆、中脘、气海、膈俞、胃俞、合谷、内关、足三里。

3. 常用手法 一指禅偏峰推法、按法、揉法、摩法、擦法、拿法、搓法。

4. 治疗步骤

1) 胸腹部操作：患者仰卧位。

（1）一指禅偏峰推天突、膻中、中脘。

（2）中指勾揉缺盆穴，以酸胀麻为度。

（3）指按揉膻中，以酸胀为度。

（4）掌揉中脘、气海，以热为度。

（5）指按揉内关、合谷、足三里，以酸胀为度。

2) 腰背部操作：患者俯卧位。

（1）擦法施于背部之俞，上至膈俞，下至大肠俞。

（2）按揉膈俞、胃俞、脾俞。

（3）搓腰背部。

（六）穴位贴敷技术

1. 神阙治疗呃逆

取穴：神阙。

操作：患者取卧位，将0.5 g麝香粉放入神阙内，用胶布固定。每隔1～2天换药1次，2周为1个疗程。

2. 涌泉治疗呃逆

取穴：涌泉。

操作：患者取卧位，将10 g吴茱萸研细末，用醋调成膏状，敷于双侧涌泉，用胶布将药物固定。每隔1～2天换药一次，2周为1个疗程。

十、腹泻

【概述】

腹泻又称"泄泻"，是以大便次数增多，便质稀溏或完谷不化，甚至如水样为主要特征的病证。中医认为，泄泻基本病机为脾虚湿盛，脾失健运，其发生与感受外邪、饮食所伤、情志失调、禀赋不足有关。本病一年四季均可发生，但以夏秋两季多见。

西医学中，急性肠炎、炎症性肠病、吸收不良综合征、肠易激综合征、功能性腹泻等以泄泻为主症的疾病，可参考本节治疗。

【诊断要点】

（一）中医证候诊断

其表现为大便稀溏或如水样，次数增多，每日3次以上。一般来说，暴泻以实证为主，一般可分为寒湿内盛、肠腑湿热、食滞肠胃等证。久泄以虚证为主，一般可分为脾胃虚弱、肾阳虚衰证。具体要点如下。

（1）寒湿内盛证，大便清稀或如水样，腹痛肠鸣，得热则舒，脘闷食少。

（2）肠腑湿热证，腹痛即泻，泻下急迫，大便黄褐臭秽，小便短赤。

（3）食滞肠胃证，暴饮暴食后腹满胀痛、拒按，泻后痛减；肝气乘脾者，素有胸胁胀闷，嗳气食少，泄泻、腹痛、肠鸣每因情志不畅时发作或加重。

（4）脾胃虚弱证，大便溏薄，或完谷不化，腹部隐痛喜按，神疲乏力，面色萎黄。

（5）肾阳虚衰证，晨起泄泻，泻下完谷，泻后则安，脐腹冷痛，喜暖喜按，形寒肢冷。

（二）西医诊断

其主要表现为反复发作的腹痛或腹部不适，3个月内每个月至少出现3天，并伴有以下2~3项：排便后症状改善；发作时伴有排便频率的改变；发作时伴有粪便性状的改变。一般须排除肠道肿瘤、肠结核等疾病，可进行便常规、便培养，必要时可行X线钡剂灌肠、肠道内镜、腹部B超及CT检查以协助临床明确诊断。

【临床治疗】

（一）针刺技术

1. 常规针刺

主穴：大肠俞、天枢、上巨虚、三阴交。

配穴：寒湿内盛配阴陵泉、脾俞；肠腑湿热配曲池、下巨虚；食滞肠胃配下脘、梁门；肝气乘脾配期门、太冲；脾胃虚弱配脾俞、足三里；肾阳虚衰配肾俞、命门；水样便配关元、下巨虚。

操作：使用毫针直刺或斜刺0.8~1.2寸。急性腹泻者每日针刺2次，留针15分钟；慢性腹泻者，每日或隔日针刺1次，留针15~30分钟。曲池、下巨虚可配合针刺泻法以清利湿热；脾俞、足三里、肾俞、命门可配合针刺补法以健脾益肾。

2. 腕踝针

取穴：针下2区。

操作：常规消毒，平刺进针，留针30分钟，患者配合做较长而均匀的深呼吸6~8次，留针约15分钟后出针。

3. 平衡针

主穴：升提穴。

辅穴：腹痛穴，胃痛穴。

操作：升提穴位于头顶正中，前发际正中直上10 cm（5寸），后发际直上16 cm（8寸）处，双耳尖连线的中点上2 cm（1寸）处，采用三步到位针刺手法操作，针尖沿皮下骨膜外向前平刺4 cm（2寸）；腹痛穴位于腓骨小头前下方凹陷中，双侧同时取穴，采用提插手法，直刺2~2.5 cm（1~1.5寸）；胃痛穴位于口角下1寸或下颌正中点旁开3 cm（1.5寸）处，男左女右取穴，采用三步到位针刺法，针尖向对侧平刺2~4 cm（1~2寸）。

4. 耳针疗法

取穴：取大肠、小肠、下角端、口、肺、神门、直肠下段。

操作：刺后埋针，每日治疗 1 次。

（1）毫针刺法：常规消毒，选取 0.5～1 寸毫针常规针刺。

（2）耳穴埋针法：常规消毒，选取揿针型皮内针，用医用胶布固定并适度按压，可留置 1～3 天，其间可嘱咐患者每日自行按压 2～3 次。

（二）艾灸技术

主穴：脾俞、胃俞、阴陵泉、足三里。

操作：麦粒灸脾俞、胃俞、阴陵泉、足三里，每穴 3 壮，隔日 1 次，1 个月为 1 个疗程。

治疗效果：结果表明麦粒灸能显著改善患者腹泻、食欲减退、食后腹胀等症状，且作用优于中药对照组，对肢体倦怠、神疲懒言等症状改善与对照组相当。

（三）拔罐技术

1. 选穴

选穴：中脘、神阙，或中脘、天枢、合谷、上巨虚，或脾俞、胃俞、肾俞、中脘、足三里。

2. 操作

留罐法：上述腧穴分为 3 组，交替选用，用闪火法拔罐，留罐 10 分钟。

（四）刮痧技术

处方：大椎、大杼、膏肓、神堂、中脘、天枢、足三里、上巨虚、阴陵泉、内关。

配方：脾胃虚弱加脾俞、关元俞、胃俞、大肠俞；肾气虚衰加肾俞、命门。

操作：泻法。重手法刮拭大椎、大杼、膏肓、神堂经穴部位 3～5 分钟，使局部出现青紫或紫红痧点来，然后继以重手法刮拭余者经穴部位 3～5 分钟左右，以局部发红为佳。脾胃肾气虚弱者可用补法刮拭有关经穴。

（五）推拿技术

1. 治疗原则　理肠止泻。

2. 常用穴位　中脘、建里、神阙、天枢、气海、关元、脾俞、胃俞、肾俞、大肠俞、长强。

3. 常用手法　一指禅偏峰推法、大鱼际揉法、摩法、按法、揉法、擦法、擦法。

4. 治疗步骤

1）腹部操作：患者仰卧位。

（1）一指禅推中脘→建里→神阙、气海—关元，往返数次，以中脘、建里、神阙、气海为重点，每处停留约 1 分钟。

（2）掌摩腹部，逆时针方向摩动，手法缓而沉。

（3）掌揉中脘、神阙、气海，以透热为度。

（4）一指禅推天枢、气海、关元等穴，以酸胀为度。

2）背部操作。

（1）掌指关节㨰法施于背部之俞，重点为脾俞、胃俞、三焦俞、大肠俞、八髎，每穴停留 1 分钟。

（2）拇指按揉背部之俞，脾俞、胃俞、三焦俞、大肠俞，以及八髎，以酸胀为度。

（3）拇指匀揉长强穴，以酸胀为度。

（4）掌擦八髎，以热为度。

（5）指按揉足三里，以酸胀为度，左右各 1 分钟。

（六）穴位注射技术

药物：维生素 B_1 或维生素 B_{12} 注射液。

取穴：天枢、上巨虚。

操作：使患者取坐位或仰卧位，选择 5 ml 无菌注射器和 5 号针头，抽取维生素 B_1 或维生素 B_{12} 注射液 2～5 ml，在穴位局部消毒后，右手持注射器对准穴位，快速刺入皮下，然后将针缓慢推进，达一定深度后产生得气感应，回抽如无回血，便可将药液注入，每穴注射 0.5～1 ml，拔针后用无菌干棉球按压针孔片刻。急性患者每日 1 次；慢性患者隔日一次或每周 2～3 次，4～6 次为 1 个疗程。

（七）穴位贴敷技术

药物：苍术 10 g、焦山楂 10 g、苦参 10 g、焦白术 15 g。

部位：神阙。

操作：将上述药物碾磨成粉，用白凡士林调和成糊状，取 1～2 g 药糊，在穴位消毒之后将药糊纳入脐中神阙，并使用敷贴固定。每次贴敷 4～5 小时（根据年龄及皮肤状况而定）。或者用五倍子适量，研末，食醋调成膏状敷脐，具体操作同上。每隔1～2 天换药一次。

十一、便秘

【概述】

便秘，是以大便排出困难，排便周期延长，或周期不长，但粪质干结，排出艰难，或粪质不硬，虽频有便意，但排便不畅为主要表现的病证。中医认为便秘的发生常与外感寒热之邪，内伤饮食情志，病后体虚，阴阳气血不足等因素有关。本病一年四季均可发病，但冬季患病率最高。

西医学中的功能性便秘、肠易激综合征、肠炎恢复期之便秘、药物性便秘、内分泌及代谢性疾病所致的便秘均属本病范畴，可参照本节治疗。

【诊断要点】

（一）中医证候诊断

其表现为排便次数每周少于 3 次，或周期不长，但粪质干结，排出艰难，或粪质不硬，虽频有便意，但排便不畅。一般根据便秘的病性分为虚秘、实秘。其中，热秘、气秘、冷秘属实秘。虚秘又可依据气血阴阳亏虚的不同分为气虚秘、血虚秘、阴虚秘、阳虚秘。具体要点如下。

1. 热秘 大便干结，腹胀，口干口臭，尿赤。

2. 气秘 欲便不得，腹中胀痛，嗳气频作，胸胁胀满。

3. 冷秘 大便艰涩，排出困难，腹中冷痛，面色白，四肢不温，小便清长。

4. 气虚秘 虽有便意，但排出困难，用力努挣则汗出短气，并见便后乏力，肢倦懒言。

5. 血虚秘 大便干结，伴面色无华，皮肤干燥，头晕目眩，健忘少寐，口唇色淡。

6. 阴虚秘 大便干结，形体消瘦，伴两颧红赤，心烦少寐，潮热盗汗。

7. 阳虚秘 大便干或不干，排出困难，伴小便清长，四肢不温，腰膝酸冷等症。

（二）西医诊断

无明显的脏器器质性病变，且有粪便干结，排便困难、粪便重量和次数减少等临床表现。一般须与肠易激综合征相鉴别。必要时进行大便常规、潜血试验、肛门指诊、钡灌肠或气钡造影、纤维结肠镜检查等有助于便秘的诊断。

【临床治疗】

（一）针刺技术

1. 常规针刺

主穴：天枢、大肠俞、上巨虚、支沟、照海。

配穴：热秘配合谷、腹结；气秘配中脘、太冲；冷秘配关元、神阙；虚秘配关元、脾俞。大便干结配关元、下巨虚。

操作：常规针刺。冷秘、虚秘可加用灸法。每日或隔日针刺1次，留针15～30分钟，两周为1个疗程。

2. 一针疗法

选穴：主穴天枢穴（双），辅穴上巨虚（双）。

操作：直刺1寸，捻转提插强刺激1分钟，留针30分钟至1小时，每隔15～20分钟行上手法1次。患者可感腹中辘辘作响。

3. 腕踝针

选穴：针下1、下2。

操作：常规消毒，快速平刺进针，不提插，不捻转，留针1小时。

4. 耳针疗法

主穴：大肠、直肠、交感。

配穴：脾、皮质下、肺、腹、艇中。

操作：

（1）耳穴压丸法：主穴全取，配穴根据病症选2～3穴。在穴区敏感点压丸，虚证和迟缓性便秘，用轻柔按摩补法；实证和痉挛性便秘用强刺激对压泻法。每次一侧耳穴，隔2～3天换压另一侧耳穴。10次为1个疗程。

（2）耳毫针法：取穴同耳穴压丸法，在穴区敏感点进针。虚证和迟缓性便秘用捻转补法，留针 15～20 分钟；实证和痉挛性便秘用强刺激捻转泻法，留针 60 分钟。每日治疗 1 次，每次一侧耳穴，10 次为 1 个疗程。

（3）耳穴埋针法：取穴同耳穴压丸法，在穴区敏感点埋揿针。虚证施以轻柔按摩法，实证用重压泻法。每周治疗 1 次，每次一侧耳穴，两耳交替，6 次为 1 个疗程，疗程间休息半个月。嘱患者每日自行按压 4 次。

（二）艾灸技术

1. 取穴　天枢穴、足三里。肠道实热型选天枢配支沟穴，运行气血，泄热通便治实秘。肠道气滞型天枢配支沟、太冲穴，行气导滞通便。脾虚气弱型选足三里、天枢穴配气海，补气通便。脾肾阳虚型选足三里、天枢穴配肾腧穴、关元穴温里散寒。阴虚肠燥型选天枢穴配太溪穴、照海穴，滋阴固肾。

2. 操作　患者取合适的卧位；暴露施灸部位；将点燃的雷火柱置于雷火箱内，箱体移至选穴处，火头对准应灸穴位，距离皮肤 3～5 cm；根据患者感温程度，灸至皮肤发红，深部组织发热为度；40～60 分钟/次，1～2 次/天。

3. 热敏灸

选穴：在腹部寻找热敏穴，多出现在中脘、关元等区域。

操作：先探查敏化腧穴。当某穴位出现以下特征，如扩热、透热、传热、或酸重胀等感传现象时，便是所谓的热敏化穴。当探查出热敏点后，选择其中 1～3 个穴位予以艾灸，直到感传消失、皮肤出现灼热。适用于脾胃虚弱证患者。

（三）拔罐技术

1. 实秘

选穴：大椎、曲池、上巨虚、水道、归来、中脘、天枢、气海、阳陵泉。

操作：大椎、曲池及阳陵泉至上巨虚连线，可先在皮肤涂适量凡士林，闪火法将罐吸附于皮肤，然后拉动罐体在穴位局部皮肤往返走罐 2～3 次，以皮肤出痧为度。其余穴位常规闪火法拔罐，留罐 15～20 分钟。

2. 虚秘

选穴：脾俞、胃俞、大肠俞、足三里、关元、三阴交、神阙、命门。

操作：用闪火法拔罐，留置 10 分钟，左右对称腧穴可交替罐疗，以皮肤起痧为度。或取神阙穴罐疗，用闪火法将罐吸拔于神阙穴上，留罐 5 分钟，反复 3 次。

（四）刮痧技术

选穴：大椎、大杼、膏肓、神堂、小肠俞、中髎、次髎、大横、天枢、腹结、外陵、关元、支沟、足三里、上巨虚、公孙。

配穴：热结便秘加曲池、合谷；气滞不通加中脘、行间；气血亏虚加脾俞、胃俞；下元虚冷加气海。

操作：泻法而刮拭各经穴部位 3～5 分钟，使每一局部发红发紫为佳。其中补法刮拭气海至关元、脾俞至胃俞经穴部位，时间 5 分钟左右，也可拉长。

（五）推拿技术

1. 治疗原则　和肠通便，但须辨证论治，首当辨虚实两大类。热秘、气秘属实证；气虚、血虚以及阴虚引起的冷秘，属虚证。实证以泻热、顺气、通便为主；虚证以温中益气、补血为主。

2. 常用穴位　中脘、天枢、大横、关元、肝俞、胆俞、脾俞、胃俞、大肠俞、八髎、长强。

3. 常用手法　一指禅推法、按法、揉法、摩法。

4. 治疗步骤

1）腹部操作。

（1）患者仰卧，一指禅偏峰推摩中脘、神阙、天枢、大横、腹哀，以酸胀为度。

（2）掌摩腹，顺时针方向摩动，3～5分钟。

（3）掌揉腹部神阙，使腹部肠鸣产生排气感和便意。

2）背部操作：患者俯卧。

（1）掌指关节𢭏法或屈指推法施于背部之俞。重点为肝俞、胆俞、脾俞、胃俞，以酸胀为度。

（2）拇指按揉肝俞、胆俞、脾俞、胃俞、肾俞、大肠俞、八髎，指按揉长强穴，以酸胀为度。

（3）掌揉上述诸穴，以热为度。

十二、胁痛

【概述】

胁痛是指以一侧或两侧胁肋部疼痛为主要表现的病证，属临床较常见的自觉症状。临床症状主要有胁部胀痛、灼痛、隐痛、钝痛，伴有胸闷、腹胀、急躁易怒、厌食、恶心等。中医认为，胁痛的发生主要由情志不遂、饮食不节、跌仆损伤、久病体虚等因素所致。胁痛一般无特定好发人群，各年龄段皆可发病。

西医学中，急慢性肝炎、胆囊炎、胆系结石、胆道蛔虫、肋间神经痛等多种现代医学疾病以胁痛为主要表现者，可参考本节治疗。

【诊断要点】

（一）中医证候诊断

一侧或两侧胁肋部疼痛为主要表现者。胁痛的性质可以表现为刺痛、胀痛、灼痛、隐痛、钝痛等不同特点。具体要点如下。

1. 肝郁气滞证　胁肋胀痛，走窜不定，甚则引及胸背肩臂，疼痛每因情志变化而增减。

2. 肝胆湿热证　胁肋胀痛灼热，拒按，伴口苦口黏，胸闷纳呆。

3. 瘀血阻络证　胁肋刺痛，痛处固定不移，入夜尤甚。

4. 肝阴不足证　胁肋隐痛，绵绵不已，劳则加重，伴头晕目眩，咽干口燥。

（二）西医诊断

主要包括胆囊炎、胆囊结石、肝内胆管结石、急慢性肝炎、肋间神经疼痛，其均可引起胁部疼痛。一般需排除心脏疾患、乳房疾患以及脏器肿瘤引起的胁部疼痛。必要时行相关血液生化检测及影像学检查以助病因诊断。

【临床治疗】

（一）针刺技术

1. 常规针刺

主穴：期门、阳陵泉、支沟、丘墟。

配穴：肝郁气滞者配太冲、内关；肝胆湿热配行间、阴陵泉；瘀血阻络配膈俞、血海；肝阴不足配肝俞、肾俞。

操作：选取 1.5 寸毫针行常规针刺。期门、肝俞、膈俞等穴不可直刺、深刺。每日或隔日针刺 1 次，留针 15～30 分钟。

2. 透刺

选穴：丘墟透照海。

操作：消毒施术部位，足微内翻位，从丘墟穴进针后，缓缓前行，如遇到阻力，微调方向，便可透到照海穴，针尖不用透出皮肤。瘀血阻络者可用三棱针点刺出血或再加拔火罐。每日或隔日针刺 1 次，留针 15～30 分钟。

3. 腕踝针

选穴：针下 2。

操作：常规消毒，快速平刺进针，不提插，不捻转，留针 1 小时。

4. 耳针疗法

选穴：肝、胆、胸、神门。

操作：

（1）毫针刺法。选用 28～30 号粗细的 0.5～1 寸长的毫针。医者一手固定耳郭，另一手拇、示、中指持针刺入耳穴。针刺方向视耳穴所在部位灵活掌握，针刺深度宜 0.1～0.3 cm，以不穿透对侧皮肤为度；多用捻转、刮法或震颤法行针，刺激强度视患者病情、体质和敏感性等因素综合决定；得气以热、胀、痛，或局部充血红润多见；一般留针 15～30 分钟，可间歇行针 1～2 次。出针时一手固定耳郭，另一手将针拔出，应用无菌干棉球或棉签按压针孔。注意事项同毫针刺法。

（2）王不留行籽贴压法。操作部位常规消毒后，医者一手固定耳郭，另一手用镊子夹取耳穴压丸贴片贴压耳穴并适度按揉，以耳穴发热、胀痛为宜。可留置 2～4 天，其间可嘱咐患者每日自行按压 2～3 次。

（3）耳穴埋针法。选择揿针型皮内针，医者押手固定耳郭并绷紧欲埋针处的皮肤，另一手用镊子或止血钳夹住揿针针柄快刺入耳穴皮内，用医用胶布固定并适度按压，可留置 1～3 天，其间可嘱咐患者每日自行按压 2～3 次；起针时轻轻撕下胶布将针一并取出，并再次消毒。每次用一侧耳穴，每次取穴 4～5 个，3～5 天干预 1 次，两耳交替运用，5次为1个疗程。

5. 皮肤针

选穴：阿是穴、胸7～10夹脊穴。

操作：在施术部位常规消毒，选用无菌皮肤针，医者右手握针柄，用无名指和小指将针柄末端固定于手掌小鱼际处，拇指与无名指挟持针柄1/3处，示指压在针柄的上面。叩刺时，针尖刺及皮肤表面时立即弹起。每分钟叩刺100次左右。皮肤针疗法适用于气滞血瘀型胁痛。叩刺的强度分轻、中、重三种，可根据不同体质、部位或病症进行选择。如轻刺激是用较轻的腕力叩刺，仅使皮肤略有潮红，适用于小儿或年老体弱者。中刺激是用略重的腕力叩刺，使局部皮肤潮红但不出血，适于治疗一般体质者。重刺激，腕力重，针具高抬，节奏略慢进行叩刺，局部皮肤明显潮红并有微量出血，多用于体质壮实者、局部压痛明显以及背、肩、臀部等肌肉丰厚的部位。每周2～3次，以7～10次为1个疗程。

6. 穴位注射技术

药物：选用10%葡萄糖注射液、维生素 B_{12} 注射液或丹参注射液等，每穴注射0.5～1 ml。

选穴：相应节段夹脊穴。

操作：使患者取坐位或仰卧位，选择5 ml无菌注射器和5号针头，抽取10%葡萄糖注射液、维生素 B_1 或维生素 B_{12} 注射液2～5 ml，在穴位局部消毒后，右手持注射器对准穴位，快速刺入皮下，然后将针缓慢推进，达一定深度后产生得气感应，回抽如无回血，便可将药液注入，拔针后用无菌干棉球按压针孔片刻。年老、体弱者，选穴宜少，药液剂量应酌减。急性患者每日1次；慢性患者隔日1次或每周2～3次，4～6次为1个疗程。适用于肋间神经痛。

（二）艾灸技术

主穴：肝俞、期门、阳陵泉、太冲、足三里、三阴交。

配穴：呕恶者加中脘；瘀血内停，痛有定处者加膈俞；口苦者加内关、中脘；头晕者加百会。

操作：

1. 艾条灸 每穴灸5～10分钟，每日灸1次，7天为1个疗程。

2. 艾柱灸 每穴灸3～5壮，每日灸1～2次，7天为1个疗程。

3. 灯火灸 每次选2～3穴，每日或隔日灸1次，至病愈为度。

4. 温针灸 留针20～25分钟，每日灸1次，10次为1个疗程。

（三）拔罐技术

1. 留罐法

选穴：肝俞、胆俞。

操作：消毒后，用闪火法将罐体吸附于上述穴位。根据患者体质和状况留罐3～5分钟。每周治疗1次。

2. 刺络拔罐法

（1）耳尖刺络放血。

选穴：耳尖部。

操作：患者采取坐位或仰卧位，刺血前按摩需要进行放血的一侧耳尖使其充血，以穴位为中心直径 1 cm 范围的皮肤用碘附严格消毒后，操作者进行手部消毒双手戴无菌橡胶手套，押手固定耳郭，刺手持 1 ml 一次性使用无菌注射针点刺耳尖后，轻轻挤压针孔及周围耳郭使其自然出血，每次用消毒棉签轻轻吸取渗出的血滴，共放血 5～8 滴。施术后用无菌干棉球压迫止血，止血后再次消毒刺血处。待患者休息 5～10 分钟后操作对侧耳尖。每周治疗 1～2 次。

（2）井穴刺络放血。

选穴：少商、商阳。

操作：点刺放血，点刺前对每个穴位略加推摩，使之充血，然后常规消毒，用三棱针迅速点刺，进针 1～3 mm，少商、商阳各放血 7 滴左右。每周治疗 1～2 次。

（3）背俞穴刺络放血。

部位：取肝俞、胆俞和阳性反应点。

操作：局部常规消毒，用三棱针挑断皮下部分纤维组织，使之出血少许，每周 1～2 次。

（四）刮痧技术

选穴：大椎、大杼、膏肓、神堂、肝俞、胆俞、期门、章门、日月、内关、太冲。

配穴：肝气郁结加行间、阳陵泉；胁肋失养加脾俞、肾俞、足三里；闪挫外伤加膈俞、三阴交。

操作：泻法刮拭大椎、大杼、膏肓、神堂经穴部位，使出现紫红色瘀斑痧点；再泻法刮拭其余经穴部位 3～5 分钟，其中脾俞、肾俞以补法轻轻刮拭 3～5 分钟，以局部发红为度。

（五）推拿技术

部位：以背部、胸胁部、四肢部为主。

操作：①取穴膈俞、肝俞、胆俞、阿是穴及背部膀胱经。患者坐位或俯卧位。点或按膈俞、肝俞、胆俞及压痛点，均以局部酸胀感为宜。一指禅推背部膀胱经，时间约 3 分钟。擦背部膀胱经，以透热为度。②取穴章门、期门、日月，胸胁部。患者坐位。以指按揉章门、期门，每穴 1 分钟。擦两侧胁肋部，以透热为度。③取穴阳陵泉、胆囊、太冲、行间。患者坐位或仰卧位。点或按阴陵泉、胆囊、太冲、行间，每次 1 分钟。肝气郁结者，按揉章门、期门，每穴 3 分钟；点按厥阴俞、脾俞，每穴 1 分钟；搓两胁，时间 1 分钟。瘀血停着者，掌摩胁肋部，时间 2 分钟；指摩右上腹及剑突下，时间 1 分钟。肝胆湿热者，点或按脾俞、胃俞，每穴 1 分钟；一指禅推或以指按揉中脘、天枢、大横，每穴 1 分钟；肝阴不足者，指摩气海俞、关元俞，每穴 1 分钟；指按揉三阴交、太溪，每穴 1 分钟。每日或隔日 1 次，每次 20～30 分钟。

十三、郁证

【概述】

郁证是以心情抑郁、情绪不宁、胸部满闷、胁肋胀痛，或易怒易哭，或咽中如有异物梗阻等症为主要临床表现的一类病证。郁有广义和狭义之分。广义的郁，包括外邪、情志等因素所致之郁。狭义的郁，单指情志不舒之郁。本节所论之郁主要为狭义之郁。郁证的病因总属情志所伤，基本病机是气机郁滞，脏腑气血阴阳失调。古籍中"梅核气""脏躁""百合病"等都属于本证范畴。

西医学中，抑郁症、焦虑症、癔症等也属于本病范畴，可参考本节治疗。

【诊断要点】

(一) 中医证候诊断

以心情抑郁、情绪不宁、善太息、胁肋胀满疼痛为主要临床表现，或有易怒易哭，或有咽中如有异物感，吞之不下、咯之不出的特殊症状。具体要点如下。

1. 肝气郁结证 精神抑郁，善太息，胸胁胀痛，痛无定处。

2. 气郁化火者 急躁易怒，胸闷胁胀，头痛目赤，耳鸣，口干而苦。

3. 痰气郁结证 咽中不适，如有物梗阻，吞之不下，咯之不出，胸部窒塞，胁肋胀满。

4. 心神失养证 精神恍惚，心神不宁，多疑易惊，悲忧善哭。

5. 心脾两虚证 多思善虑，心悸胆怯，可见失眠健忘，头晕神疲，面色无华。

6. 心肾阴虚证 虚烦少寐，惊悸，健忘多梦，头晕耳鸣，五心烦热，腰膝酸软，盗汗等症。

(二) 西医诊断

参照《中国精神障碍分类与诊断标准（第三版）》（CCMD-3）中抑郁症的诊断标准，即抑郁量表评分（HAMD）在 10～35 分。一般需排除神经系统疾患，可通过相关专科检查鉴别。若患者出现吞之不下、咯之不出等咽部不适，须排除咽喉或食管类疾病，可通过食道的 X 线及内窥镜检查以鉴别。

【临床治疗】

(一) 针刺技术

1. 常规针刺

主穴：百会、印堂、太冲、神门、内关、膻中。

配穴：肝气郁结配期门；气郁化火配行间；痰气郁结配丰隆、中脘；心神失养配心俞、少海；心脾两虚配心俞、脾俞；心肾阴虚配心俞、肾俞。

操作：选取 1.5 寸毫针行常规针刺。每日或隔日针刺 1 次，留针 15～30 分钟。

2. 电针

主穴：印堂、百会、神门、内关、风池、合谷、太冲。

配穴：肝气郁结配肝俞、三阴交、膻中；气郁化火配风池、肝俞、大陵、行间、侠溪；忧郁伤神配三阴交、足三里、心俞、安眠；心脾两虚配三阴交、足三里、脾俞；阴虚火旺配太溪、照海、三阴交、肝俞；肝肾不足配肝俞、肾俞。忧郁寡言加哑门、天突；失眠健忘加安眠、神道、大椎、三阴交；多梦眩晕加肾俞、太溪、内关；呆滞少动加少商、十宣；伴有幻想加人中、大椎、神门；焦虑明显加少冲，三棱针点刺出血；胃肠不适加中脘、足三里；心慌胸闷加内关、膻中；口干便秘加天枢、上巨虚、支沟；动气上逆加公孙、列缺。

操作：局部常规消毒，百会向前平刺，进针 0.5 寸；针印堂，提捏局部皮肤，向上平刺 0.5 寸。百会、印堂均匀捻转，得气即止。得气后接电针仪，低频，强度以患者能耐受为度，波型为疏密波或连续波。其余各穴依照虚则补之、实则泻之的原则，在得气的基础上施以捻转补泻，留针 20～30 分钟。每周治疗 3～5 次，4 周为 1 个疗程。对于无法承受电针的患者，可以用毫针刺。产后抑郁可单独用印堂、百会电针治疗。

3. 头针

（1）肝郁气结。

主穴：百会、印堂、膻中、合谷、太冲、曲池。

操作：常规针刺，泻法，留针 30 分钟。

（2）肝郁痰阻。

主穴：百会、印堂、膻中、合谷、太冲、曲池、三阴交、丰隆。

操作：常规针刺，快速捻转，频率 100 次/分左右，不提插，留针 30 分钟。

（3）心脾两虚。

主穴：四神聪、印堂、膻中、大椎或百会、三阴交。

操作：常规针刺，补法，留针 30 分钟。

（4）肝肾阴虚。

主穴：四神聪、印堂、三阴交、本神。

操作：头针常规针刺，快速捻转，频率 100 次/分左右，不提插。接通电针仪，选用低频连续波，强度以患者耐受为度，留针 30 分钟。

每周治疗 6 天后，休息 1 天。需要注意的是，头针刺激较强，在治疗前向患者做好解释工作。

4. "醒脑开窍"针法

主穴：内关、人中、三阴交、百会、神门。

配穴：极泉、委中、尺泽。

操作：采用捻转提插泻法，施手法 1 分钟。刺人中，向鼻中隔方向斜刺 0.3～0.5 寸，用重雀啄法至眼球湿润或流泪为度。再刺三阴交，沿胫骨内侧缘斜刺，进针 1～1.5 寸，用提插补法，使侧下肢抽动 3 次为度。刺百会，逆督脉循行方向平刺 0.5～1 寸，行平补平泻法。刺神门，向上平刺 1～1.5 寸透灵道，使局部有酸胀感并向指端放射。刺极泉，原穴沿经下移 1 寸避开腋毛，直刺 1～1.5 寸，用提插泻法，以患侧上肢抽动 3 次为度。刺尺泽，屈肘成 120°，直刺 1 寸，用提插泻法，使患肢前臂、手指抽动 3 次为度。刺委中，仰卧直腿抬高取穴，直刺 0.5～1 寸施提插泻法，使患侧下肢抽动 3 次为度。所有穴位均留针 30 分钟。每周治疗 5～7 次。

5. 平衡针

主穴：升提穴。

辅穴：头痛穴，胸痛穴，胃痛穴，腹痛穴。

操作：常规针刺，快速捻转，频率 100 次/分左右，不提插，留针 30 分钟。

6. 耳针疗法

适用于各型郁证。

部位：肝、心、胆、肾、神门。

操作：①毫针刺法。选用 28～30 号粗细的 0.5～1 寸长的毫针。医者一手固定耳郭，另一手拇、示、中指持针刺入耳穴。针刺方向视耳穴所在部位灵活掌握，针刺深度宜 0.1～0.3 cm，以不穿透对侧皮肤为度；多用捻转、刮法或震颤法行针，刺激强度视患者病情、体质和敏感性等因素综合决定；得气以热、胀、痛，或局部充血红润多见；一般留针 15～30 分钟，可间歇行针 1～2 次。出针时一手固定耳郭，另一手将针拔出，应用无菌干棉球或棉签按压针孔。注意事项同毫针刺法。②王不留行籽贴压法。操作部位常规消毒后，医者一手固定耳郭，另一手用镊子夹取耳穴压丸贴片贴压耳穴并适度按揉，以耳穴发热、胀痛为宜。可留置 2～4 天，其间可嘱咐患者每日自行按压 2～3 次。③耳穴埋针法。选择撤针型皮内针，医者押手固定耳郭并绷紧欲埋针处的皮肤，另一手用镊子或止血钳夹住撤针针柄快刺入耳穴皮内，用医用胶布固定并适度按压，可留置 1～3 天，其间可嘱咐患者每日自行按压 2～3 次；起针时轻轻撕下胶布将针一并取出，并再次消毒。每次用一侧耳穴，每次取穴 4～5 个，3～5 天干预 1 次，两耳交替运用，5 次为 1 个疗程。

7. 穴位注射技术

适用于各型郁证。

药物：选用丹参注射液每穴 0.3～0.5 ml，维生素 B_1 或维生素 B_{12} 注射液每穴注射 0.5 ml。

选穴：心俞、肝俞、脾俞、内关。

操作：使患者取坐位或仰卧位，选择 5 ml 无菌注射器和 5 号针头，抽取丹参注射液 0.5～1 ml，维生素 B_1 或维生素 B_{12} 注射液 2～5 ml，在穴位局部消毒后，右手持注射器对准穴位，快速刺入皮下，然后将针缓慢推进，达一定深度后产生得气感应，回抽如无回血，便可将药液注入，拔针后用无菌干棉球按压针孔片刻。年老、体弱者，选穴宜少，药液剂量应酌减。急性患者每日 1 次；慢性患者隔日 1 次或每周 2～3 次，4～6 次为 1 个疗程。治疗时应对患者说明治疗特点和注射后的正常反应。如注射后局部可能有酸胀感或 48 小时内局部有轻度不适，有时持续时间较长，但一般不超过 1 天。此外，操作时应注意避开神经干，以免损伤神经。

（二）艾灸技术

1. 方法一

主穴：太冲、内关、三阴交、心俞、神门。

配穴：月经不调者加蠡沟；吐苦水者加日月、行间；善惊易恐者加胆俞、肝俞；烦躁易怒者加四神聪、阳陵泉；神疲倦怠者加脾俞、足三里；胸胁痛者加阳陵泉、支沟、期门等。

操作：

（1）温针灸：每次选用4～6穴，每次灸20分钟，隔日灸1次，10次为1个疗程。

（2）雀啄灸：每次选用4～6穴，每次灸15分钟，日灸1次，1周为1个疗程。

（3）艾柱灸：每次选用3～4穴，每次每穴灸3～5壮，艾柱如黄豆大小，隔日灸1次，5次为1个疗程。

2. 方法二

选穴：气海、关元、神阙、中脘、命门，甚者加督脉、膀胱经长蛇灸。

操作手法：每次选取2～3穴，可采用艾盒灸。取一段艾条，等分为3～4段，点燃置于温灸盒内，在穴位处可覆盖一纸张，将艾灸盒置于其上灸30分钟以上，根据患者的感觉可调节艾灸盒的高度。患者在艾灸过程中出现汗出、睡眠现象，效果似更佳。甚者加督脉、膀胱经长蛇灸。

（三）拔罐技术

选穴：心俞、膈俞、肝俞、脾俞、肾俞、背俞。

操作：使用常规闪火法拔罐，留罐15～20分钟。

（四）刮痧技术

选穴：太冲、内关、神门、膻中、足三里。

操作：

刮拭顺序：先刮胸部膻中，再刮上肢内关、神门，然后刮下肢部足三里，最后刮足背部太冲。

刮拭方法：在需痧疗部位先涂抹适量痧疗油。膻中、内关、神门穴处宜用痧疗板角部刮拭，用力要轻柔，不可用力过重，以出痧为度。

（五）推拿技术

选穴：膻中、中脘、支沟、内关、阳陵泉、足三里、肝俞、胆俞、脾俞、胃俞。

操作：患者仰卧位，医者单掌自上而下推胸骨数次，肝气郁结者可推至脐部。单掌沿胸腹任脉做轻快揉法数遍。点按膻中、中脘、支沟、内关、阳陵泉、足三里各30秒。痰气郁结证者可在咽喉部做轻快的揉法。双掌在两胁做对掌揉法和捧膻法3分钟。患者俯卧位，医者双掌在背部做下行推法和分推及多指分推各数遍，双掌在背部做迟缓沉稳的揉法3分钟，双手多指轻快地拨背部骶棘肌1分钟，掌根按背部腧穴数遍，双拇指按肝俞、胆俞、脾俞、胃俞各30秒，空拳轻叩背部1分钟。患者坐位，医者双手拿肩部数遍、双拳轻叩肩部1分钟结束治疗。

十四、消渴

【概述】

消渴是由先天禀赋不足、饮食不节、情志失调、劳倦内伤等导致阴虚内热，以多饮、多尿、乏力、消瘦或尿有甜味为临床表现的病证。中医认为，消渴病主要与禀赋不足、饮食失节、情志失调、劳欲过度等因素有关，病机在于阴津亏损，燥热偏盛。其好发于中老年人，尤以肥胖人群多见。

西医学中，糖尿病属于本病范畴，其他具有多尿、烦、渴的临床特点，与消渴病有某些相似之处的疾病或症状，如尿崩症等，亦可参考本节治疗。

【诊断要点】

（一）中医证候诊断

其表现为口渴多饮、多食易饥、尿频量多、形体消瘦或尿有甜味等。消渴病的"三多"症状，往往同时存在，但根据其程度的轻重不同，而有上、中、下三消之分，以及肺燥、胃热、肾虚之别。具体要点如下。

1. 上消　以肺燥为主，多饮症状较突出，并表现为肺热津伤证，可见口渴多饮，口舌干燥，尿频量多，烦热多汗。

2. 中消　以胃热为主，多食症状较为突出，其又可分为胃热炽盛证和气阴亏虚证，胃热炽盛者，可见多食易饥，口渴，尿多，形体消瘦，大便干燥；气阴亏虚者，口渴引饮，能食与便溏并见，或饮食减少，精神不振，四肢乏力，体瘦。

3. 下消　以肾虚为主，多尿症状较为突出者，又可分为肾阴亏虚证和阴阳两虚证。肾阴亏虚者，可见尿频量多，混浊如脂膏，或尿甜，腰膝酸软；阴阳两虚者，可见小便频数，混浊如膏，甚至饮一溲一，耳轮干枯，腰膝酸软，四肢欠温，阳痿或月经不调。

（二）西医诊断

（1）有明确的糖尿病症状，患者可以出现排尿多，喝水多，吃饭多，体重下降等症状。

（2）患者任意时间血浆葡萄糖水平≥11.1 mmol/L，或空腹血浆葡萄糖（FPG）水平≥7 mmol/L，或糖耐量试验（GTT）试验中 2 小时血糖水平≥11.1 mmol/L，一般可为糖尿病。本病并发症多，尤其易引起血脂、尿酸的异常，患者应尽量完善肝肾功能、神经系统、心血管系统的检查，对其他并发症进行排查。

【临床治疗】

（一）针刺技术

1. 常规针刺

主穴：肺俞、胃俞、肾俞、三阴交、太溪。

配穴：上消证配太渊、少府；中消证配内庭、地机；下消证复溜、太冲。视物模糊配太冲、光明；肌肤瘙痒配膈俞、血海；上肢疼痛肩髃、曲池；上肢麻木配少海、手三里；下肢疼痛或麻木配阳陵泉、八风。

操作：选取 1.5 寸毫针。肺俞、胃俞、胃脘下俞不可深刺，以免伤及内脏。余穴常规针刺。每日或隔日针刺一次，留针 15～30 分钟。

2. "双固一通"针灸法

"双固一通"针灸法常用于糖尿病前期。

主穴：中脘、关元、足三里、胰俞、肾俞、丰隆。

配穴：胃热配曲池、内庭；脾胃虚弱配脾俞、胃俞；痰浊内盛配阴陵泉、三阴交；腹部肥胖配天枢、大横、下脘、水道，或在腹部以肚脐为中心进行围刺；便秘配支沟、上巨虚。

操作：取 1.5 寸毫针操作。中脘向肚脐方向斜刺，关元向上斜刺 1 寸左右，双侧足三里、丰隆直刺，接 G6805～2 型电针治疗仪（同侧足三里、丰隆接一对电极），连续波，频率 2Hz，强度 0.8～1.2 mA，以肢体轻微抖动为度，其余穴位用虚补实泻，留针 20～30 分钟。每日或隔日针刺 1 次，留针 20～30 分钟。

3. 平衡针

主穴：降糖穴。

辅穴：腹痛穴、胸痛穴、肾病穴、降压穴、胃痛穴。

操作：常规针刺，快速捻转，频率 100 次/分左右，不提插，留针 30 分钟。

4. 穴位注射

药物：选用当归注射液、黄芪注射液或小剂量胰岛素，每穴注射 0.5～2 ml。

选穴：肺俞、脾俞、胃俞、肾俞、胃脘下俞、三阴交。

操作：使患者取坐位或仰卧位，选择 5 ml 无菌注射器和 5 号针头，抽取当归注射液、黄芪注射液或小剂量胰岛素 0.5～1 ml，在穴位局部消毒后，右手持注射器对准穴位，快速刺入皮下，然后将针缓慢推进，达一定深度后产生得气感应，回抽如无回血，便可将药液注入，拔针后用无菌干棉球按压针孔片刻。年老、体弱者，选穴宜少，药液剂量应酌减。急性患者每日 1 次；慢性患者隔日 1 次或每周 2～3 次，4～6 次为 1 个疗程。

5. 耳穴疗法

选穴：取胰（胆）、肾、肺、脾、内分泌、三焦、神门、耳迷根。

操作：①毫针刺法。选用 28～30 号粗细的 0.5～1 寸长的毫针。医者一手固定耳郭，另一手拇、示、中指持针刺入耳穴。针刺方向视耳穴所在部位灵活掌握，针刺深度宜 0.1～0.3 cm，以不穿透对侧皮肤为度；多用捻转、刮法或震颤法行针，刺激强度视患者病情、体质和敏感性等因素综合决定；得气以热、胀、痛，或局部充血红润多见；一般留针 15～30 分钟，可间歇行针 1～2 次。出针时一手固定耳郭，另一手将针拔出，应用无菌干棉球或棉签按压针孔。注意事项同毫针刺法。②王不留行籽贴压法。操作部位常规消毒后，医者一手固定耳郭，另一手用镊子夹取耳穴压丸贴片贴压耳穴并适度按揉，以耳穴发热、胀痛为宜。可留置 2～4 天，其间可嘱咐患者每日自行按压 2～3 次。③耳穴埋针法。选择揿针型皮内针，医者押手固定耳郭并绷紧欲埋针处的皮肤，另一手用镊子或止血钳夹住揿针针柄快刺入耳穴皮内，用医用胶布固定并适度按压，可留置1～3天，其间可嘱咐患者每日自行按压2～3次；起针时轻轻撕下胶布将针一并取出，并再次消毒。每次用一侧耳穴，每次取穴4～5个，3～5天干预1次，两耳交替运用，5次为1个疗程。

（二）艾灸技术

主穴：胰俞、三焦俞、外关、脾俞、肺俞、肾俞。

配穴：烦渴舌燥者加尺泽、鱼际；嘈杂善饥者加中脘、内关、足三里；腰膝酸软且畏寒面浮者加太溪、气海、命门等。

操作：

1. 雀啄灸　每次选穴5～6个，每穴灸10分钟左右，日灸1次，10次为1个疗程。

2. 隔姜灸　每次选穴5个，每穴灸120壮，隔日1灸，1个月为1个疗程。

3. 隔橘皮温针灸　将鲜橘皮剪成2平方厘米大小并切一长约1厘米的切口。进针后行平补平泻手法，然后将艾段插入针柄顶端并与之平齐，取橘皮套在针身靠近皮肤处，使橘皮内侧贴于皮肤，取一硬纸片隔在艾段与橘皮之间，从靠近皮肤一端点燃艾段。日灸1次，10～15次为1个疗程。

（三）刮痧技术

主穴：大椎、大杼、膏肓、神堂、肺俞、脾俞、胃俞、肾俞、尺泽、曲池、内关、血海、曲泉、足三里、太溪。

配穴：肺热盛加太渊、鱼际；胃火旺加内庭、厉兑；肾气虚加关元、复溜。

操作：实证，泻法刮拭以上各经穴部位3～5分钟；虚证，补法刮拭关元、复溜、肾俞、太溪、足三里等经穴部位3～5分钟。

（四）推拿技术

操作：首先，用按揉法沿膀胱经膈俞到脾俞，重点在胰俞治疗。其次，用擦法或一指禅推法在背部治疗，以左侧为主，手法轻柔而快速。再用捏脊法配合按揉肾俞，左侧背部及督脉经用直擦法，均以透热为度。最后再按揉血海、三阴交穴。

1. 对抗复位法　糖尿病患者有背痛者应检查脊柱是否有棘突偏歪，并伴有轻重不同的压痛。对这类患者先采用对抗复位法，然后再按上述方法进行治疗。

2. 经穴推拿法

（1）俯卧位，擦法放松背部肌肉，往复3遍。然后拇指按揉脾俞、胰俞、肾俞穴，每穴操作1分钟。

（2）仰卧位按腹：左手掌小鱼际根部重叠在右手示指掌指关节的背面，医者右手示指掌指关节的掌面附着于腹部的穴位（中脘、关元）上，随着患者的呼气徐徐着力向耻骨联合、脊柱方向按压，当按压到一定深度时"按而留之"，静待患者腹部、腰部、双下肢出现酸胀凉麻等得气感觉后，医者的右手随着患者的吸气徐徐上提。

（3）下肢循经推拿：拇指按揉足三里、丰隆、阴陵泉。

3. 腹部推拿　患者取仰卧位。

（1）摩腹：医者把双手搓热，以脐为中心，顺时针、逆时针摩腹各 36 圈，不带动皮下组织，以产生温热感为度。

（2）揉腹：医者双手稍重叠，两手内含略呈拱手状，由右手掌之尺侧接触腹部；然后右手小指依次动作至左手示指，再由左手示指依次动作至左手小指；最后两手掌腕部接触腹部。此为一个揉法的完整动作，一般周而复始地揉，约 10 周即可。

（3）一指禅偏锋推法：首先推任脉，自鸠尾沿任脉到中极，重点推中脘、关元、气海后推双侧胃经，自不容至归来，重点推梁门、天枢，每条经线 3 遍，以产生温热感为度。

（4）运腹：医者以单手作用于上腹部，先以术者右手之掌侧由患者腹部的左侧向右侧轻推，再以右手之手指由腹部之右侧向左侧推，周而复始，10 余次，即可结束操作。

（5）按腹：医者位于患者左侧，以左手拇指腹按于相应穴位上（如上脘穴），其余四指并拢置于腹上。再以右手鱼际中部或掌根部压于左手拇指之上，随着患者的呼吸徐徐下按，至有抵抗感时，保持力量恒定，以腰腹部及双下肢出现凉、麻、热、胀感觉为得气的标准。

4. 脊柱推拿法　在第 6～11 胸椎椎间关节推按治疗。

（1）按脊法：令患者俯卧或侧卧，医者双手拇指按压两棘突间做前后推按，推按 3～5 次。椎间小关节按法，令患者俯卧位，医者双手拇指放置于棘突旁 1.5 寸分别按压左、右侧，推按 3～5 次；左、右斜动按脊法，医者双手拇指置于棘突侧而进行推按，向对侧倾斜 45°角用力推按 3～5 次。

（2）整脊法：患者侧卧位，患侧在上，髋、膝关节屈曲，下肢伸直。医者立于患者腹侧，一前臂肘关节置于患者的肩部，中指置于偏歪的棘突；另一前臂肘关节置于髋关节及臀部；两前臂肘关节相对用力，使上身和臀部做相反方向旋转（肩部旋后，臀部旋前，同时令患者尽量放松），用力做一稳定推扳动作。此刻往往可听到清脆的弹响声。

5. 内功推拿法

（1）头面颈项部：拿五经，推桥弓，拿颈项，分眉弓，点睛明，分迎香、人中、承浆，扫散角孙，合颈项。

（2）躯干部：平推胸背、两胁肋、脐腹及少腹、腰骶。

（3）上肢部：拿腋窝前后筋腱（血浪），平推上臂，理掌背、五指、劈四缝，掌击拳面，运肩，搓上肢，抖肩臂，拿合谷。

（4）下肢部：点冲门、血海、太溪，捏拿大小腿前后肌群，平推大小腿内外侧，搓揉大小腿。

（5）重复头面颈项部手法。

（6）掌击囟门，拳击大椎、八髎穴。

第三章　妇儿科疾病

一、月经不调

【概述】

月经不调是以月经的周期和经期、经色、经质、经量异常为主症的病证，是临床常见病、多发病。本病主要包括月经先期（经早）、月经后期（经迟）、月经先后无定期（经乱）。其发病多与感受寒邪、饮食伤脾或情志不畅等因素相关。本病病位在胞宫，与冲、任二脉及肾、脾、肝关系密切。基本病机为冲任失调、脏腑功能失常、气血不和。临床上月经不调不仅以单一病种出现，也可以两种或两种以上病种出现，或与其他月经病同时或交替出现。

西医学中，无排卵型功能失调性子宫出血、盆腔炎性疾病等出现以月经不调为主要临床表现者，可以参考本节治疗。

【诊断要点】

（一）中医证候诊断

具体要点如下。

1. 月经先期　一般月经周期提前 7 天以上，经期正常，连续 2 个月经周期以上。

（1）实热证：兼见月经量多，色红或紫，质黏有块，面红口干，心胸烦热等症。

（2）虚热证：兼见月经量少或量多，色红质稠，两颧潮红，手足心热等症。

（3）气虚证：兼见月经量少或量多，色淡质稀，神疲肢倦，心悸气短等症。

2. 月经后期　月经周期推迟 7 日以上，经期正常，连续 2 个月经周期以上。

（1）实寒证：兼见月经量少，色淡或暗有血块，小腹冷痛或胀痛等症。

（2）虚寒证：兼见月经量少，色淡而质稀，腰酸乏力，小腹隐痛等症。

3. 月经先后不定期　月经周期提前或推后 1～2 周，经期正常，连续 3 个月经周期以上。

（1）肝郁证：兼见经量或多或少，色暗有块，胸胁、乳房、小腹作胀，喜太息。

（2）肾虚证：兼见经量少，色淡质稀，腰骶酸痛。

（3）脾虚证：兼见经量多，色淡质稀，神疲乏力，纳少腹胀。

（二）西医诊断

具体要点如下。

1）包括无排卵型功能失调性子宫出血和黄体期缺陷。

2）无排卵型功血为功能性疾病，因此只有在排除了器质性疾病时才能诊断。超声检查在功血的诊断中具有重要意义，如果超声发现有引起异常出血的器质性病变，则可排除功血。另外，超声检查对治疗也有指导意义。如果超声提示子宫内膜厚，那么孕激素止血的效果可能较好，如果内膜薄，雌激素治疗的效果可能较好。

3）黄体期缺陷的临床表现多为月经紊乱和不孕或流产，但临床表现只能为黄体期缺陷的诊断提供线索，明确诊断需要一些辅助检查。

（1）子宫内膜活检是诊断黄体期缺陷的金标准。如果活检的内膜比其应有的组织学变化落后2天以上，即可诊断。活检的关键是确定排卵日，有条件者可通过B超监测和促黄体生成素促黄体生成素（LH）峰测定确定排卵日。

（2）基础体温（BBT）测定孕激素，一般认为基础体温升高天数≤11天、上升幅度≤3℃或上升速度缓慢时，应考虑黄体功能不足。需要注意的是，单单测定基础体温对诊断黄体功能不足是不够的。

（3）B超检查可以从形态学上了解卵泡的发育、排卵情况和子宫内膜的情况，对判断黄体功能有一定的帮助。

【临床治疗】

（一）针刺技术

1. 常规针刺

（1）月经先期。

主穴：关元、三阴交、血海。

配穴：实热配行间；虚热配太溪；气虚配足三里、脾俞；月经过多配隐白。

操作：常规针刺，实证用泻法，虚证可加灸，配穴中隐白用灸法，留针15分钟。

（2）月经后期。

主穴：气海、三阴交、归来。

配穴：寒凝配关元、命门；血虚配足三里、血海。

操作：常规针刺，配穴按虚补实泻法操作，可用灸法或温针灸，留针15分钟。

（3）月经先后无定期。

主穴：关元、三阴交、肝俞。

配穴：肝郁配期门、太冲；肾虚配肾俞、太溪。

操作：常规针刺，虚证可加灸，留针15分钟。

2. 董氏奇穴

取穴：妇科、还巢、凤巢、灵骨、大白。

操作：常规消毒，贴骨缘直刺下针，用补法，留针45～60分钟，其间无须行针，左右手交替（即第一日针左手穴位，第二日针右手穴位）。

（二）艾灸技术

1. 温和灸

取穴：血虚型取关元、子宫、足三里、三阴交；肾虚型取肾俞、归来、三阴交；血寒型取关元、八髎、足三里、三阴交；肝郁型取关元、太冲、三阴交。

操作：点燃艾条，将艾条燃烧端置于上述诸穴上方，距离以患者感觉温热舒适为度，每穴 20～30 分钟。

（三）耳针技术

1. 耳穴压豆法

取穴：内生殖器、内分泌、肾、神门、皮质下、交感。

操作：常规消毒，将王不留行籽贴贴压于耳穴处，双耳同时进行，两耳交替按压，刺激不宜过强，以免局部皮肤损伤，使耳郭发热或局部产生酸、麻、胀、痛感为佳。

2. 耳穴埋针法

取穴：肝、肾、脾、子宫、卵巢、内分泌、腰和盆腔。

操作：常规消毒，用镊子夹取揿针的透气胶布，准确将揿针贴于耳穴上，再按压揿针以刺激穴位，按压力量由轻至重，以患者局部出现酸、麻、胀、热感为宜。

3. 耳穴针刺法

取穴：肝、肾、脾、子宫、卵巢、内分泌、腰和盆腔。

操作：每次选 2～4 穴，常规消毒后选用毫针刺法，中等刺激，以患者出现得气感为度，留针 15 分钟。

（四）穴位注射技术

药物：5％当归注射液或 10％丹参注射液。

取穴：气海、关元、子宫和水道；背部取脾俞、肾俞、三焦俞、关元俞、气海俞、膈俞、次髎；肢体取血海、阳陵泉、足三里、三阴交。

操作：常规消毒，每次选择 4 个穴位进行注射治疗，选用一次性的 5 号注射器，对准穴位，快速扎针，缓慢注射，得气后回抽没有血液回流后，将药液缓慢注射至穴位处，每个穴位处注射 0.5～1 ml。

（五）埋线技术

1. 常规穴位埋线法

（1）辨证取穴埋线法。

主穴：次髎、气海、子宫、关元。

配穴：血虚型加膈俞；血寒型加关元俞；肾虚型加肾俞；血瘀气滞型加气海俞；痰湿阻滞型加脾俞。

操作：用一次性埋线器将适宜粗细的羊肠线或植物蛋白线放入相应的穴位内，倾斜进针，将线埋在皮肤与肌肉之间为宜，一般深度 1.5～2 cm 左右，达到针感后，针芯抵住羊肠线或植物蛋白线向前推，针管往后，退出穿刺针后，用消毒干棉球按压针孔片刻，以防出血，胶布固定。

（2）因证取穴埋线法。

取穴：血虚型取关元、气海、足三里、三阴交、脾俞、肾俞、合谷、太冲；肾虚型取肾俞、曲骨、气海、关元、次髎、复溜；血寒型取关元、八髎穴、足三里、三阴交、气海、地机；肝郁型取水道、足三里、天枢、带脉、关元、气海、中脘。

操作：辨证选取上述穴位，将线埋入肌肉层。于经期前 1 周进行治疗，每月治疗 1 次。

2. 透穴埋线法

取穴：归来透横骨、天枢透外陵、关元透中极、肝俞透脾俞、肾俞透大肠俞。

配穴：肝郁者加太冲、期门；肾虚者加太溪。

操作：在传统埋线疗法的基础上，一针贯穿、刺激多个穴位，使针感在多个穴位范围传导，通过羊肠线在穴位内的持久的刺激，对机体起到持久缓慢调节的作用。

（六）穴位贴敷技术

药物：莪术、天南星、冰片、三棱、甘油。

取穴：气海、关元、中极。

操作：将适量莪术、制天南星、冰片、三棱研磨成粉，加入甘油制作成膏药后敷于患者气海、关元、中极，医用胶布固定。

二、痛经

【概述】

痛经是指妇女正值经期或经行前后，出现周期性小腹疼痛或痛引腰骶，甚至剧痛晕厥者，又称"经行腹痛"。严重时可伴有恶心、呕吐、冷汗淋漓、手足厥冷等症状。痛经是随月经周期而发作的常见妇科疾病，主要发生群体为青春期少女和未婚或未孕的年轻女性，其不同程度地影响着患者的正常工作和生活质量。

西医学中，痛经分为原发性痛经和继发性痛经。原发性痛经见于月经初潮后不久的未婚或未孕妇女；继发性痛经多见于子宫内膜异位症、急慢性盆腔炎、子宫颈口狭窄及阻塞等，均可参照本节进行治疗。

【诊断要点】

（一）西医诊断

具体要点如下。

（1）痛经包括原发性痛经和继发性痛经。

（2）诊断原发性痛经，首先要排除器质性盆腔疾病的存在。全面采集病史，进行全面的体格检查，必要时结合辅助检查，如 B 超、腹腔镜、宫腔镜、子宫输卵管碘油造影等，排除子宫器质性疾病。鉴别诊断主要排除子宫内膜异位症、子宫腺肌症、盆腔炎等疾病，并区别于继发性痛经，还要与慢性盆腔痛相区别。

（3）诊断继发性痛经，除了详细询问病史外，主要通过盆腔检查、相关的辅助检查，如 B 超、腹腔镜、宫腔镜及生化指标的化验等，找出相应的病因。

（二）中医证候诊断

具体要点如下。

1. 气滞血瘀证　经前或经期，小腹胀痛拒按，月经量少，经行不畅，色紫暗有块，块下痛减，胸胁、乳房胀痛；舌紫暗，或有瘀点，脉弦涩。

2. 寒凝血瘀证 经前或经期，小腹冷痛拒按，得热痛减，或周期后延，经血量少，色暗有块；畏寒肢冷，面色青白；舌暗，苔白，脉沉紧。

3. 湿热瘀阻证 经前或经期，小腹疼痛或胀痛不适，有灼热感，或痛连腰骶，或平时小腹痛，经前加剧，月经量多或经期长，色暗红，质稠或有血块；平素带下量多，色黄稠臭秽，或伴低热，小便黄赤；舌红，苔黄腻，脉滑数或濡数。

4. 气血虚弱证 经期或经后，小腹隐痛喜按，月经量少，色淡质稀；神疲乏力，头晕心悸，面色苍白，失眠多梦；舌质淡，苔薄，脉细弱。

5. 肾气亏损证 经期或经后，小腹绵绵作痛，喜按，伴腰骶酸痛，月经量少，色淡暗，质稀；头晕耳鸣，面色晦暗，失眠健忘，或伴潮热；舌质淡红，苔薄白，脉沉细。

6. 阳虚内寒证 经期或经后小腹冷痛，喜按，得热则舒，经量少，经色暗淡，腰腿酸软，小便清长；舌淡胖，苔白润，脉沉。

【临床治疗】

（一）针刺技术

1. 常规针刺

（1）实证。

主穴：中极、次髎、地机、三阴交、十七椎。

配穴：气滞血瘀配太冲、血海；寒凝血瘀配关元、归来。

操作：毫针泻法，寒凝可加灸。留针15分钟。

（2）虚证。

主穴：关元、足三里、三阴交。

配穴：气血虚弱配气海、脾俞；肾气亏损配太溪、肾俞。

操作：毫针补法，可加灸。留针15分钟。

2. 董氏奇穴

取穴：妇科、还巢、门金、火主。

操作：常规消毒，妇科与还巢左右交替（即针左妇科配右还巢，针右妇科配左还巢），贴于骨旁进针；双门金斜刺进针，下针后使用动气针法，捻转产生酸、胀、麻、痛等得气反应，用腹式呼吸，活动下腹部盆腔部位，其后留针45分钟，留针其间，不行针维持气感，不做补泻手法。

3. 靳三针疗法

取穴：十七椎、地机、次髎、三阴交、关元、归来。

操作：常规消毒，十七椎直刺，次髎向内下方斜刺，刺关元、归来使针感向会阴部传导，地机、三阴交直刺。留针30分钟，每隔10分钟行针1次，每次行针约30秒。适应于痛经发作期。

（二）艾灸技术

1. 温和灸

取穴：关元、气海、三阴交、神阙。

操作：点燃艾条，艾条点燃端距患者皮肤 2～3 cm，以患者局部皮肤有温热感而无灼痛感为度。每次每个穴位灸 15 分钟，以局部皮肤红晕为适宜。

2. 热敏灸

取穴：关元、子宫、中极、归来、次髎、三阴交。

操作：点燃艾条，在所选腧穴附近距离皮肤 3 cm 左右往返或者回旋施灸，持续时间 1～3 分钟，继而以雀啄灸探查热敏化腧穴，当患者感到热感从施灸局部由表面向深部透热、循经传热、其他舒适感等感传时，即为产生腧穴热敏；随后在距离皮肤 3～5 cm 处对准热敏化腧穴保持温和灸，直至感传现象消失、局部皮肤出现灼痛感为止，即达到饱和灸量。

3. 雷火灸

取穴：足三里、关元、子宫。

操作：常规消毒。点燃雷火灸艾条一端并放进专用灸具中，于施灸部位皮肤的上 3～5 cm 处固定，予温和灸操作。施灸过程中，密切关注患者主观感觉，随时进行调整。以局部有温热感而无灼痛为宜。每次每穴施灸时间不少于 15 分钟。

4. 隔附子饼灸

取穴：关元、气海、地机、次髎、十七椎。

操作：将艾绒制成底面直径约为 2 cm 的圆锥体。每次交替选用 3～4 个穴位，将艾绒放在附子饼上施灸，每穴灸 3 壮。在施灸过程中若患者感觉灼热疼痛不能忍受时，可用镊子夹持上下移动附子片，防止烫伤。

5. 隔姜灸

取穴：神阙、关元。

操作：将盐填于神阙中，上置姜片，放置艾柱点燃施灸。再将姜片放于关元，上置艾柱点燃施灸。当艾柱燃尽后，易炷再灸，直至灸完规定壮数（轻度 4 壮，中度 6 壮，重度 8 壮）。若患者感觉灼热不能忍受时，可用镊子上下移动姜片，灸至局部皮肤潮红为度。

（三）推拿技术

部位：腹部、腰骶部、关元、气海、中极、血海、足三里、地机、三阴交、太冲。

操作：先用掌摩法按顺时针方向在患者的腹部区域均匀摩动 3～5 分钟；然后再用按揉法在患者的腹部区域施术 3～5 分钟；随之用震颤法操作，五指并拢，掌心对脐，平放腹部，缓缓震颤，频率约 200 次/分，时间 3 分钟。再分推腹阴阳 3 遍，两手拇指从左右八字分推，依次向下至肚角，顺势在脐下 2 寸（石门），旁开 2 寸腹直肌外缘处拿肚角 3 次。再按揉关元、气海、中极、血海、足三里、地机、三阴交、太冲，每穴推拿时间约 1 分钟。最后在腰骶部八髎做平推法，以透热为度。

（四）穴位注射技术

1. 自体血穴位注射

取穴：三阴交、血海。

操作：穴位注射处常规消毒，取 5 ml 注射器，抽取患者肘静脉血 2 ml，迅速将注射器垂直刺入一侧的血海、三阴交，小幅度提插、捻转，局部有酸、麻、胀即"得气"感后，回抽无血液，将自体血缓慢注入穴内，每穴注射 1 ml。

2. 药物穴位注射

取穴：双侧三阴交。

操作：选用 5 ml 一次性无菌注射器，抽取丹参注射液 2 ml，穴位皮肤常规消毒，将针快速刺入穴位，使患者产生酸、麻、胀等得气感应，回抽无回血后，缓慢注入药液，每穴注射 1 ml。

（五）埋线技术

主穴：经前期（经前 3 天）取关元、子宫、地机、次髎；经间期（月经周期第 12～14 天）取肾俞、肝俞、脾俞。

配穴：气滞血瘀型加膈俞、天枢；寒湿凝滞型加水道；湿热瘀阻型加四满、血海；肝肾亏损型加三阴交；气血虚弱型加足三里。

操作：腧穴常规消毒，用镊子夹取羊肠线放入专用埋线针针管，在穴位处肌层或皮下组织内埋置预先置于针内的羊肠线，完成埋线操作后，将埋线针拔出并用消毒棉球按压针孔片刻，针孔处用无菌敷料覆盖，医用胶布固定。

（六）穴位贴敷技术

药物：将灸白芥子、元胡、甘遂、细辛，按灸白芥子 2 份、元胡 2 份、甘遂 1 份、细辛 1 份的比例中药研成粉末，加水和甘油调成膏状，制成大小约 1.5 cm×1.5 cm，厚约 2 mm 的穴位贴。

取穴：神阙、气海、关元、中极、归来、三阴交。

操作：于月经前 7 天开始贴敷，每次贴 2 小时，每日 1 次，至月经干净后停止穴位贴敷治疗。

三、胎位不正

【概述】

胎位不正是指妊娠 28 周后，产科检查时发现胎儿在子宫体内位置异常的病症。本病的发生常与先天禀赋不足、情志失调、形体肥胖、负重劳作等因素有关，多见于腹壁松弛的孕妇或经产妇，是导致难产的主要因素，其不仅给孕妇分娩造成困难，甚至危及孕妇和新生儿的健康。

西医学中本病又称为"胎位异常"，常见有臀位、横位、枕后位、足位等胎位异常，可参考本节治疗。

【诊断要点】

（一）中医证候诊断

具体要点如下。

1. 气血虚弱证 胎位不正，伴见神疲乏力，气短懒言，头昏心悸，面色无华等症。

2. 气机郁滞证　胎位不正，伴见情志抑郁，烦躁易怒，胸胁胀痛，嗳气等症。

（二）西医诊断

具体要点如下。

（1）通过腹部检查、肛查及阴道检查发现胎儿为臀位或横位。臀位时，腹部检查子宫呈纵椭圆形，子宫底部可触到圆而硬、按压有浮球感的胎头。耻骨联合上方可触到软、宽而不规则的胎臀。横位时，子宫呈横椭圆形，胎头在母体腹部一侧触及，耻骨联合上方较空虚。

（2）本病一般须排除骨盆狭窄、畸形及胎儿发育异常等原因导致的胎位异常，可通过产检来鉴别。

【临床治疗】

（一）针刺技术

1. 电针

取穴：至阴。

操作：仰卧屈膝体位，放松腰带，常规消毒后，刺入双侧至阴，针柄接电针仪，电流强度 1～3 mA，采用疏密波或连续波，频率 4 Hz/20 Hz，以患者能耐受为度，每日治疗 1 次，每次治疗 20～30 分钟。

2. 针灸并用

取穴：至阴、合谷、三阴交。

操作：施术部位常规消毒，针刺双侧合谷、三阴交，行提插捻转法至患者有酸胀感为度。点燃两根艾条，于患者双侧至阴，施以鹊啄灸法，以患者至阴有灼热感而无灼痛为宜。每日 1 次，每次 20～30 分钟。

（二）艾灸技术

1. 悬起灸

主穴：至阴。

配穴：气血亏虚配足三里、肾俞；肝郁气滞配太冲、肝俞。

操作：将艾条点燃后，对准至阴进行温和灸或雀啄灸，每次 15～20 分钟，每日 1～2 次，灸至胎位转正。

2. 麦粒灸

主穴：至阴。

配穴：气血虚弱配足三里、肾俞；肝郁气滞配肝俞。

操作：将艾绒捏制成形似麦粒的艾柱，置于相应部位施灸，患者感到灼热后即可迅速捏掉。每日灸 3～5 壮，连续施灸 3 日后复查，灸至胎位转正。

3. 隔姜灸

取穴：至阴。

操作：医者将生姜切成直径为 2～3 cm，厚约 0.25 cm 的薄片，中间刺以数孔；将适宜的艾柱放在姜片上点燃，再把姜片放在一侧至阴穴上施灸。灸至患者感觉疼痛较为剧烈时（不要灸至起水泡），即移放至另一侧至阴。如此反复灸双侧至阴，待艾柱燃尽，即为1壮，共灸3壮。

4. 温针灸

取穴：至阴。

操作：取双侧至阴，斜刺向上进针2～3 mm，用平补平泻手法中等强度刺激，有针感后取艾柱置于针柄上点燃，使局部温热舒适为宜，共温灸3壮。此法将针刺与艾灸结合应用，又名"传热灸"，刺激较强，感应明显，适合于妊娠38周以后仍胎位不正者。

5. 艾灸结合点按穴位

取穴：至阴、三阴交。

操作：艾条灸和拇指掐至阴交替进行10分钟，艾条灸和拇指按揉三阴交交替进行5分钟，点穴用中度刺激量，以患者能耐受为度，艾条灸以温和灸为宜。双下肢交替进行，每穴治疗15分钟，每日2次。

（三）耳针技术

取穴：子宫、内分泌、皮质下、交感、肝、脾。

操作：耳郭皮肤消毒后，用耳穴探测器在选定耳穴区上找出患者最敏感的部位作为治疗点，将王不留行籽耳贴敷贴于所取的耳穴上，间断按压已贴好的穴位，每次按压间隔约0.5秒，每次每穴点压20～30下，点压用力不宜过重，使之产生轻度痛胀感，以胀而不剧痛，略感沉重刺痛为宜。嘱孕妇每天按上述要求自行按压4次，按压时放松裤带。

（四）穴位贴敷技术

取穴：至阴、命门、肾俞、三阴交。

操作：取新鲜老姜捣烂成泥状，加水和甘油调成膏状，制成大小适宜的穴位贴，敷贴于穴位，用胶布固定，引起局部充血发热。每次贴敷2小时，贴敷时密切观察患者皮肤的情况，如发现皮肤发痒或疼痛及时取下。贴敷3日后行腹部B超检查胎位情况，如未转正者可继续贴敷2～3次后复查。

四、卵巢早衰

【概述】

卵巢早衰是指月经初潮年龄正常或青春期延迟，第二性征发育正常的女性，在40岁之前出现的4个月以上的高促性腺激素性卵巢功能衰竭。临床表现为闭经、月经量少，并伴见不同程度的绝经前后症状，如潮热盗汗、性欲减退、阴道干涩、失眠、头发稀疏等症状，因与生理性绝经相似，也称为早期绝经。

西医学认为卵巢早衰与遗传、自身免疫功能异常、酶缺陷、医源性损伤等有关。

【诊断标准】

(一) 中医证候诊断

具体要点如下。

年龄在 40 岁以前，月经停闭，或月经稀发，经量减少，或出现不规则子宫出血。伴有烘热汗出；情志改变、失眠等绝经过渡期症状。

1. 肝肾阴虚证　可见月经周期延后，量少色红，或闭经，兼见腰膝酸软，五心烦热。

2. 肾虚肝郁证　月经周期延后，量少色暗，夹有血块或闭经，兼见腰膝酸软，精神抑郁。

3. 气血虚弱证　月经周期延后，量少色淡，或闭经，兼见头晕眼花，心悸气短等症。

4. 脾肾阳虚证　可见月经周期延后，量少色淡，或闭经，腰膝酸软，带下清冷，腹中冷痛，五更泄泻。

5. 肾阴阳两虚证　可见月经延后或停闭不行，兼见烘热汗出，腰背冷痛，头晕耳鸣，带下清冷、小便频数等症。

(二) 西医诊断

具体要点如下。

(1) 主要表现为 40 岁以前发生闭经，并伴有潮热、出汗、情绪改变等雌激素缺乏的症状。

(2) 临床可通过查性激素五项以明确诊断。一般还须排除多囊卵巢综合征所引起的闭经，可通过垂体兴奋试验进行鉴别。

【临床治疗】

(一) 针刺技术

取穴：神庭、本神、百会、关元、足三里、三阴交、子宫、太溪、太冲。

操作：头部的神庭、本神和百会，平刺进针，得气后施平补平泻法；腹部的关元、子宫，直刺进针，重插轻提，施补法；足三里，直刺进针，得气后重插轻提，施补法；三阴交，斜刺进针，气至为度，找寻触电感，出现触电感后留针；太溪，直刺进针，重插轻提，施补法；太冲，直刺进针，重插轻提，施补法。

(二) 艾灸技术

1. 悬起灸

取穴：肾俞、足三里、关元。

操作：燃烧端对准施灸部位，距离以患者温热舒适为度。也可采用雀啄灸，将艾条点燃端对准施灸部位皮肤，像鸟啄食一样上下移动，活动施灸。每穴施灸 15～20 分钟，至皮肤出现红润为度。

2. 热敏灸

部位：肾部足太阳膀胱经两外侧线以内，膈腧穴和肾腧穴两水平线之间。

操作：患者取俯卧位，充分暴露腰背部，用两支艾条于背部足太阳膀胱经两外侧线以内、膈俞穴和肾俞穴两水平线之间的区域，自内向外的热敏化腧穴进行艾灸治疗。在探查到的热敏化腧穴中，选取热敏化现象最为明显的穴位，以色笔标记进行悬灸，每隔2分钟掸灰（时间不超过10秒），并调整艾条与皮肤距离，保持足够热度，以发热、扩热、传热和非热感觉等腧穴化热敏化现象为标准，对已探查出的热敏穴逐个悬灸。每次治疗时间，以上述区域腧穴直到扩热、透热或感传现象消失，为一次施灸剂量。

3. 雷火灸

取穴：足三里、关元、子宫。

操作：腧穴皮肤常规消毒，点燃雷火灸艾条一端并放进专用灸具中，于施灸部位皮肤的上3～5cm处固定，予温和灸操作。施灸过程中，密切关注患者主观感觉，随时进行调整。以局部有温热感而无灼痛为宜，灸至局部皮肤红润为度。每次每穴施灸时间不少于15分钟。

4. 温针灸

取穴：关元、足三里。

操作方法：常规消毒针刺部位后，直刺进针，获得针感后留针，留针时运用温针法。施灸前，用硬纸板遮盖局部皮肤，然后将一段直径1.5cm、长约2cm的无药艾条点燃后穿置于针柄，使热力通过针身传入体内，直到艾条燃尽为止，温针灸30分钟后起针。

5. 隔姜灸

取穴：肾俞、八髎。

操作：施灸部位常规消毒后，涂抹生姜汁，将生姜切成直径2～3cm，厚约0.25cm的薄片，中间刺以数孔；将适宜大小的艾柱放在姜片上点燃施灸。若患者感觉灼热疼痛不能忍受时，可用镊子上下移动姜片，灸至局部皮肤潮红为度，待艾柱燃尽，即为1壮，每次共灸3壮。

（三）耳针技术

1. 耳穴压丸法

取穴：卵巢、子宫、内分泌、肝、肾。

操作：耳郭常规消毒后，将王不留行籽置于0.5cm×0.5cm的胶布上，用镊子送至耳穴，对准穴位贴压，稍加压力按压片刻，使患者感到酸、胀、麻、热，并嘱患者每日自行按压所贴穴位3～5次，每次每穴按压时间不得少于20秒，以耳郭发热为度。

2. 耳穴针刺法

取穴：内生殖器、内分泌、肝、肾。

操作：针刺耳穴时，每次针刺单侧耳郭，双耳交替针刺。毫针直刺0.1～0.2寸，只捻转不提插，平补平泻，得气为度。避免针刺深度过深，刺穿耳郭。耳穴留针时间为整个针刺过程总时长，约 40 分钟，留针过程中行针 1 次。

（四）穴位埋线技术

主穴：内关、足三里、关元、三阴交。

配穴：肾俞、脾俞、气海、胃俞、子宫、命门、阴交、中极、关元俞、次髎、丰隆等。

操作：腧穴皮肤常规消毒后，用无菌镊子取一段适当长度的羊肠线从注射针头前端穿入，后接针芯，左手按压穴旁绷紧皮肤，右手将注射针从穴位处刺入，按患者体型，掌握好深度、方向，然后边退针边推针芯，将羊肠线埋入穴位，检查羊肠线无外露后，用无菌棉球按压止血，最后用无菌创可贴外贴。

五、多囊卵巢综合征

【概述】

多囊卵巢综合征是一种以高雄激素血症、排卵障碍以及多囊卵巢为特征的病变。临床表现为月经失调、不孕、男性化表现（多毛、痤疮）、肥胖、黑棘皮病、卵巢增大、内分泌改变等。中医学认为，多囊卵巢综合征的病因，多因禀赋不足、饮食失调、情志不畅所致，与肾、肝、脾三脏功能失调，及痰湿、肝郁、脾虚、血瘀等因素密切相关。

西医学中，多囊卵巢综合征作为一种临床表现高度异质的疾病，包括轻症患者，有严重生育障碍、内分泌及代谢紊乱的患者，均可参照本节治疗。

【诊断要点】

（一）中医证候诊断

具体要点如下。

1. 肾虚证 可见月经迟至，月经周期延长，量少色淡质稀，渐至经闭，或月经周期紊乱，淋漓不净，或婚久不孕，伴腰酸腿软，头晕耳鸣等症。

2. 气滞血瘀证 可见月经周期延后，经色暗红，渐至闭经，或婚久不孕，伴乳房胀痛，小腹胀痛拒按，胸胁胀痛等症。

3. 痰湿闭阻证 可见月经周期延后，量少色淡，渐至闭经；或婚久不孕，伴带下量多，胸闷呕恶等症。

4. 肝经湿热证 可见月经稀发，月经量少或闭经，或经期紊乱，婚久不孕，伴经前乳房胀痛，大便秘结。

（二）西医诊断

具体要点如下。

（1）患者主要表现为月经稀发、闭经或不规则出血，并伴有高雄激素临床表现、高雄激素血症或超声下显示为多囊卵巢。

（2）临床上一般须排除卵泡膜细胞增殖症、肾上腺皮质增生或肿瘤、分泌雄激素的卵巢肿瘤、垂体催乳素腺瘤等疾病，必要时可予以促肾上腺皮质激素（ACTH）兴奋试验、超声、CT 或 MRI 进行鉴别。

【临床治疗】

（一）针刺技术

1. 常规针刺

主穴：三阴交、大赫、归来、关元、中极。

配穴：经后期（卵泡期）取足三里、肾俞、肝俞、脾俞、太溪；经间期（排卵期）取合谷、血海、地机、膈俞、次髎；经前期（黄体期）取气海、血海、足三里、肾俞、子宫。

操作：腧穴皮肤常规消毒后，快速进针。膈俞、肝俞、脾俞约呈 45°角向内斜刺 15 mm，合谷、太溪直刺约 15 mm，余穴直刺约 30 mm，出现酸麻胀等得气感后留针。

2. 董氏奇穴

取穴：妇科、还巢、天皇、人皇。

操作：针刺部位常规消毒后，毫针贴于骨旁进针，捻转产生酸、胀、麻、痛等得气反应，其后留针 30 分钟，留针其间，不行针维持气感，不做补泻手法。

（二）艾灸技术

1. 温和灸

取穴：关元、气海、三阴交、神阙。

操作：施灸前，让患者俯卧位，充分暴露施灸部位，点燃艾条对准患者穴位处予以温和灸，艾条点燃端距患者皮肤 2～3 cm，以患者局部的皮肤有温热感而无灼痛感为适宜。每次每穴灸 15～20 分钟，以局部皮肤红晕为适宜。每次治疗开始时间为经前 7 天，每日 1 次。

2. 热敏灸

取穴：子宫、中极、神阙、气海、关元、三阴交、足三里。

操作：将艾条一端点燃，在所选腧穴附近距离皮肤 3 cm 左右往返或者回旋施灸，持续时间 1～3 分钟，继而以雀啄灸探查热敏化腧穴，当患者感到热感从施灸局部由表面向深部透热、循经传热、其他舒适感等感传时，即为产生腧穴热敏；随后在距离皮肤 3～5 cm 处对准热敏化腧穴保持温和灸，直至感传现象消失、局部皮肤出现灼痛感为止，即达到饱和灸量。每日治疗 1 次，连续治疗 3 个月经周期。

3. 雷火灸

取穴：天枢、归来、中脘、关元、中极、足三里、三阴交、次髎、脾俞、肾俞。

操作：首先将毛巾铺于患者下肢、腹部或背部，将长为 10 cm 的雷火灸点燃后放入特制艾灸盒中，先将灸盒置于天枢、归来、中脘、关元、中极、足三里处，于灸盒顶部盖上另一条毛巾，并确保火头距离施灸处约 5 cm。替换治疗三阴交、次髎、脾俞、肾俞，两组各 15 分钟，5 天治疗 1 次，1 个月为 1 个疗程。

4. 温针灸

取穴：肝俞、肾俞、子宫、气海、关元、三阴交、足三里、太冲。

操作：消毒进针部位使用平补平泻法，针刺得气后，在针柄上穿长 1.5 cm 的艾柱，点燃艾柱施灸。施灸前，用硬纸板遮盖局部皮肤，以防烫伤。待其燃烧完毕后，将针拔出。月经前 1 周开始治疗，经期停止治疗，月经后第 5 天开始治疗 7 天。

5. 隔盐灸

取穴：神阙。

操作：患者平卧于治疗床上，医者用干燥的食用盐将患者神阙处填满，并高出肚脐约 5 mm，在脐周形成直径为 3 cm，高 5 mm 的圆柱。医者将艾绒手工制作成直径 1.5 cm，高 1 cm 的艾柱，将艾柱点燃后放于神阙处施灸，每炷燃尽后取走换下一炷，共燃 9 炷，每次治疗 30 分钟。

6. 督灸

取穴：大椎、命门、腰俞。

操作：患者取俯卧位，充分暴露背部，穴位处常规消毒后，分别在穴位处涂抹督灸粉，然后贴敷督灸贴，贴敷时间为 6 小时，患者如有不适，可适当缩短贴敷时间。

（三）耳穴技术

取穴：肝、肾、脾、内分泌、下丘脑、三焦、卵巢、子宫。

操作：先用耳穴探测器在耳郭上进行探测，寻找阳性反应点。耳郭常规消毒后，辅助手固定耳郭，操作手用镊子夹持有王不留行籽的胶布，对准耳穴以及阳性反应点进行贴压。耳穴贴压时要逐渐在穴位处施加压力，刺激强度依患者个人对疼痛忍受程度而定。嘱患者自行按压，每穴按压 20 次，每日按压 4 次。每隔 3～5 天换 1 次，每次贴一侧，双耳交替治疗。

（四）穴位注射技术

取穴：关元、气海、子宫、三阴交、中极。

操作：注射开始时间为患者经期第 5 天，每天采取 2 个穴位进行注射，注射剂量为 75 IU，使用生理盐水将促尿性激素稀释至 2 ml，选取 2 个穴位，穴位处皮肤常规消毒后，缓慢进针，回抽无血液后，每穴分别注射 1 ml，拔针后迅速按揉针孔止血；患者经期第 10 天进行 B 超进行检测，根据检测结果调整剂量。当卵泡发育成熟时注射人绒毛膜促性腺激素，促进患者排卵。

六、带下病

【概述】

带下病是中医独有的病名，是种较为常见、多发的妇科病，指妇女阴道内流出的黏腻或清稀液体的量明显增多，色、质、气味等出现异常，或伴局部甚至全身症状的病症。中医认为，本病的发生与感受湿邪、饮食不节、劳倦体虚等因素有关。基本病机是湿邪阻滞，任脉不固，带脉失约。

西医学中，阴道炎、宫颈炎、盆腔炎等疾病出现以白带增多为主要表现者，可参考本节治疗。

【诊断要点】

(一) 中医证候诊断

具体要点如下。

1. 带下过多

(1) 脾虚证：带下量多，色白，质地稀薄，如涕如唾，无臭味；伴面色萎黄或㿠白，神疲乏力，少气懒言，倦怠嗜睡，纳少便溏；舌体胖质淡，边有齿痕，苔薄白或白腻，脉细缓。

(2) 肾阳虚证：带下量多，色淡，质清稀如水，绵绵不断；面色晦暗，畏寒肢冷，腰背冷痛，小腹冷感，夜尿频，小便清长，大便溏薄；舌质淡，苔白润，脉沉迟。

(3) 阴虚夹湿证：带下量较多，质稍稠，色黄或赤白相兼，有臭味，阴部灼热或瘙痒；伴五心烦热，失眠多梦，咽干口燥，头晕耳鸣，腰酸腿软；舌质红，苔薄黄或黄腻，脉细数。

(4) 湿热下注证：带下量多，色黄或呈脓性，气味臭秽，外阴瘙痒或阴中灼热；伴全身困重乏力，胸闷纳呆，小腹作痛，口苦口腻；小便黄少，大便黏滞难解；舌质红，舌苔黄腻，脉滑数。

(5) 热毒蕴结证：带下量多，色黄绿如脓，或五色杂下，质黏稠，臭秽难闻；伴小腹或腰低胀痛，烦热头昏，口苦咽干，小便短赤或色黄，大便干结；舌质红，苔黄腻，脉滑数。

2. 带下过少

(1) 肝肾亏损证：带下量少，甚至全无，无臭味，阴部干涩或瘙痒，甚则阴部萎缩，性交涩痛；头晕耳鸣，腰膝酸软，烘热汗出，夜寐不安，小便黄，大便干结；舌红少津，少苔，脉沉细。

(2) 血瘀津亏证：带下量少，阴道干涩，性交疼痛；精神抑郁，烦躁易怒，小腹或少腹疼痛拒按，胸胁、乳房胀痛，经量少或闭经；舌质紫暗，或舌边瘀斑，脉弦涩。

(二) 西医诊断

具体要点如下：

1. 带下过多

(1) 病史：妇产科术后感染史，盆腔炎性疾病史，急、慢性宫颈炎病史，各类阴道炎病史，房事不节 (洁) 史。

(2) 症状：带下量多，色白或黄，或赤白相兼，或黄绿如脓，或混浊如米泔；质或清稀如水，或稠黏如脓，或如豆渣凝乳，或如泡沫状；气味无臭，或有臭气，或臭秽难闻；可伴有外阴、阴道灼热瘙痒，坠胀或疼痛，或伴尿频、尿痛等症状。

(3) 妇科检查：可见各类阴道炎、宫颈炎、盆腔炎性疾病的体征，也可发现肿瘤。

(4) 辅助检查：①实验室检查见阴道炎患者阴道分泌物检查清洁度Ⅲ度或以上，或可查到滴虫、假丝酵母菌及其他病原体；急性或亚急性盆腔炎，血常规检查白细胞计数增高。必要时可行宫颈分泌物病原体培养、病变局部组织活检等。②B超检查见对盆腔炎性疾病及盆腔肿瘤有意义。

2. 带下过少

（1）病史：有卵巢早衰、双侧卵巢切除术后、盆腔放射治疗后、盆腔炎性疾病、反复人工流产术后、产后大出血，或长期使用抑制卵巢功能的药物等病史。

（2）症状：阴道分泌物过少，阴道干涩，甚至阴部萎缩；或伴性欲低下，性交疼痛；烘热汗出，心烦失眠；月经错后，经量过少，甚至闭经。

（3）妇科检查：阴道黏膜皱褶减少，阴道壁菲薄充血，分泌物极少，宫颈、宫体或有萎缩。

（4）辅助检查：①实验室检查见性激素测定，可见雌二醇（E_2）明显降低，促卵泡生成素、促黄体生成素升高；②B超检查见可见双侧卵巢缺如或卵巢体积变小，或子宫萎缩，子宫内膜菲薄。

【临床治疗】

（一）针刺技术

主穴：带脉、中极、白环俞、三阴交、阴陵泉。

配穴：肾虚不固配关元、肾俞；脾虚湿盛配气海、足三里、脾俞；湿热下注配水道、次髎、行间。

操作：腧穴皮肤常规消毒后，毫针针刺，带脉用平补平泻法，其余主穴用泻法。所有穴位均留针30分钟，每隔10分钟运针1次，每次运针10秒，针刺强度以患者能够耐受为宜。

（二）艾灸技术

1. 热敏灸

取穴：腰阳关、次髎、关元、子宫、三阴交、阴陵泉。

操作：嘱患者取合适体位，行回旋灸1～3分钟温通局部气血，继以雀啄灸1～2分钟加强施灸部位的热敏化程度，循经往返灸2～3分钟疏通经络，激发经气。再施以温和灸发动灸性传感、开通经络。当患者出现透热、扩热、传热、局部不热（或微热）远部热、表面不热（或微热）深部热，施灸部位或远离施灸部位产生酸、胀、压、重、痛、麻、冷等非热感觉，则表明该腧穴已发生热敏化。随后在距离皮肤3～5 cm处对准热敏化腧穴保持温和灸，直至感传现象消失、局部皮肤出现灼痛感为止，即达到饱和灸量。

2. 十字灸

部位：腹部。

操作：暴露腹部，施灸部位常规消毒，再涂抹适量姜汁，将灸疗粉填满神阙后再均匀撒在施灸部位使其成十字，然后将2张桑皮纸十字交叉覆盖在灸疗粉上，将备好的姜泥铺在桑皮纸上呈梯形，在姜泥中间压一凹槽并将橄榄状艾柱放置在凹槽中，摆成长条状，点燃上中下3点，待其自燃自灭，连灸3壮约1小时。施灸结束后将姜泥、艾灰和灸粉移除，用温热的湿毛巾清理干净。

（三）拔罐技术

部位：背部两侧膀胱经。

操作：患者俯卧位，充分暴露背部，首先使用闪罐法，将1个火罐吸附在肺俞上，自上而下，同时另1个火罐吸附在对侧肾俞上，自下而上，在背部两侧膀胱经分别闪罐5个来回。其次使用走罐法，沿督脉及膀胱经两侧自上而下，走罐各5次。再者使用抖罐法，从大椎开始，沿脊背部左右抖动火罐，从上到下，注意幅度不宜过大，患者耐受为度。最后选择患者大椎、肺俞、脾俞、肾俞各留罐5分钟。

（四）中药灌肠技术

药物：败酱草30 g、紫花地丁20 g、三棱20 g、莪术20 g、延胡索15 g、桃仁15 g、香附20 g、川楝子20 g。

操作：在患者月经干净后的第5天开始治疗，将上述中药以水煎至150 ml，温度在40℃左右，将导尿管从肛门插入，深度在15 cm以上，插入之前应将圆头端蘸少许石蜡油以起到润滑的作用，然后缓慢推入药液，以患者感觉下腹舒适、温暖、无便意为宜，保留灌肠液2小时以上。每日灌肠1剂，每天治疗1次。治疗2个疗程后，观察疗效。

（五）中药熏洗技术

药物：没药10 g、秦艽8 g、木瓜12 g、川乌6 g、党参6 g、败酱草6 g、红花5 g、浮香6 g、防风10 g、草乌10 g、丹参6 g、当归6 g、赤芍10 g、蒲公英10 g。

操作：将上述药物加水2 000～3 000 ml，水煎20分钟，过滤留汁去渣，趁热熏洗会阴部；待药汁温度适宜后，用剩余药液充分冲洗会阴处。每日1剂，每剂熏洗1～2次。

七、小儿疳积

【概述】

小儿疳积，即小儿疳证，是多种因素引起的慢性疾病。"疳"字有两层含义：一是"疳者，甘也"，小儿疳积的病因主要在于过食肥甘厚腻之物；二是："疳者，干也"，形容本病的临床表现为形体干瘪羸瘦、面色萎黄，毛发焦枯，肢颈细小等。中医认为本病与喂养不当、饮食失调、先天禀赋不足、感染虫积等因素有关，基本病机为脾胃受损、气血津液消亡。小儿疳积各种年龄段均可发病，一般多见于5岁以下婴幼儿。

西医学中，小儿严重营养不良（蛋白质-能量营养不良）、佝偻病、慢性腹泻、肠道寄生虫等疾病出现以本病主症为主要临床表现者，可参考本节治疗。

【诊断要点】

（一）西医诊断

诊断要点如下。

（1）体重不增或减轻，腹部皮下脂肪逐渐消失，身高低于正常，食欲低下。

（2）皮肤松弛，失去弹性；或肌肉松弛、萎缩。

（3）情绪异常，或烦躁，或淡漠。

（4）可同时伴有贫血、各种维生素缺乏症和营养不良性水肿。

（5）机体抵抗力低下，易感染。

（6）本病一般须排除原发性肺结核、寄生虫病所导致的形体消瘦，必要时可通过血常规、粪便常规、胸部 X 线明确诊断。

（二）中医证候诊断

具体要点如下。

1. 疳气证　形体略见消瘦，乏力，食少纳呆，夜卧不安，面色少华，毛发稀疏。

2. 疳积证　形体明显消瘦，肚腹鼓胀，甚则青筋暴露，时有腹痛，面色萎黄，毛发稀疏结穗，或大便酸臭夹有不消化食物或下虫，或嗜食异物。

3. 干疳证　形体极度消瘦，皮肤干瘪起皱，大肉已脱，腹凹如舟，呈老人貌，毛发干枯，面色无华，精神萎靡，啼哭无力，纳羌。

【临床治疗】

（一）针刺技术

1. 常规针刺

（1）疳气证。

取穴：太冲、章门、胃俞、脾俞、足三里、四缝。

操作：毫针常规针刺 30 分钟，对婴幼儿采取速刺不留针。

（2）疳积证。

取穴：下脘、天枢、三阴交、中脘、足三里、四缝。

操作：毫针常规针刺 30 分钟，对婴幼儿采取速刺不留针。

（3）干疳证。

取穴：神阙、气海、膏肓、脾俞、足三里、四缝。

操作：毫针常规针刺 30 分钟，对婴幼儿采取速刺不留针。

（二）放血技术

1. 皮肤针疗法

取穴：脾俞、胃俞、夹脊穴。

操作：施术部位常规消毒。操作时以右手拇指、中指、无名指握住针柄，示指伸直压在针柄上面，针头对准皮肤扣刺，运用腕部弹力，使针尖扣刺皮肤后，立即弹起，如此反复扣刺。频率约为 60 次/分；每穴叩刺时间为 1～2 分钟，叩刺面积约直径 2 cm。叩刺至局部皮肤潮红微微渗血为度，结束后用无菌干棉签擦净，并用无菌棉签蘸取 75％酒精消毒，预防感染。

2. 三棱针疗法

取穴：四缝。

操作：施术部位常规消毒后，右手持三棱针分别点刺患儿食、中、无名指及小指近端指关节掌面 2～3 mm 深，刺后用手挤出血滴，阳性反应小儿刺后用手可挤出黄色或白色黏液，用手挤直到不再有黄白色黏液挤出为止。然后用消毒干棉球按压针孔 2 分钟，若仍有出血，应适当延长按压时间。注意合并脑与内脏器官急重症、出血性疾病及传染病的患儿，以及有严重精神疾患的儿童不宜使用。

（三）推拿技术

1. 补脾土　顺时针旋推患儿拇指末节螺纹面，300 次。

2. 揉板门　施术部位为患儿的大鱼际平面的中点处，医者用拇指或示指按揉操作。板门推向横纹，即患儿的拇指根部与腕横纹一直线，以医者右手拇指桡侧直推，150 次。

3. 清肝经　拇指罗纹面着力，从患儿示指指根方向向指尖方向直推，300 次。

4. 揉足三里　拇指按揉患儿足三里穴，300 次。

5. 摩腹　露出患儿腹部皮肤，检查腹部皮肤是否有红疹或损伤，若有，则停止摩腹。摩腹的主要部位以肚脐为中心，以天枢穴、气海穴以及中脘穴为主要摩腹穴位。医者取适量的按摩乳液于掌心，双手掌来回相互摩擦数次后，在神阙穴上热敷一会，然后交互轻压患儿腹部 3 圈，其次将左或右手除大拇指外的其他 4 个手指的指腹置于患儿腹部，按照上述腹部主要穴位，先顺时针摩腹，用腕部的力量沿"中脘穴-天枢穴-气海穴-天枢穴"做环形摩动，穴位区按摩的时间稍微长一点，摩至腹壁微红或患儿感腹部透热为度；再按逆时针方向做相同手法的摩腹。重复操作 150 次。

6. 捏脊　长强至大椎，以两手示指横压在长强穴部同时以两手拇指与示指合作，将皮肤肌肉提起，交替向上推捏至大椎穴为 1 次，连续推捏 5 次。为加强手法效应，从第 3 遍时开始采用三步一提法，即每捏捻 3 次，便停止前行，用力向上提拉 1 次。推捏过程中重提大椎、脾俞、胃俞。

（四）穴位贴敷技术

药物：

（1）疳积散。苦杏仁、桃仁、栀子、大枣、芒硝各 20 g，共研细末备用。每晚睡前取药末 20 g，加葱白 7 根，黄酒 2 滴，鸡蛋清适量调匀，捏成圆形药饼。

（2）消疳敷膏。胡黄连、玄明粉、白胡椒、大黄、栀子等共研细末。另将桃仁、苦杏仁、使君子仁置乳钵中边研边加上述药粉，调成稠膏状，灭菌即可。

取穴：神阙。

操作：先将已制备好的药物置于医用胶布粘面正中，再对准穴位粘贴。每周治疗2～3次。

（五）割治技术

部位：鱼际。

操作：施术部位常规消毒后，2% 利多卡因局麻，用 11 号手术刀纵行切开 0.3～0.5 cm 的切口，暴露皮下脂肪后，以纹氏止血钳剥离切口并摘取皮下脂肪少许，边操作边按压止血，用无菌纱布覆盖包扎固定。注意施术部位不要沾水，防止感染。

八、小儿遗尿

【概述】

小儿遗尿，是指 5 周岁以上的小儿夜间长时间睡眠时，发生间断性尿控制失常，醒后方觉，每周 2 次以上，并持续 3 个月以上的一种病证，在中医学中属于"遗溺"的范畴。中医认为，本病的发生主要与肾气不固、脾肺气虚、心肾不交等因素相关，因膀胱失约而致遗尿。小儿遗尿多见于 10 岁以下的儿童，有明显的家族遗传倾向。

现代医学将小儿遗尿症分四种类型，包括原发性、继发性、单纯性以及复杂性，其中原发性单纯性遗尿症可参考本节治疗。

【诊断要点】

(一) 西医诊断

具体要点如下。

(1) 主要症状：不能从睡眠中醒来而反复发生无意识排尿行为；睡眠较深，不易唤醒。

(2) 发作频率：3～5 岁，每周至少有 5 次遗尿，症状持续 3 个月；5 周岁以上，每周至少有 2 次遗尿，症状持续 3 个月，或者自出生后持续尿床，没有连续 6 个月以上的不尿床期。

(3) 实验室检查：尿常规、尿细菌培养未见异常，泌尿系统 B 超或可见膀胱容量小，腰骶部核磁共振检查或 X 线检查或可见隐性脊柱裂。

(4) 需与泌尿系感染、糖尿病、泌尿系畸形、尿崩症、神经源性膀胱、脊髓病变等病种鉴别。

(二) 中医证候诊断

具体要点如下。

1. 下元虚寒证　以夜间遗尿为主，熟睡不易叫醒，天气寒冷时加重，小便清长，面色少华，形寒肢冷，腰膝酸软，舌质淡、苔薄白或白滑，脉沉细或沉弱。

2. 肺脾气虚证　以夜间遗尿为主，小便清长，可伴有白天尿频，感冒后遗尿加重，自汗、动则多汗，面色少华或萎黄，神疲倦怠，少气懒言，纳呆，大便溏薄，舌质淡或胖嫩、苔薄白，脉弱或细弱。

3. 脾肾两虚证　时有睡中遗尿，熟睡不易叫醒，尿清长，进食冷饮后遗尿加重，白天或有小便失禁，精神紧张时小便次数增多，自汗、动则多汗，面色萎黄或㿠白，神疲乏力，纳呆，大便溏薄，舌质淡、舌苔白，脉沉迟无力。

4. 心肾不交证　以夜间遗尿为主，夜寐难醒，五心烦热，性情急躁，多动少静，注意力不集中，记忆力差，形体消瘦，夜卧不安，多梦、呓语，易哭易惊，盗汗，舌质红、舌苔少，脉细数或沉细数。

【临床治疗】

（一）针刺技术

常规针刺

主穴：百会、神门、关元、气海、中极、三阴交、肾俞、膀胱俞。

配穴：下元虚寒证加命门、水道、三焦俞；脾肾两虚证加足三里、脾俞；肺脾气虚证加肺俞；心肾不交证加内关、遗尿点。

操作：患儿首取仰卧位，浅刺前面腧穴，留针10分钟；次取俯卧位，针刺后面腧穴，留针10分钟。

（二）艾灸技术

1. 雀啄灸

取穴：关元、中极、三阴交、肾俞、膀胱俞。

操作：点燃艾条，将其悬于施灸部位之上，像鸟雀啄食一样，艾条一起一落，忽近忽远，上下移动。同时将另一手示指、中指置于施灸穴位上，以此来感知患儿的受热情况，随时调整艾火与皮肤的距离。以局部皮肤红晕、嘴唇红润为度，防止患儿烫伤。每穴3～5分钟。

2. 温针灸

取穴：关元、中极、三阴交、肾俞、膀胱俞、脾俞，可分为两组，交替使用。

操作：腧穴皮肤常规消毒，毫针快速刺入腧穴，采用平补平泻法，得气后，留针在适当的深度。选取3个腧穴，把事先准备好的中间带孔的小硬纸片放在针刺部位四周，将艾条剪为约2 cm长，一端用粗大锐器扎孔并点燃，将已点燃的艾条插到针柄上，等艾条燃尽，接着续上一段艾条，等两段艾条都燃尽，拿掉艾灰，拿走纸片，出针。

3. 隔姜灸

取穴：关元、中极、三阴交、肾俞、膀胱俞、脾俞。

操作：将新鲜生姜切成适宜大小的片状。姜片中心以针刺数孔。将艾绒揉成适宜大小的艾柱。将姜片放在相应腧穴上，再将艾柱放在姜片上，待艾柱燃尽，更换艾柱继续施灸，一般施灸时间为15～20分钟。以患儿操作处皮肤轻微发红为度。若患儿感皮肤灼热刺痛时，可上下左右移动1～2 cm。

（三）推拿技术

部位：头部、手部、腹部、背部、下肢部。

操作：

1. 头部操作 医者用拇指蘸少许滑石粉，按揉患者百会约3分钟。拿五经、扫散胆经、提拿头皮，各3～5遍。

2. 手部操作 补脾经，医者用左手握患儿左手，同时以拇食二指捏住患儿拇指，使之微屈，用右手拇指自患儿指尖推向拇指根，频率约200次/分，3分钟。补肾经，医者用推法，自患儿掌根推至小指尖，200次/分，3分钟。揉外劳宫，医者用中指或拇指端揉外劳宫，约 2 分钟。

3. 腹部操作　摩腹法，医者手掌自然伸直，腕关节略背伸，将手掌平放于腹部微微施加压力，以肘关节为支点，前臂主动运动，使手掌随同腕关节连同前臂做环形的推摩，以脐为中心先逆时针 200 圈，再顺时针 200 圈（频率约 90 圈/分），每次 10 分钟左右，以腹壁皮肤或微红腹部皮肤感觉温热为度。按揉法，重点按揉神阙、气海、关元，每个穴位约半分钟。

4. 背部操作　采用捏脊法沿着督脉捏拿至大椎穴捏拿六遍，最后一遍时，采用"重提"手法有针对性地刺激背部的脾俞、肾俞、膀胱俞。擦法，医生蘸少许滑石粉于患儿背部，直擦督脉，横擦腰骶部八髎穴，以透热为度。

5. 下肢部操作　医者用拇指按揉患儿双侧足三里、三阴交，每穴约 1 分钟。

（四）穴位注射技术

药物：当归注射液、维生素 B_{12} 注射液、维生素 B_1 注射液。

取穴：关元、足三里、肾俞、膀胱俞，可分为两组，交替使用。

操作：施术部位皮肤常规消毒后，用一次性的 5 ml 注射器抽取注射液 1 ml，快速刺入腧穴，缓慢转动针尖待有酸胀的针感后，回抽一下，如无回血，便可将药液注入。推液宜选择中等或稍慢的速度，注意观察患者推液过程中是否有不适，若有，应立刻停止。每穴各注射 0.5 ml 左右。

（五）穴位贴敷技术

药物：五味子、桑螵蛸、补骨脂各 40 g。

取穴：神阙、肾俞、膀胱俞。

操作：将药物研成粉末，用纱布覆盖制成敷贴，使用时用姜汁调匀，每次 1 贴，用辅料外敷脐部，晨起取下。

第四章　皮外科疾病

一、痤疮

【概述】

痤疮是毛囊及皮脂腺的一种慢性炎症性皮肤病，表现为皮肤丘疹、脓疱、结节、囊肿、黑白头粉刺等，青春期多见，俗称"青春痘"。中医学上属于"肺风""粉刺"范畴。其发生多与先天禀赋、过食辛辣厚味、冲任不调等因素有关。一般所有年龄段均可患病，但以青春期多见。

西医学中，玫瑰痤疮、脂溢性皮炎、青春痘等疾病，均可参考本节治疗。

【诊断要点】

(一) 中医证候诊断

具体如下。

(1) 肺经风热者，可见丘疹色红，粉刺焮热。

(2) 肠胃湿热者，疹红肿疼痛，或有脓疱。

(3) 痰湿瘀滞者，可见囊肿、结节、脓肿。

(二) 西医诊断

依据皮损性质将痤疮分为 3 度、4 级。

轻度（Ⅰ级）为仅有粉刺。

中度（Ⅱ级）为除粉刺外，还有炎性丘疹。

中度（Ⅲ级）为除粉刺、炎性丘疹外，还有脓疱。

重度（Ⅳ级）为除粉刺、炎性丘疹、脓疱外，还有结节、囊肿或瘢痕。

本病好发于面部、胸背上方，有黑头粉刺，丘疹、脓疱、凹陷小疤痕，一般不难诊断。

【临床治疗】

(一) 针刺技术

1. 常规针刺

主穴：阿是穴、四白、颧髎、肺俞、大椎、曲池、内庭。

配穴：肺经郁热证配伍鱼际、尺泽；脾胃湿热证配伍阴陵泉、丰隆；冲任不调证配伍公孙、三阴交；便秘配足三里、天枢。

操作：毫针常规针刺 30 分钟，泻法。

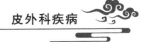

2. 火针

部位：阿是穴。

操作：取阿是穴，即痤疮发生局部，选取每个脓疱顶部中央。嘱患者清洁面部，仰卧，充分暴露面部或胸背部皮损部位。施术者洗手消毒后戴医用外科手套，选穴区皮肤用碘附进行常规消毒，把细火针放在酒精灯外焰，加热到针色变白。医者左手示指、中指轻轻按压皮疹两侧正常皮肤，右手持针迅速垂直刺入脓疱顶部，快进快出。火针深度以针尖透过皮肤病变组织为宜，若为结节，刺入结节中部为宜，囊肿者刺破囊壁时则有落空感，不宜过深，以免损伤肌肤。之后用无菌棉签稍加挤压，使其脓栓、脂栓、脓血从皮损处流出并彻底清除。为减少患者痛苦，施术者需将针稳、快、准地直刺入皮损处，然后快速出针，通常点刺一下即可。施术后嘱患者火针治疗后24小时内皮损处禁用水洗，禁外用化妆品及外用药物。7天治疗1次，4次为1个疗程。

（二）拔罐技术

1. 走罐法

部位：督脉和两侧膀胱经。

操作：施术者双手常规消毒，戴无菌手套，准备好相关物品。患者取俯卧位，充分暴露背部，在皮肤上薄涂一层凡士林。用中号火罐闪火法拔罐，待罐吸拔好后，以一手握住罐底，稍倾斜，以适度的力度将罐具沿督脉和两侧膀胱经第1、2侧线上下来回双手推罐。走罐分两阶段进行，第一阶段为背部第1侧线，从大杼穴至会阳穴，再从会阳穴至大杼穴为1次，第一阶段进行30次；第二阶段即第2侧线，从附分穴至秩边穴，再从秩边穴至附分穴为1次，第二阶段进行30次。注意要用力均匀，根据患者体质及具体病情调整走罐的速度。应以反复推至皮肤潮红或红紫或出丹砂为度。每周1次，4周为1个疗程。

2. 刺络拔罐法

（1）常规刺络拔罐。

取穴：大椎、肺俞、胃俞。

操作：嘱患者俯卧位，局部皮肤常规消毒。用三棱针迅速刺入皮肤3～5次，深度0.2～0.3 mm，点刺力度保持一致。以点刺处为中心，用闪火法将玻璃罐吸拔于治疗部位，拔罐时留罐时间10分钟。每个穴位的放血量1～2 ml。起罐后拿消毒干棉球擦净，再拿碘附擦拭周围血渍再次消毒。每周1次，4周为1个疗程。

（2）耳尖刺络放血。

部位：耳尖。

操作：患者坐位或仰卧位，刺血前按摩需要进行放血的一侧耳尖使其充血，将以穴位为中心直径1 cm范围的皮肤用碘附严格消毒后，操作者进行手部消毒，双手戴无菌橡胶手套，押手固定耳郭，刺手持1 ml一次性无菌注射针点刺耳尖后，轻轻挤压针孔及周围耳郭使其自然出血，每次用消毒棉签轻轻吸取渗出的血滴，共放血5～8滴。施术后用无菌干棉球压迫止血，止血后再次消毒刺血处。待患者休息5～10分钟后操作对侧耳尖。每周治疗1～2次，连续治疗4周。

（3）井穴刺络放血。

部位：少商、商阳。

操作：点刺前对每个穴位略加推摩，使之充血，然后常规消毒，用三棱针迅速点刺，进针 1～3 mm，少商、商阳各放血 7 滴左右。每周治疗 1～2 次，连续治疗 4 周。

（4）背俞穴刺络放血。

部位：取胸 1～12 椎旁开 0.5～3 寸范围内的阳性反应点。

操作：用三棱针挑断皮下部分纤维组织，使之出血少许，每周 1～2 次，连续治疗 4 周。

（三）穴位注射技术

1. 自血穴位注射

取穴：曲池、足三里。

操作：采用仰卧位，患者肘正中静脉处常规消毒，术者使用 5 ml 一次性注射器，由此进针，抽取静脉血约 4 ml。将曲池、足三里严格消毒后，注射针头刺入穴位 0.5～0.8 寸，行针采用提插手法，待穴位获得针感，回抽无血后快速将血注入穴位中，以免血液在针头内凝结而影响注射与吸收。出针后用消毒棉签按压针孔片刻。每周 1～2 次，左右两侧穴位交替，连续治疗 4 周。

2. 药物穴位注射

药物：丹参注射液。

取穴：足三里或曲池（双）。

操作：充分暴露注射部位，用 5 ml 一次性注射器抽取丹参注射液。用 0.5% 碘附对穴位皮肤及术者右手拇、示、中指进行常规消毒，术者用左手拇指、示指撑开周围的皮肤，右手持注射器快速刺入，到达一定深度，得气后行提插泻法，以取得酸胀麻感为宜，回抽无血后便可将药液缓慢注入。每穴注射 1 ml 丹参注射液，双侧取穴，共 2 ml。疗程：每周 1～2 次，4 周为 1 个疗程，共进行 2 个疗程的治疗。

二、带状疱疹

【概述】

带状疱疹，又叫蛇串疮，是以皮肤突发簇集状疱疹，并伴强烈痛感为主症的病证，多呈带状分布。因其疱疹常累如串珠，分布于腰、胁部，状如蛇形，名"蛇串疮"，又称为"蛇丹""缠腰火丹"等。其发生常与情志不畅、过食辛辣厚味、感受火热时毒等因素有关，基本病机是火毒湿热蕴蒸于肌肤、经络。

西医学中，眼部带状疱疹、无疹性带状疱疹、疱疹性角膜炎、疱疹性口炎等疱疹病毒感染性疾病，可参考本节治疗。

【诊断要点】

（一）西医诊断

具体要点如下。

（1）可有较为典型的前驱症状：轻度乏力，低热，纳差等全身症状。

（2）皮损沿脊神经根分布。

（3）患处皮肤先出现成簇水疱。

（4）伴有神经痛，皮损附近伴有淋巴结肿大，老年患者疼痛常较剧烈。

（5）由于本病神经痛显著，易误诊为肋间神经痛、胸膜炎及急性阑尾炎等急腹症，一般需加注意，必要时可检测水痘-带状疱疹病毒（VZV）、单纯疱疹病毒（HSV）抗原或 DNA 以助鉴别。

（二）中医证候诊断

具体如下。

1. 肝经郁热证　水疱饱满，灼热疼痛，伴口苦咽干。

2. 脾虚湿蕴证　可见疱疹色淡，起黄白水疱或渗水糜烂。

3. 气滞血瘀证　疹消后，干燥结痂，刺痛不减或减而不止。

【临床治疗】

（一）针刺技术

1. 常规针刺

针刺治疗带状疱疹以局部取穴和病变相应节段夹脊穴为主。

主穴：阿是穴、夹脊穴、支沟、阳陵泉、行间。

配穴：肝经郁热证配伍侠溪、太冲；湿热蕴脾证配伍阴陵泉、血海；气滞血瘀证配伍血海、合谷。

操作：毫针常规针刺 30 分钟，泻法。

2. 电针

取穴：夹脊穴。

操作：取皮损部位相对应的夹脊穴、皮损部位相对应神经节段及上下各一节段夹脊穴，针刺方向与皮肤呈 45°，向脊柱方向进针深度 25 mm。病变对应神经节段上、下各一节段的两处夹脊穴，分别接同一输出的正、负两个电极，采用直流电刺激，密波，频率为 60 Hz，电流为 2 mA，强度以患者能耐受为度，通电时间 30 分钟。隔日治疗 1 次，4 周为 1 个疗程。

3. 火针

取穴：夹脊穴，取患侧对应神经节段。例如，疱疹发在上肢者，取患侧 C5～T2 夹脊穴，在头颈部取患侧 C2～C4 夹脊穴，在胸背部取患侧 T2～T8 夹脊穴。阿是穴为病变皮损处。

操作：皮损处用 2% 碘酊消毒，再用乙醇消毒并脱碘。拿取火针，将其烧至针体红亮，针色变白。以疱疹先发部位为起点，沿着疱疹分布范围逐一点刺，最后点刺疱疹对应夹脊穴。快速刺入并快速拔出，进针深度为 2～3 mm。在进行火针操作时，应注意避免烫伤患者。火针操作后，通常用无菌干棉球按压针孔。注意清理疱液，清除残余血迹及组织液，并严格消毒治疗部位。消毒结束后如治疗面积过大，创口有渗出，可用无菌纱布垫敷以防感染。每周治疗 1～2 次，4 周为 1 个疗程。

4. 皮肤针

部位：为皮损疼痛或麻木的部位及其相应节段及上下各一节段夹脊穴。

操作：患者取合适体位，皮损局部常规消毒，行皮肤针叩刺。将一次性使用梅花针以右手持起，拇指伸直压在针柄上，运用腕力叩刺患者相应部位，力道轻柔，呈螺旋状顺时针叩刺，使用适当的力度敲击皮肤，刺激量轻到中等，手法需稳、准、快、轻，以局部皮肤微微泛红及出现针尖点大小微微出血点为度，完毕后患处部位用碘附再次消毒后均匀薄薄地涂上凡士林。隔日治疗 1 次，4 周为 1 个疗程。

5. 围刺法

部位：病损及疼痛部位区域。

操作：患者根据病损及疼痛部位选取适宜体位，充分暴露施术部位，常规消毒后，术者持已消毒毫针先于疱疹头尾各刺一针。根据痛区范围的大小、疱疹愈合后的疤痕、色素沉着点的面积，在其周围边缘 5～10 mm 区域进行围绕式针刺，针尖朝向皮损区中央的位置，针尖与皮肤呈 15°角斜向刺入，针入皮下后平行进针，刺入 2～3 cm。针数视病变范围大小选 3～5 针，两针之间的距离以 15～20 mm 为宜。留针 30 分钟，留针时不施补泻手法。隔日治疗 1 次，4 周为 1 个疗程。

（二）艾灸技术

1. 麦粒灸

部位：阿是穴，即出疱疹处。

操作：用拇、示、中指将艾绒搓成麦粒大小（直径约 3 mm，高度约 4 mm）的细丝样艾柱，确保每个艾柱密度均匀。用棉签涂少量凡士林于穴位表面，使艾柱黏附其上，再用以线香点燃艾柱顶端，待患者感觉局部灼痛时，用镊子移走艾柱再快速换另一壮施灸。灸 5 壮，以局部皮肤潮红、患者感觉温热为度，每周治疗 2 次，4 周为 1 个疗程。

2. 药线灸

部位：病变部位相应夹脊穴、阿是穴。

操作：线点灸带状疱疹的主要治疗方法为抓头尾，即人体病变部位相应夹脊穴为头，带状疱疹末端为尾。局部消毒，拇指、示指持药线，露出药线约 2 cm，点燃药线一端，闪灭明火，迅速而敏捷地将火线端对准穴位，以 30°～60°屈曲角度，拇指指腹快速把火线点按于腧穴，灭火即起。灸处有轻微热灼感，每穴、每疱疹药线点灸 1 次，每周治疗 2 次，4 周为 1 个疗程。

3. 铺棉灸

部位：阿是穴。

操作：患者取卧位，充分暴露阿是穴（病变皮损处），常规碘附消毒医者双手以及施术部位。根据疱疹面积，将适量脱脂干棉花轻扯成约 2.5 cm×2.5 cm 大小的薄棉片，不能有空洞或疙瘩，于皮损局部分部铺治。然后用火柴点燃棉片一角，使其快速燃尽，重复相关操作，每部位 3 遍，每周治疗 2 次，4 周为 1 个疗程。

4. 雷火灸

部位：疼痛区域阿是穴、夹脊穴。

操作：点燃一支雷火灸灸条，对准疼痛区域阿是穴及夹脊穴，患处疼痛区域面积大时采用分段灸，燃烧端间隔皮肤2～3 cm，灸至局部皮肤微红，出现温热感为度。在施灸过程中术者食、中指贴于施灸部位以感知温度强弱变化，并及时同患者交流，询问受热程度，防止施灸过程中患者烫伤。施灸时间为30分钟，每周治疗2次，4周为1个疗程。

（三）拔罐技术

1. 留罐法

部位：红斑、丘疹处。

操作：采用闪火拔罐法。选择大小合适的玻璃火罐，在红斑、丘疹处用火罐进行吸拔，留罐3～5分钟，注意不宜超过10分钟。一般起罐后又会出现水疱、血疱，可用毫针点刺，用干净棉签轻轻按压以放出全部疱液。治疗结束后常规消毒，保护好创面，治疗期间不沾水，勿触碰、搔抓，以防止感染。每周治疗2次，4周为1个疗程。

2. 刺络拔罐法

部位：疱疹密集、红肿疼痛处。

操作：常规消毒后用三棱针刺入3～5 mm深，每穴3～5个针眼，重扣至出血后选用适宜玻璃罐用闪火法拔于其上，拔出血液或组织液约5 ml，3～5分钟后取罐，擦净血液后用75％酒精棉球消毒，待皮肤干燥后结束治疗。每周治疗2次，4周为1个疗程。

（四）穴位注射技术

药物：营养神经的药物，如维生素B_{12}、B_6等；激素类药物，如曲安奈德等；活血化瘀的药物，如丹参注射液等。

部位：患处阿是穴。

操作：患处朝上，阿是穴常规消毒，消毒区内行穴位注射浅刺治疗，沿表皮与真皮层注射，进针深度约为0.1 cm，回抽无血后缓慢注入药液，使之出现直径为1 cm左右苍白橘皮样皮丘，注完之后快速取针并用无菌棉签按压针孔2～3分钟。每周治疗2～3次，4周为1个疗程。

（五）穴位贴敷技术

药物：行气活血类，如六香散；清热解毒类，如玄白冰散；温经通络类，如温阳止痛散。

取穴：阿是穴、神阙、夹脊穴。

操作：将贴敷部位皮肤常规消毒，用白醋或生姜汁将药物粉剂均匀调和成直径2.5 cm左右大小的药丸，干湿度以贴敷时无药汁渗出胶布外为宜，贴敷于上述所选的穴位上，每次4～6个部位，固定，并轻轻拍打数下使药物与皮肤接触紧密，10～12小时后自行取下。每周治疗2～3次，4周为1个疗程。

三、瘾疹

【概述】

瘾疹是以皮肤上出现风团，时隐时现，伴有瘙痒为特征的一类疾病。风团为大小不等的局限性隆起，多伴有瘙痒，偶伴烧灼感。皮疹多为一过性表现，多发作后的1～24小时内会恢复正常外观。本病的发病与体质素虚，腠理不固，风邪侵袭，或食用鱼虾荤腥食物等因素有关。本病可见于任何年龄，好发于20～30岁青年人群，易反复发作。

西医学中，急性荨麻疹、慢性荨麻疹、物理性荨麻疹、其他特殊类型荨麻疹等以皮肤上出现风团，伴有瘙痒为主要临床表现者，可参考本节治疗。

【诊断要点】

（一）中医证候诊断

具体如下。

1. 风热袭表证　好发于夏秋季节，风团色红，灼热剧痒，遇热加重。

2. 风寒袭表证　好发于冬春季节，风团色白或淡，遇风寒加重。

3. 胃肠实热证　可见风团出现与饮食有关，伴有恶心、呕吐。

4. 血虚风燥证　可见风疹发作反复不愈，午后或夜间加剧。

5. 冲任不调证　可见风团出现与月经周期密切相关，可伴有月经不调。

（二）西医诊断

包括急性荨麻疹、慢性荨麻疹、物理性荨麻疹以及其他特殊类型荨麻疹。急性荨麻疹以青年多见，起病急发展快，病情重者甚至出现头昏心慌、烦躁，甚至血压降低等过敏性休克症状。慢性荨麻疹则以中年女性多见，病情反复发作，时轻时重，病程持续时间超过六周。

此外，本病还需要与血管性水肿、胃肠炎、各种急腹症相鉴别。

【临床治疗】

（一）针刺技术

取穴以手阳明、足太阴、足太阳经穴为主。

1. 常规针刺

（1）风热袭表证。

主穴：曲池、合谷、血海。

配穴：大椎、风池。

操作：毫针常规针刺30分钟，泻法。

（2）风寒袭表证。

主穴：外关、风池、膈俞、委中。

配穴：风门、肺俞。

操作：毫针常规针刺 30 分钟，泻法。

（3）胃肠实热证。

主穴：阴陵泉、内庭、膈俞。

配穴：足三里、天枢。

操作：毫针常规针刺 30 分钟，泻法。

（4）血虚风燥证。

主穴：血海、膈俞、风池。

配穴：足三里、三阴交。

操作：毫针常规针刺 30 分钟，根据穴位补泻兼施。

（5）冲任不调证。

取穴：三阴交、膈俞、血海、关元、合谷。

操作：毫针常规针刺 30 分钟，补法。可加用温针灸或艾灸。

2. 皮肤针

取穴：风门、肺俞、膈俞、血海、足三里、风市、大椎等，可分为两组穴位交替使用。

操作：患者保持仰卧或俯卧，将需叩刺的腧穴处皮肤严格使用医用碘附常规消毒，以右手拇指、中指、无名指握住针柄，示指伸直压在针柄上面，针头对准皮肤扣刺，运用腕部弹力，使针尖扣刺皮肤后，立即弹起，如此反复扣刺。频率为每分钟 70～90 次。每穴叩刺时间为 1～2 分钟，叩刺面积约直径 2 cm。叩刺至局部皮肤潮红微微渗血为度，结束后用无菌干棉球擦拭出血点。每周治疗 2 次，1 个月为 1 个疗程。

（二）艾灸技术

1. 温和灸

取穴：神阙、肺俞、膈俞。

操作：选择清艾条，将艾条点燃，对准相应穴位，艾灸温度以患者能耐受为度，穴位局部有热感，灸至局部皮肤潮红为宜，适时调整艾条的高度，通常距皮肤 5 cm 左右，每次悬灸 20～30 分钟。每周治疗 2～3 次，1 个月为 1 个疗程。

2. 热敏灸

取穴：肺俞、膈俞、关元、神阙。

操作：准备好灸条及点火器具。用艾条悬灸所选穴位探查热敏化腧穴，一般距离皮肤 3～5 cm 施灸，出现扩热、传热透热、表面不热深部热、局部不热远部热等现象中的一种，即表明该腧穴已发生热敏化。瘾疹的热敏化腧穴一般出现在肺俞、膈俞、关元、神阙等穴位。嘱患者和缓呼吸、放松心情、意守施灸点，采用温和灸、回旋灸、循经往返、雀啄灸等手法，激发热敏腧穴经气感传，至患者感受到热敏腧穴发生透热感或传热。整个过程医生把控患者皮肤温度，及时除去艾灰，以防烫伤。施灸剂量以腧穴完成热敏化感传消失为宜，一般为 45 分钟左右。每周治疗 2～3 次，1 个月为 1 个疗程。

3. 雷火灸

取穴：神阙。

操作：将雷火灸灸条点燃，置于灸盒的圆孔中，用大头针固定，使灸条前端燃烧部分跟灸盒底部有 2～3 cm 的距离。将灸盒放置于患者脐部，使火头对准腹部神阙穴。以灸至皮肤发红、深部组织发热为度，注意随时查看并询问患者以防灼伤。治疗结束后，取下大头针及灸条，将未燃尽药条放置于专用的密闭容器中熄灭，放置干燥处备用。每周治疗 2～3 次，1 个月为 1 个疗程。

4. 温针灸

部位：风市、风门、血海、膈俞、足三里、脾俞、肺俞，每次选择 3～4 个腧穴进行温针灸治疗。

操作：常规消毒后，快速刺入皮肤进针，进针后采用提插捻转手法让患者得气，要求局部针感显著，并有明显的酸麻胀痛感，得气后留针。取 2 cm 左右的一段艾条，将末端点燃后将艾条插于针柄末端，距皮肤 2～3 cm，以患者皮肤可以感觉到舒适的温热感为准，避免灼伤皮肤。每穴灸艾条 1 壮，待艾条燃尽后出针。每周治疗 2～3 次，1 个月为 1 个疗程。

（三）拔罐技术

1. 留罐法

取穴：神阙。

操作：嘱患者仰卧，充分暴露脐周皮肤，用闪火法迅速将罐吸附于在患者神阙穴上，以局部皮肤潮红且患者能耐受为度，留罐 5～10 分钟后起罐。注意负压不可过大，谨防脐疝。每周治疗 2～3 次，1 个月为 1 个疗程。

2. 刺络拔罐法

（1）常规刺络拔罐法。

取穴：风市、大椎、曲池、委中、风门。

操作：患者取俯卧位，轻拍穴位局部，局部皮肤常规碘附消毒后，右手持 6 号注射器针头，露出针尖 3～5 mm，在选定腧穴处局部浅表小静脉进行快速点刺 2～5 次，使微量出血后拔上火罐，留罐 5～10 分钟，局部吸出 2～3 ml 瘀血。起罐后用无菌干棉签擦净针孔处血迹，再用碘附的棉签消毒针孔及局部皮肤以防感染。每周治疗 2～3 次，1 个月为 1 个疗程。

（2）穴位自血注射法。

部位：膈俞、血海、肺俞、曲池。

操作：患者取仰卧位，对施术部位做好充分暴露。取一侧肘部正中静脉，局部常规消毒，再用酒精棉球脱碘，消毒范围为以抽血部位为中心直径约 5 cm 大小的圆圈。用一次性注射器抽出 3 ml 血液，定位取穴，迅速持针快速刺入皮下，深度为 0.5～0.7 cm，待局部得气有酸、麻、胀、重的感觉，回抽一下，若回抽无回血，为防血液凝固，快速注入 1 ml 自体静脉血。若注射时遇到阻力可调整针头方向，再将自体静脉血注入穴位，使血液较容易注射进穴位，操作完成后用医用棉签按压针眼片刻后结束。

注意操作时背部穴位的针刺方向应为穴位局部下方稍向脊柱内斜刺，不可深刺，以免造成气胸。每周治疗 2 次，1 个月为 1 个疗程。

（3）肌肉自血注射法。

部位：臀部。

用具：准备相关物品，如一次性注射器 1 支（5 ml）、止血带 1 条、碘附 1 瓶，棉签若干。

操作：患者取合适体位，采集患者自身正中静脉的静脉血液 3 ml，不加任何物质，快速在患者的臀部进行深部肌肉注射。治疗期间无需注射任何抗凝剂。进行自血疗法之前，对患者进行其治疗特点和注射后的正常反应的说明。每周治疗 2 次，1 个月为 1 个疗程。

（四）耳穴技术

主穴：风溪、耳中、神门、肺、胃、大肠及对应患病部位所在的耳穴。

配穴：寒冷性荨麻疹，加脑点、枕、交感；风热性荨麻疹，加心、肝；胆碱能性荨麻疹，加刺交感、肾上腺、抗过敏点。

操作：选用王不留行籽贴压法。先挑选大小较为均匀的王不留行籽然后用 0.5 cm×0.5 cm 大小的医用胶布将王不留行籽粘牢，用 75％酒精消毒耳郭皮肤，然后等待酒精挥发耳郭皮肤干燥后，每个穴位粘贴一个王不留行籽。嘱患者每日三餐后各按压 1 次，每次 3～5 分钟，令耳郭产生酸、胀、痛、热感，以轻柔手法施压，使皮肤不被压破。两耳交替贴穴，3 天 1 次，每次之间间隔 1 天，4 周为 1 个疗程。

四、痄腮

【概述】

痄腮是指由于外感痄腮时邪，壅于少阳，结于耳下腮部所引起的以发热、耳下腮腺肿痛为特征的一类疾病。邪在少阳时多表现为一侧、或两侧耳下腮腺肿痛；若邪入厥阴，则或出现高热、神昏、抽搐，或睾丸肿痛。本病多见于冬春两季，多发于 3 岁以上儿童。

西医学中，流行性腮腺炎、急性淋巴结炎可参考本节治疗。

【诊断要点】

（一）中医证候诊断

具体如下。

1. 邪犯少阳证　畏寒发热，耳下腮部酸痛肿胀。

2. 热毒壅盛证　壮热烦躁，耳下腮部红肿疼痛，坚硬拒按，触之痛甚。

3. 邪陷心肝证　耳下腮部肿痛，伴高热、神昏、抽搐。

4. 毒窜睾腹证　症见腮部肿胀渐消时，男性感睾丸坠痛，女性少腹疼痛。

（二）西医诊断

初期伴有发热，腮腺以耳垂为中心开始肿胀，边缘不清，触之有弹性感及触痛。

必要时可结合血常规、血清淀粉酶测定、病原学检查等对化脓性腮腺炎、急性淋巴结炎、其他病毒性腮腺炎或其他原因所致的腮腺肿大进行鉴别。

【临床治疗】

(一) 针刺技术

常规针刺

(1) 邪犯少阳证。

主穴：翳风、合谷、外关。

配穴：风池、少商。

操作：毫针常规针刺30分钟，泻法。

(2) 热毒壅盛证。

主穴：颊车、外关、关冲。

配穴：商阳、曲池、大椎。

操作：毫针常规针刺30分钟，泻法。

(3) 邪陷心肝证。

主穴：外关、合谷、水沟、十宣。

配穴：劳宫、曲泉、大敦。

操作：毫针常规针刺30分钟，泻法。

(4) 毒窜睾腹证。

主穴：三阴交、血海、膈俞、风池。

配穴：蠡沟、太冲。

操作：毫针常规针刺30分钟，泻法。

(二) 艾灸技术

1. 灯火灸

取穴：角孙。

操作：

(1) 明灯爆灸术：取灯心草或细棉纱3～4寸长（约10 cm），捻成细线，蘸植物油、菜籽油或麻仁油少许，浸透0.5～1寸（1.5～3.0 cm），点燃油捻后，以灵捷而快速的动作，对准选好的穴位，直接点触于穴位上爆灸。听到"啪"的一声，即迅速离开，视作1壮。如无此声响，当即重复操作1次。

(2) 阴灯灼灸术：取灯心草1支，长约10 cm，将灯心草蘸植物油点燃，约30秒即吹灭灯火，停留约30秒，待灯心草温度稍降，利用灯火余烬点于治疗穴位上灼灸，一触即起为1壮，每穴可雀啄般地灼灸1～3壮。

(3) 压灯指温熨术：施术者取灯心草1支，蘸取植物油后点燃明火，然后将拇指指腹压在灯心火上，旋即把拇指指腹的温热迅速移压在患部或治疗穴位上熨灼。如此反复做3～5次。2～3天1次，1周为1个疗程。

2. 点灸

取穴：耳尖、角孙。

操作：患者坐位，角孙穴需剪除少许头发，常规消毒后，左手固定头部，右手拇指示指夹持火柴，用火柴点燃距穴位 0.5 cm 处将明火熄灭，趁火柴头红热时，迅速准确地触击其穴，发出一声清脆的"啪"爆破声，然后再快速离开穴位。如无此声响，当即重复操作 1 次。2～3 天 1 次，1 周为 1 个疗程。

3. 药线灸

取穴：角孙、颊车、翳风、风池。

操作：医者洗手、消毒，取一根壮医药线，把浸泡后已松散的药线搓紧，左手持酒精灯，右手示指和拇指持药线的一端，露出线头 1～2 cm。将药线在酒精灯上点燃，如有火苗须扑灭，只需线头有圆珠状炭火星即可。快速用拇指指腹将有星火的药线头点按至穴位上。一次火灭即起为一壮，每穴每次点 2～3 壮。2～3 天 1 次，1 周为 1 个疗程。

（三）拔罐技术

刺络拔罐法

（1）挑治法。

取穴：角孙。

操作：患者保持舒适的体位，用棉签蘸取碘附以角孙穴为圆心，直径为 2～3 cm 消毒，左手持干净的棉签压住皮肤，右手持三棱针快速挑开皮肤表皮，有挑拨震动的声音，深度为 0.2～0.3 cm。此时患者微痛，有少量出血，挑拨后用输液贴覆盖、固定伤口。挑治后 3 天内局部不要水洗，以防止伤口感染。2～3 天 1 次，1 周为 1 个疗程。

（2）刺络放血法。

取穴：取耳尖、颊车、少商、商阳、翳风、头临泣，每次 3～5 个穴位，可交替进行。

操作：一般选坐位或卧位。予 75% 的酒精对施术部位进行常规消毒。用三棱针对准穴位，采用斜刺法，迅速而轻微地点刺皮肤，刺入深度为 1～2 mm，刺络后双手拇、示指轻挤针眼四周，使血液从皮肤溢出，用消毒干棉球将血液擦去，双侧共放血 0.2～0.25 ml，5～7 滴如豆大的血滴。注意点刺穴位不宜太深，以破皮血出为度。2～3 天 1 次，1 周为 1 个疗程。

（四）耳穴技术

1. 耳针法

取穴：面颊、肾上腺、耳尖、对屏尖、神门。

操作：医者一手固定耳郭，另一手拇、示、中指持针刺入耳穴。针刺方向视耳穴所在部位灵活掌握，针刺深度宜 0.1～0.3 cm，以不穿透对侧皮肤为度。出针时一手固定耳郭，另一手将针拔出，应用无菌干棉球或棉签按压针孔。2～3 天 1 次，1 周为 1 个疗程。

2. 耳穴贴压法

取穴：面颊、肾上腺、耳尖、对屏尖、神门。

操作：患者取坐位，头偏向一侧，操作者选取一侧耳朵，检查皮肤完整性，左手持耳轮后上方，右手持探棒由外而内、由上而下在选穴区寻找敏感点，痛感最明显处即穴位阳性点。用75%的酒精常规消毒耳部待干，镊子夹取粘有王不留行籽 0.5 cm × 0.5 cm 的医用胶布贴于穴位阳性点。嘱患者给予适度的按压，每日早、中、晚按压3次，每次按压 3~5 分钟，使耳部有酸、热、胀、痛的"得气"感觉。2~3 天 1 次，1周为1个疗程。

3. 埋针法

取穴：面颊、肾上腺、耳尖、对屏尖、神门。

操作：先对一侧耳郭进行消毒，将揿针刺入相应的耳穴，最后用指腹适度按压以刺激耳穴，完成耳穴埋针。治疗时两侧耳朵交替进行，每次 1~2 天左右，待下次对侧埋针治疗时取出。同时嘱咐患者由轻到重进行按压，以能承受为度，每天早中晚各按压3次。2~3 天 1 次，1周为1个疗程。

（五）穴位注射技术

药物：琥乙宁注射液、柴胡注射液、板蓝根注射液、鱼腥草注射液。

取穴：曲池、合谷、颊车。

操作：嘱患者保持仰卧位或坐位，准确定位穴位。嘱患者放松，勿动，抽取 1 ml 注射液，用碘附对施术部位进行常规消毒后准备进针。右手持注射器对准穴位，快速刺入皮下，然后将针缓慢推进，行提插补泻手法，达一定深度后产生得气感应，如回抽无回血，才可缓慢注入注射液，以局部酸胀能忍为度。每次每穴注射 0.5 ml，可两组穴位交替进行穴位注射。根据患者病情及体质状况，决定推液速度和刺激强度。操作完毕，再次消毒进针点，嘱患者适当休息再下床活动。2~3 天 1 次，1周为1个疗程。

（六）中药涂药技术

（1）取新鲜仙人掌 1 块，去刺，捣泥或切成薄片，贴患腮，包有仙人掌的纱布要始终处于潮湿状态。每日 1~2 次，1周为1个疗程。

（2）取鲜芦荟叶洗净，用小刀切开，取浆液 10 ml 湿敷于患侧腮腺处，外盖纱布固定。每日 1~2 次，1周为1个疗程。

（3）取新鲜蒲公英或马齿苋，捣烂外敷患处。每日 1~2 次，1周为1个疗程。

（4）如意金黄散或青黛散 2 g，醋或清水调成糊状，外服患处。每日 1~2 次，1周为1个疗程。

（5）生大黄 3~4 g，研细加食醋调成糊状，涂于纱布上。涂布范围同肿胀部位大小，敷于患处。外加一层塑料薄膜，以防药液外渗。每日 1~2 次，1周为1个疗程。

（6）紫金锭（即玉枢丹）0.5 g，醋或清水调匀后涂于患腮。每日 1~2 次，1周为1个疗程。

五、神经性皮炎

【概述】

神经性皮炎是指以皮肤肥厚、皮沟加深、阵发性剧痒和皮肤苔藓样变为主要临床特征的一类疾病。好发于颈部、肘部、骶部及小腿伸侧等处，多呈对称性分布。中医认为本病的发病与风邪侵袭、营血失和、经脉失疏、气血凝滞有关。属中医学中"牛皮癣""摄领疮""顽癣"的范畴。神经性皮炎一年四季皆可发病，无明显季节性。

西医学中，瘙痒症、接触性皮炎、湿疹等疾病，可参考本节治疗。

【诊断要点】

（一）西医诊断

分为局限性和播散性两类，本病须排除慢性湿疹、银屑病、瘙痒症、原发性皮肤淀粉样变等疾病，一般依据皮损表现结合组织病理检查相鉴别。具体要点如下。

1. 局限性　好发于颈部、双肘伸侧、腰骶部、眼睑、股内、会阴、阴囊等易搔抓及摩擦部位。皮损特征为局限分布于一处的多角形扁平丘疹，也可呈两侧对称分布。

2. 播散性　皮疹分布广泛于眼睑、头皮、躯干、四肢等处。皮损多呈苔藓样变，常因搔抓伴抓痕和血痂。自觉阵发性剧痒，常于局部刺激、精神烦躁时加剧，夜间尤甚。

本病一般须排除慢性湿疹、银屑病、瘙痒症、原发性皮肤淀粉样变等疾病，一般依据皮损表现即组织病理检查相鉴别。

（二）中医证候诊断

表现为皮肤肥厚、皮沟加深、阵发性剧痒和皮肤苔藓样，依据病因病机的不同，一般可分为风湿蕴肤证、肝郁化火证、血虚风燥证。风湿蕴肤者，可见淡褐色片状，剧痒时作，夜间甚，伴糜烂、湿润；肝郁化火者，可见红色皮疹，瘙痒发作与情绪相关，伴口苦咽干；血虚风燥者，可见皮损肥厚粗糙如皮革样，伴头晕，气短乏力。

【临床治疗】

（一）针刺技术

1. 常规针刺

（1）风湿蕴肤证。

主穴：阿是穴、合谷、曲池。

配穴：外关、风池。

操作：毫针常规针刺30分钟，泻法。

（2）肝郁化火证。

主穴：阿是穴、侠溪、太冲、委中。

配穴：肝俞、行间。

操作：毫针常规针刺30分钟，泻法。

（3）血虚风燥证。

主穴：阿是穴、血海、膈俞。

配穴：足三里、三阴交。

操作：毫针常规针刺30分钟，根据病情及穴位选择补法或泻法。

2．火针

部位：阿是穴，即瘙痒、肥厚、苔藓样变的皮损局部。

操作：充分暴露皮损部位，并对皮损处进行常规消毒操作。拿取火针，按照先体后尖的顺序，将其烧至发白或通红，然后迅速刺入皮损处，刺入深度根据皮损的肥厚程度，以皮损部位潮红或微量出血为度，后快速出针。对皮损部位进行散刺治疗，烧针一次即点刺一次，较浅薄的皮损可于每间隔0.5～1.0 cm皮损面积上刺一针，瘙痒剧烈部位或皮损增厚处可适当缩小针刺距离。操作完毕后，再一次对皮损部位进行常规消毒。每周治疗2～3次，连续治疗4周为1个疗程。

3．皮肤针

部位：阿是穴（即瘙痒、肥厚、苔藓样变的皮损局部）。

操作：皮损处皮肤局部常规消毒，根据皮损范围及其形态，手持梅花针在皮损局部由外向内行螺旋式叩刺，根据皮损形态，选择合适的叩刺力度，如中度叩刺或重度叩刺。以局部出现红晕，而皮肤局部不至破损为度。皮肤经梅花针叩刺后如有出血，使用无菌干棉球擦拭干净，待局部皮肤干燥后，再次消毒。每周治疗2～3次，连续治疗4周为1个疗程。

（二）艾灸技术

1．铺棉灸

部位：阿是穴（即瘙痒、肥厚、苔藓样变的皮损局部）。

操作：棉灸片的制作以优质脱脂棉少许，摊开成片状，如蝉翼薄片，注意不能有空洞，厚度＜0.5 mm，大小相当于皮损大小，约为3 cm×3 cm。将棉灸片覆盖于皮损，贴于皮损皮肤之上，用打火机点燃，令火一闪而过，棉片迅速燃完。视患者体质、皮损情况，皮损每个部位可施铺棉灸3～5次。治疗周期为1周2～3次，1个月为1个疗程。

2．艾柱灸

部位：阿是穴（即瘙痒、肥厚、苔藓样变的皮损局部）。

操作：将艾绒搓捏成麦粒大小的圆锥形艾柱备用。取穴定位后，充分暴露施灸皮肤，用棉签蘸适量万花油均匀涂抹在穴位上，以小艾柱置于穴位上，用线香依次点燃，遵循先上后下，先左后右的施灸顺序，至艾柱烧剩至1/5～2/5，局部皮肤出现潮红，患者感到微有灼痛感，立即以镊子夹除剩余艾火，更换艾柱继续上述操作，直至3壮灸完。治疗周期为1周2～3次，1个月为1个疗程。

（三）拔罐技术

（1）刺络放血法。

部位：阿是穴（即瘙痒、肥厚、苔藓样变的皮损局部）。

操作：将三棱针、皮损部位局部及周围皮肤予常规消毒。根据皮损的部位、形态、大小范围选择合适的刺血部位和面积，右手示指、拇指持针柄，左手轻揉皮损周围让其轻微充血，由皮损外围向中心快速点刺，出血量为 2～3 ml。治疗完毕在三棱针施术部位贴以创可贴进行保护，嘱患者要保持治疗局部的皮肤清洁和干燥，避免感染。治疗周期为 1 周 2～3 次，1 个月为 1 个疗程。

（2）耳尖放血。

部位：耳尖穴，位于耳郭向前对折的上部尖端处。

操作：施揉、捏法于患者耳郭，以其微热充血为度，使血液聚于耳郭上部。施术者消毒双手及施术部位，左手捏紧耳郭，右手持一次性三棱针对准穴位迅速刺下，深度为 1～2 mm，随即出针，轻轻按揉针孔周围，使其出血少许。用酒精棉球吸取血滴 5 滴左右，血滴大小一致，以血色由深红或鲜红逐渐变浅为度。再用消毒干棉球按压针孔止血。每次放一侧，两耳交替治疗。治疗周期为 1 周 2～3 次，1 个月为 1 个疗程。

（3）挑刺法。

部位：背部反应点，一般在督脉旁开 1.5 寸的膀胱经上选取最明显的反应点，如无明显反应点，则取双侧肺俞穴。

操作：患者俯卧位，定位准确并标记好施刺点，充分暴露施治部位，用碘附以治疗部位为中心，环形的向外擦拭 2～3 遍。一只手拇、示指固定挑刺局部皮肤，另一只手持三棱针迅速刺入反应点处皮肤，深入皮下，快速进行由几个点向中心部位的挑刺，挑断皮下部分纤维条索、结节，然后针尖斜向上迅速挑破皮肤出针。可能会有少许血液或淡黄黏液由针孔渗出，再次消毒，创面用无菌纱布覆盖，医用胶布加固。治疗周期为 1 周 2～3 次，1 个月为 1 个疗程。

六、痔疮

【概述】

痔疮是指由于风燥湿热下迫或气虚下陷所引起的以痔核脱出为特征的一类疾病。痔疮发作时肛门多有异物感，常伴有肛门处疼痛、肿胀，肛周瘙痒，痔核脱垂和大便时出血。中医学上属于"肠澼""隐疮"的范畴。痔是一种常见的肛肠科疾病，任何年龄段均可发病。

西医学中，内痔、外痔、混合痔等以痔核脱出为主要临床表现的疾病，可参考本节治疗。

【临床表现】

（一）西医诊断

可分为三类，具体如下。

1. 内痔 表现为出血（间歇性便后鲜血最为常见）和痔赘脱出。

2. 外痔 主要临床表现是自觉肛门坠胀不适、持续潮湿不洁，时有疼痛、异物感、瘙痒。若有血瘀于皮下，可形成肿块，伴有剧痛，且极易出血。

3. 混合痔 内痔、外痔两种表现同时存在，内痔发展Ⅲ度以上时多形成混合痔。

此外，本病须排除直肠息肉、直肠脱垂、直肠癌等疾病，一般可依据肛门指诊、结肠镜及病理活检以鉴别。

（二）中医证候诊断

具体如下。

1. 湿热下证 便血，色鲜红，肛门灼痛。

2. 气滞血瘀证 肿物脱出于肛外，表面紫暗、糜烂，疼痛剧烈。

3. 脾虚气陷证 肿物脱出肛外，不易复位，肛门坠胀，少气懒言。

4. 风伤肠络者 可见大便射血，血色鲜红，肛门瘙痒。

【临床治疗】

（一）针刺技术

1. 常规针刺

（1）湿热下注证。

主穴：承山、次髎、长强、二白。

配穴：大肠俞、阴陵泉。

操作：长强沿尾骶骨内壁进针1～1.5寸，毫针常规针刺30分钟，泻法。

（2）气滞血瘀证。

主穴：承山、次髎、长强、二白。

配穴：大肠俞、膈俞。

操作：长强沿尾骶骨内壁进针1～1.5寸，毫针常规针刺30分钟，泻法。

（3）脾虚气陷证。

主穴：承山、次髎、长强、二白。

配穴：百会、脾俞。

操作：长强沿尾骶骨内壁进针1～1.5寸，毫针常规针刺30分钟，平补平泻。

2. 火针

（1）方法一。

取穴：龈交。

操作：施术者用左手将患者上唇翻开固定，采用常规消毒，右手持火针，在酒精灯上将针尖烧至针色变白，快速轻轻点刺该滤泡（当滤泡不明显时可点刺龈交穴），使该滤泡（龈交穴）形成焦痂。7天治疗1次，4次为1个疗程。

（2）方法二。

取穴：长强、承山。

操作：患者俯卧位，用75％酒精或活力碘消毒施针部位，取针灸针，用乙醇灯外焰将针体前端烧红；针刺入长强时，为减少患者痛苦，针刺方法应为闪刺法；施术者须进针稳、快、准地直刺入皮损处，刺入后立即拔出。出针后一般可见血性渗出液自针孔不断流出；针刺承山则向上呈 45°斜刺 0.5～0.8 寸，用捻转手法，并持续行针 3～5 分钟。

（3）方法三。

取穴：痔点。

操作：于患者第 7 颈椎棘突到第 5 腰椎棘突，以及两侧至腋后线部位寻找痔疮阳性反应点（痔点），痔点多为紫红色或粉红色丘疹，按之不痛，压之不褪色。一次取 3～5 个痔点，操作为闪刺法。

（二）艾灸技术

1. 温和灸

部位：承山、次髎、二白。

操作：将已点燃之艾条，用右手的拇、示、中三指夹持住，放于施灸部位之上，距皮肤 1～2 寸。初时可以较接近皮肤，至患者感觉太热时可适当提高些，以局部皮肤有温热感而无灼痛为宜。一般每穴 10～20 分钟。每周治疗 3～4 次，连续治疗 4 周。

2. 热敏灸先探查敏化腧穴　选择适宜的体位，在患者腰背部、下肢寻找热敏点进行灸疗，多数出现在长强、承山、次髎、二白等区域。当某穴位出现以下特征，如扩热、透热、传热或酸重胀等感传现象时，便是所谓的热敏化穴。当探查出热敏点后，选择其中 1～3 个穴位予以艾灸，直到感传消失、皮肤出现灼热。

3. 雷火灸

取穴：长强、肾俞、大肠俞、八髎、承山；脾虚气陷取脾俞、百会。

操作：将雷火针的一端点燃，用清洁干燥的 7 层棉布包裹燃烧端，将其紧按于穴位处进行灸熨，使雷火针内的热力透过布层，深入肌肤，直达病所。若患者感到太烫可略将雷火针提起，以免烫伤，若冷则再燃再熨，如此反复 7～10 次，以局部皮肤发红为度。长强穴温和灸法，操作同前温和灸。每日 1 次，7 次为 1 个疗程。

（三）拔罐技术

1. 刺络拔罐法

（1）龈交穴放血。

取穴：龈交穴。

操作：患者的龈交穴周围多可见一芝麻大小的滤泡，患者坐位或仰卧位，施术者用左手将患者上唇翻开固定，采用常规消毒，用三棱针迅速点刺，进针 1～3 mm，放血 7 滴左右。每周治疗 1～2 次，连续治疗 4 周。

（2）痔点放血。

部位：痔疮阳性反应点（痔点）。

操作：于患者第 7 颈椎棘突到第 5 腰椎棘突，以及两侧至腋后线部位寻找痔点，取 3～5 个痔点，用三棱针挑断皮下部分纤维组织，使之出血少许，每周 1～2 次，连续治疗 4 周。

（四）针刀技术

取穴：二白、大肠俞、龈交。

操作：施术前医生双手消毒，施术部位皮肤按常规进行消毒后，用2%利多卡因做局部麻醉；取小针刀先在二白穴上直刺入约2 cm深，得气后，以强手法刺激纵行疏通剥离3～5次后出针，注意避开血管和正中神经，后取双侧大肠俞，针刀与骶棘肌肌纤维呈平行方向刺入，穿破皮肤、皮下组织，深度约2 cm；当患者感酸、麻、胀、痛时，先轻轻纵疏横拨2～3刀，然后刀刃转向至与肌纤维方向呈垂直状，水平切断部分肌纤维（向内侧后再转向外侧）约1 cm，术后创口用创可贴固定，嘱患者针刀治疗后24小时内皮损处禁用水洗。每周1～2次，4周为1个疗程，共进行2个疗程的治疗。

（五）穴位注射技术

取穴：长强，大肠俞（双侧），承山（双侧）。

操作：患者取舒适的体位，如坐位或仰卧位，充分暴露注射部位。用5 ml一次性注射器抽取复方当归注射液（纯中药制剂）。用0.5%碘附对穴位皮肤及术者右手拇、示、中指进行常规消毒，术者用左手拇指、示指撑开周围的皮肤，右手持注射器快速刺入，到达一定深度，得气后行提插泻法，以取得酸胀麻感为宜，回抽无血后便可将药液缓慢注入。每穴注射1 ml七叶皂苷钠注射液，双侧取穴，共2 ml。每周1～2次，4周为1个疗程，共进行2个疗程的治疗。

第五章　五官科疾病

一、目赤肿痛

【概述】

目赤肿痛是指由于风热、疫毒、肝胆之火上扰于目所引起的以目赤、睑肿和疼痛为特征的一类疾病。中医学中属于"风眼热""天行赤眼""暴风客热"范畴。目赤肿痛可见于多种急慢性疾病，既可单独出现，也可作为伴随症状出现。

西医学中，急性结膜炎、假膜性结膜炎、流行性角结膜炎等以目赤、睑肿和疼痛为主要表现的疾病，可参考本节治疗。

【诊断要点】

（一）中医证候诊断

具体如下。

1. 风热外袭证　白睛红赤，痒痛皆作，伴头痛，鼻塞。

2. 肝胆火盛证　白睛混赤肿胀，眼有异物感，伴口苦咽干，耳鸣。

3. 肺胃积热证　结膜突然刺痒干涩、红肿疼痛，兼见口苦口渴。

4. 瘀热伤络证　结膜点状、片状溢血或长白膜。

（二）西医诊断

包括急性结膜炎、假膜性结膜炎、流行性角结膜炎等原发性目赤肿痛以及部分继发性目赤肿痛。一般可结合分泌物涂片、结膜刮片细胞学检查或细菌培养等，对目赤肿痛的原因进行鉴别。

【临床治疗】

（一）针刺技术

1. 常规针刺

（1）风热外袭证。

主穴：风池、攒竹、太阳、曲池、合谷、太冲。

配穴：外关、少商。

操作：毫针常规针刺30分钟，泻法；太阳、攒竹可点刺出血。每周3～5次，2周为1个疗程。

（2）肝胆火盛证。

主穴：风池、攒竹、太阳。

配穴：行间、侠溪。

操作：毫针常规针刺30分钟，泻法；太阳、攒竹可点刺出血。每周3～5次，2周为1个疗程。

2. 董氏奇穴

取穴：耳尖、肝俞、上白、五岭。

操作：局部常规消毒后，选用1.5寸针具。肝俞穴与五岭穴以毫针快速点刺；耳尖以毫针快速点刺，可放出少量血液；上白穴直刺0.3～0.8寸，针刺后施以提插捻转手法，以得气为要。留针30分钟，每周治疗3～5次，2周为1个疗程。

（二）拔罐技术

（1）刺络放血。

部位：太阳穴。

操作：嘱患者坐位或仰卧位，常规消毒。用三棱针迅速刺入皮肤2～3次，深度大为0.2～0.3 mm，点刺力度保持一致。选用小号玻璃罐，以点刺处为中心，用闪火法将玻璃罐吸拔于太阳穴，留罐时间为10分钟。每个穴位的放血量1～2 ml。起罐后用消毒干棉球擦净血渍，再次消毒。每周治疗1次，4周为1个疗程。

（2）挑刺法。

部位：两肩胛间丘疹样反应点。

操作：局部常规消毒后，术者左手拇、示指固定挑治部位及附近皮肤，右手持三棱针，用针尖先挑破穴位及附近皮肤，然后用半挑半钩的手法寻找纤维状物，挑起时弹指拉拨一下，再把纤维挑断。如此反复挑扯十几条不等，一般不出血或稍出血，然后用酒精棉球覆盖伤口，胶布固定。左眼患病挑右侧，右眼患病挑左侧。3天挑治1次，3次为1个疗程。

（三）耳穴技术

取穴：眼、肝、胆、耳尖。

操作：

1. 毫针刺法 常规消毒后，医者一手固定耳郭，另一手拇、示、中指持针刺入耳穴。出针时一手固定耳郭，另一手将针拔出，用无菌干棉球或棉签按压针孔。

2. 点刺出血 患者取坐位，刺血前按摩需要进行放血的一侧耳尖或耳后静脉使其充血，戴无菌橡胶手套，一手固定耳郭，一手持1 ml一次性使用无菌注射针点刺耳尖或耳后静脉后，轻轻挤压针孔及周围耳郭使其自然出血，每次用消毒棉签轻轻吸取渗出的血滴，共放血5～8滴。施术后用无菌干棉球压迫止血，止血后再次消毒刺血处。待患者休息5～10分钟后操作对侧耳尖或耳后静脉。每周2～3次，2周为1个疗程。

（四）熏洗技术

药物：菊花、薄荷各30 g。鲜者用量加倍。

操作：将上药先以清水洗净，尽量撕碎，置于两层纱布袋内，缝口后将药袋置于约50 ml的搪瓷茶缸内，加入沸水浸泡数分钟，充分泡出药液后，用此药液先熏蒸患部

10 分钟，后以药液擦洗患处，注意防止药液入眼而引起不适，每日 2 次，1 周为 1 个疗程。若有不良反应，立即停止使用。

二、鼻渊

【概述】

鼻渊是指由于邪犯鼻窍或鼻窍失养所引起的以鼻流腥臭浊涕、鼻塞、嗅觉减退为特征的一类疾病。由外邪所引起者，多表现为发热、流黄色黏涕；由鼻窍失养所引起者，多表现为流白色黏涕。本病好发于小儿和青年，以春夏两季为多见。鼻渊可见于多种急慢性疾病，既可单独出现，也可作为伴随症状出现。

西医学中，急、慢性鼻炎，急、慢性鼻窦炎和副鼻窦炎等以鼻塞、流涕为主要临床表现的疾病，可参考本节治疗。

【诊断要点】

（一）中医证候诊断

具体如下。

1. 肺经风热证　鼻涕色白或微黄，伴发热恶寒。

2. 胆腑郁热证　鼻涕色黄或黄绿，量多有臭味，伴口苦，咽干，目眩。

3. 脾胃湿热证　鼻涕黄浊而量多，伴体倦，脘腹胀闷。

4. 肺气虚寒证　鼻涕白黏，鼻塞、流涕，遇寒加重，伴形寒肢冷，咳嗽痰多。

5. 脾气虚弱证　鼻涕白黏，伴肢困乏力，食少腹胀。

（二）西医诊断

包括急、慢性鼻炎，急、慢性鼻窦炎和副鼻窦炎等疾病。

1. 鼻炎　急性鼻炎，出现鼻塞不通、喷嚏、流清鼻涕、嗅觉减退等症状；慢性鼻炎，出现鼻塞不通，或两鼻孔交替出现通气不畅，有黏液性鼻涕。

2. 鼻窦炎　鼻流浊涕，如泉下渗，量多不止，常伴有头痛、鼻塞、嗅觉减退等症状。

3. 副鼻窦炎　流涕、鼻塞、嗅觉下降、头昏、头痛、食欲不振、易疲倦、记忆力减退以及失眠等症。其在临床一般需要相互鉴别。

【临床治疗】

（一）针刺技术

1. 常规针刺

（1）肺经风热证。

主穴：迎香、印堂、通天、列缺。取局部穴及手太阴经穴为主。

配穴：尺泽、少商。

操作：局部常规消毒后，选取 1.5 寸毫针。针刺迎香时向鼻根部平刺 0.3 ～ 0.5 寸，得气后行平补平泻法，使鼻部有酸胀感；印堂，向鼻根方向平刺 0.8 ～ 1.0 寸，得气后行平补平泻法，使针感扩散至鼻尖部；通天，针尖向前额部平刺 0.5～0.8 寸，快速捻转，以产生针感为度；列缺，用提捏进针法快速向上刺入，得气后捻转，使针感沿经脉循行向上传导最佳。余穴常规针刺，留针 30 分钟，每周 3～5 次，2 周为 1 个疗程。

（2）胆腑郁热证。

主穴：迎香、通天、合谷。取局部穴及足少阳经穴为主。

配穴：阳陵泉、侠溪。

操作：局部常规消毒后，选取 1.5 寸毫针。针刺迎香时向鼻根部平刺 0.3～0.5 寸，得气后行平补平泻法，使鼻部有酸胀感；通天，针尖向前额部平刺 0.5～0.8 寸，快速捻转，以产生针感为度；余穴常规针刺，用泻法，留针 30 分钟，每周 3～5 次，2 周为 1 个疗程。

（3）脾胃湿热证。

主穴：迎香、通天、列缺。取局部穴及足太阴经穴为主。

配穴：曲池、阴陵泉。

操作：局部常规消毒后，选取 1.5 寸毫针。针刺迎香时向鼻根部平刺 0.3～0.5 寸，得气后行平补平泻法，使鼻部有酸胀感；通天，针尖向前额部平刺 0.5～0.8 寸，快速捻转，以产生针感为度；列缺，用提捏进针法快速向上刺入，得气后捻转，使针感沿经脉循行向上传导最佳。余穴常规针刺，用泻法，留针 30 分钟，每周 3～5 次，2 周为 1 个疗程。

（4）肺气虚寒证。

主穴：迎香、印堂。

配穴：肺俞、列缺、手三里。

操作：局部常规消毒后，选取 1.5 寸毫针。针刺迎香时向鼻根部平刺 0.3～0.5 寸，得气后行平补平泻法，使鼻部有酸胀感；印堂，向鼻根方向平刺 0.8～1.0 寸，得气后行平补平泻法，使针感扩散至鼻尖部；列缺，用提捏进针法快速向上刺入，得气后捻转，使针感沿经脉循行向上传导最佳。余穴常规针刺，用补法，可加温针灸，留针 30 分钟，每周 3～5 次，2 周为 1 个疗程。

（5）脾气虚弱证。

主穴：迎香、印堂。

配穴：脾俞、足三里。

操作：局部常规消毒后，选取 1.5 寸毫针。针刺迎香时向鼻根部平刺 0.3～0.5 寸，得气后行平补平泻法，使鼻部有酸胀感；印堂，向鼻根方向平刺 0.8～1.0 寸，得气后行平补平泻法，使针感扩散至鼻尖部；余穴常规针刺，用补法，可加温针灸，留针 30 分钟，每周 3～5 次，2 周为 1 个疗程。

2. 董氏奇穴

取穴：指驷马穴、火腑海穴、分金穴、四花上穴加驷马穴、马金水穴。

操作：局部常规消毒后，选取 1.5 寸毫针。指驷马穴，直刺 0.1～0.2 寸；火腑海穴，直刺 0.5～1 寸；分金穴，直刺 0.5～1 寸；四花上穴，直刺 2～3 寸；驷马穴，直刺 1 寸；马金水穴，直刺 0.1～0.3 寸；诸穴针刺后以得气为要。留针 30 分钟，每周 3～5 次，2 周为 1 个疗程。

3. 蝶腭神经节刺法

部位：蝶腭神经节。

操作：局部常规消毒后，选取 3 寸毫针进针后，刺入约 2.5 寸，患者出现麻感、胀感或触电感，可不留针或留针 20～30 分钟。每周 2～5 次，10 次为 1 个疗程。因翼腭窝内有丰富的血管及神经，操作时宜少提插，多捻转，防止刺伤血管造成局部血肿及感染。此法针感较强，针刺时要注意观察患者反应，若出现晕针等情形，应立即出针停止治疗。此外，有 3 种进针方法，具体如下。

（1）在下关穴或颧髎穴垂直刺入。

（2）在颧弓下缘与咬肌前缘交界处进针，向内上后方向，或对准对侧外耳门进针。

（3）在颧弓上缘，眶外下缘与同侧外耳道口连线的中点前 0.5 cm 处进针，方向与矢状面垂直略向下方，或对准对侧上颌骨颧突下缘进针。

（二）推拿技术

1. 实证

部位：迎香、印堂、太阳、合谷、风池、曲池、足三里、肝俞、胆俞、膈俞、鼻旁。

手法：推、点、按、揉、摩法。

操作：患者取坐位或仰卧位，术者用推法从睛明开始，沿鼻旁至迎香，反复治疗，压力由轻至重，面部肌肤有微红即可，时间约 2 分钟。然后用拇指或中指的顶端或指腹点、按、揉面部的迎香、印堂、太阳等穴，每穴约 1 分钟；点按合谷、曲池、风池、足三里等穴，以酸胀为度。肺经风热加点按肺俞穴 1 分钟，擦肺经，以热为度。胆腑郁热加搓胁肋部 2 分钟，点按肝俞、胆俞、膈俞穴，每穴约 1 分钟。脾胃湿热加摩腹 3 分钟，点按脾俞、胃俞穴，每穴约 1 分钟。

2. 虚证

部位：迎香、百会、上星、合谷、通天、风池。

手法：点、按、揉、振法。

操作：患者取坐位或仰卧位，术者按、揉头面颈部的百会、上星、通天、迎香、风池等穴，每穴约 1 分钟，交替反复操作；同时配合点法、振法，增强治疗疗效，最后按揉合谷穴 2 分钟。肺气虚寒加点按膻中、肺俞，每穴约 1 分钟，擦背部心肺区，以透热为度。脾气虚弱加点按脾俞、胃俞、足三里，每穴约 1 分钟，擦背部脾胃区，以透热为度。

（三）耳穴技术

取穴：口、内鼻、外鼻、肾上腺、额、肺、胆、脾、胃、内分泌。

操作：

1. 毫针刺法　常规消毒后，医者一手固定耳郭，另一手拇、示、中指持针刺入所选耳穴。出针时一手固定耳郭，另一手将针拔出，用无菌干棉球或棉签按压针孔。

2. 王不留行籽贴压法　医者一手固定耳郭，另一手用镊子夹取耳穴压丸贴片贴压已消毒耳穴并适度按揉。

3. 耳穴埋针法　医者一手固定耳郭，另一手用镊子或止血钳夹住撤针针柄刺入耳穴，用医用胶布固定并适度按压。每次选用一侧耳穴，每次取穴 3～5 个，3～5 天干预 1 次，两耳交替运用，5 次为 1 个疗程。

（四）穴位注射技术

取穴：合谷、迎香。

操作：患者取坐位或仰卧位，充分暴露注射部位。用 5 ml 一次性注射器抽取丹参注射液。常规消毒，术者用左手拇指、示指撑开周围的皮肤，右手持注射器快速刺入，到达一定深度，得气后行提插泻法，以取得酸胀麻感为宜，回抽无血后便可将药液缓慢注入。每穴注射 1 ml 丹参注射液。每周 1～2 次，4 周为 1 个疗程。

（五）穴位贴敷技术

药物：白芥子 30 g，元胡 10 g，甘遂 10 g，细辛 10 g，丁香 10 g，白芷 10 g，苍耳子 10 g，辛夷 10 g，薄荷 10 g，肉桂粉，生姜汁。

取穴：大椎、肺俞、脾俞、胃俞、胆俞。

操作：消毒，将上药研成细末，以生姜汁调糊，撒上适量肉桂粉，贴敷于穴位上，外覆医用防渗水敷料贴，再以医用胶布固定，每次贴 3～6 小时。每周 1 次，连续 3 次。

三、耳鸣耳聋

【概述】

耳鸣是指以耳内鸣响，如蝉如潮，妨碍听觉为主证的病症。耳聋是指听力不同程度减退或失听。中医认为，耳鸣、耳聋的发生多与情志失畅、外感风邪、久病、年老体弱等因素有关。临床上耳鸣、耳聋既可单独出现，亦可先后发生或同时并见，故并称为耳鸣耳聋。

西医学中，神经性耳鸣耳聋、突发性聋、感染性聋、噪声性聋、药物性聋，以及原因不明的感音神经性聋、混合性聋等疾病，可参考本节治疗。

【诊断要点】

（一）中医证候诊断

具体如下。

1. 外感风邪证　一般开始多有感冒症状，继之猝然耳鸣、耳聋、耳闷胀，伴头痛恶风者。

2. 肝胆火旺证　每于郁怒后突发或加重，兼耳胀耳痛，口苦咽干，大便秘结者。

3. 痰火郁结证　若两耳蝉鸣，时轻时重，有时闭塞如聋，胸中烦闷。

4. 肾精亏虚证 若耳鸣耳聋，时轻时重，烦劳加重，肢倦神疲者，为清气不升证。若耳鸣或耳聋日久，时作时止，伴腰膝酸软、遗精等症。

（二）西医诊断

耳鸣必须自觉耳内有声感，且没有相应的声源。耳聋患者自觉一侧或两侧听力减退，以单侧为多见，常伴有耳鸣、眩晕等症状。一般本病可进行音叉试验、纯音听阈测试、声导抗测试、耳声发射测试、电反应测听等听力学检查进一步区分耳聋的性质。此外，本病须排听神经瘤、圆窗膜破裂等原因导致的耳鸣耳聋，必要时可行颅骨 X 线片、CT 及 MRI 等检查。

【临床治疗】

（一）针刺技术

1. 常规针刺

（1）实证。

主穴：听宫、耳门、侠溪、翳风、听会。

配穴：外感风邪加外关、风池；痰热郁结加内庭、丰隆；肝胆火盛加行间、太冲。

操作：局部常规消毒后，选取 1.5 寸毫针。针刺听宫、耳门、听会、翳风时针感向耳底或耳周传导为佳；侠溪用泻法。留针 30 分钟，每周 3～5 次，2 周为 1 个疗程。

（2）虚证。

主穴：太溪、脾俞、听宫、翳风。

配穴：肾精亏虚加肾俞；清气不升加足三里。

操作：局部常规消毒后，选取 1.5 寸毫针。针刺听宫、翳风时针感向耳底或耳周传导为佳，太溪、脾俞可加温针灸。留针 30 分钟，每周 3～5 次，2 周为 1 个疗程。

2. 腹针

取穴：中脘、下脘、气海、关元、商曲、阴都、大横。

操作：患者取仰卧位。局部常规消毒后，选用 1.5 寸针具。中脘、下脘，直刺 1～1.5 寸，使针感由下向上传导；气海、关元，直刺 1.5～2 寸；商曲、阴都，直刺 1～1.5 寸；大横，直刺 1～2 寸；诸穴针刺后行捻转手法，待术者感手下稍有黏滞感，留针 30 分钟，每周 3～5 次，2 周为 1 个疗程。

3. 董氏奇穴

取穴：耳鸣为驷马穴、灵骨穴（肺经虚者）、火硬穴、六完穴、花骨一穴；耳聋为灵骨穴、花骨一穴、驷马穴、三泉穴、三重穴、总枢穴。

操作：常规消毒后，选用 1.5 寸针具。三重穴、总枢穴以毫针快速点刺；余穴常规针刺，针刺后施以提插捻转手法，以得气为要。留针 30 分钟，每周治疗 3～5 次，2 周为 1 个疗程。

4. 头针

部位：取双侧颞后线。从耳尖直上 1.5 cm 处，向前及向后各引 2 cm 的水平线，共 4 cm。

操作：常规消毒后，选用 1.5 寸针具，针尖与头皮呈 30°夹角，由此区的前端或后端刺入，沿皮刺入 1 寸左右，行快速捻转手法，频率 200 次/分，待患者感酸、胀、麻后，留针 30 分钟，每周 3～5 次，2 周为 1 个疗程。

5. 温通针法

取穴：风池、三阴交、听宫、百会、外关、足三里、阳陵泉、率谷、太冲、翳风、太溪。

操作：局部常规消毒后，选用 1.5 寸针具，刺入穴内，得气后左手加重压力，右手拇指用力向前捻转 9 次，针尖有感应部位连续小幅度重插轻提 9 次，拇指向前连续捻转 9 次，产生热感后守气 1 分钟，留针 15～20 分钟后出针，对针孔进行按压。每周 3～5 次，2 周为 1 个疗程。

（二）推拿技术

部位：耳门（患侧）、翳风（患侧）、听会（患侧）、听宫（患侧）、晕听（双侧）。

手法：按、揉法。

操作：术者以拇指按揉法依次按揉翳风、听宫、耳门、听会、双侧晕听等部位，手法作用力宜由轻到重，每穴或部位操作时间约 1 分钟，每天治疗 1 次，2 周为 1 个疗程，治疗 1 个月。

（三）耳穴技术

取穴：肾、肝、胆、三焦、内耳、外耳、皮质下。每次选用 3～5 穴。

操作：

1. 毫针刺法　常规消毒后，医者一手固定耳郭，另一手拇、示、中指持针刺入耳穴。出针时一手固定耳郭，另一手将针拔出，用无菌干棉球或棉签按压针孔。

2. 王不留行籽贴压法　医者一手固定耳郭，另一手用镊子夹取耳穴压丸贴片贴压已消毒耳穴并适度按揉。

3. 耳穴埋针法　医者一手固定耳郭，另一手用镊子或止血钳夹住揿针针柄刺入耳穴，用医用胶布固定并适度按压。每次选用一侧耳穴，每次取穴 3～5 个，3～5 天干预 1 次，两耳交替运用，5 次为 1 个疗程。

（四）穴位注射技术

药物：丹参注射液。

取穴：翳风、完骨、肾俞、阳陵泉。

操作：患者坐位或仰卧位，充分暴露注射部位。用 5 ml 一次性注射器抽取丹参注射液。常规消毒，术者用左手拇指、示指撑开周围的皮肤，右手持注射器快速刺入，到达一定深度，得气后行提插泻法，以取得酸胀麻感为宜，回抽无血后便可将药液缓慢注入。每穴注射 1 ml 丹参注射液。每周 1～2 次，4 周为 1 个疗程。

四、麦粒肿

【概述】

麦粒肿是指胞睑边缘生小疖肿，红肿疼痛，形似麦粒，易于溃脓的眼病，又名

"针眼""眼丹""土疖",俗称"偷针眼"。因积热与外风相搏,气血瘀阻,火热结聚,以致眼睑红肿,发为本病。本病与季节、气候、年龄、性别无关,可单眼或双眼发病,易反复发作。

西医学中,睑腺炎所致的外麦粒肿和内麦粒肿,参考本节治疗。

【诊断要点】

(一)西医诊断

患处呈红、肿、热、痛等急性炎症典型表现,炎症部位触之局部硬结、压痛,2~3天后可成脓破溃。此外,本病须排除睑板腺癌、霰粒肿继发感染等疾病,一般须通过观察眼睑的改变以及检查外周血白细胞计数和分类以鉴别。

(二)中医证候诊断

具体如下。

1. 外感风热证 多发于上睑可见胞睑局限性痒痛,微红,伴头痛发热,全身不舒等症。

2. 脾胃蕴热证 可见局部红肿灼痛,伴口渴、口臭、便秘等症。

3. 脾虚夹邪证 可见针眼屡发,或针眼红肿不甚,经久难消。

【临床治疗】

(一)针刺技术

1. 常规针刺

(1)风热外袭证。

主穴:攒竹、太阳。

配穴:风池、商阳。

操作:局部常规消毒后,选取1.5寸毫针。针刺攒竹时可向鱼腰、丝竹空透刺,用泻法;攒竹、太阳、商阳可点刺出血;风池,向鼻尖方向斜刺0.8~1.2寸,以产生针感为度;留针30分钟,每周3~5次,2周为1个疗程。

(2)热毒炽盛证。

主穴:攒竹、太阳、厉兑。

配穴:大椎、曲池。

操作:局部常规消毒后,选取1.5寸毫针。针刺攒竹时可向鱼腰、丝竹空透刺,用泻法;攒竹、太阳、厉兑可点刺出血;大椎可刺络拔罐;余穴常规针刺,用泻法,留针30分钟,每周3~5次,2周为1个疗程。

(3)脾胃湿热证。

主穴:攒竹、太阳、厉兑。

配穴:内庭、阴陵泉。

操作:局部常规消毒后,选取1.5寸毫针。针刺攒竹时可向鱼腰、丝竹空透刺,用泻法;攒竹、太阳、厉兑、内庭可点刺出血;余穴常规针刺,留针30分钟,每周3~5次,2周为1个疗程。

2. 董氏奇穴

取穴：灵骨、大白。

操作：患者取仰卧位。取灵骨穴（其位于手背拇指、示指叉骨间，第一掌骨与第二掌骨结合处）、大白穴（其位于手背大指与示指叉骨间凹陷中，即第一掌骨与第二掌骨中间之凹陷处），局部常规消毒后，以 1.5 寸针直刺进针 1 寸左右，两穴相合成倒马针法，留针 30 分钟，每周 3~5 次，2 周为 1 个疗程。

（二）拔罐技术

1. 刺络拔罐法

（1）刺络放血法。

取穴：大椎。

操作：嘱患者坐位或仰卧位，局部皮肤常规消毒。用三棱针迅速刺入皮肤 2~3 次，深度为 0.2~0.3 mm，点刺力度保持一致。以点刺处为中心，用闪火法将玻璃罐吸拔于治疗部位，拔罐时留罐时间 10 分钟。每个穴位的放血量 1~2 ml。起罐后拿消毒干棉球擦净，再次消毒。每周 1 次，4 周为 1 个疗程。

（2）点刺法。

部位：少商、厉兑耳尖、肩胛区第 1~7 胸椎棘突两侧的淡红色疹点或敏感点。

操作：患者取坐位。局部常规消毒后，少商、厉兑点刺放血，点刺前对每个穴位略加推摩，使之充血，然后用三棱针迅速点刺，进针 1~3 mm，少商、厉兑各放血 7 滴左右。按摩耳尖或耳后静脉使其充血，一手固定耳郭，一手持 1 ml 一次性使用无菌注射针点刺耳尖或耳后静脉后，轻轻挤压针孔及周围耳郭使其自然出血，每次用消毒棉签轻轻吸取渗出的血滴，共放血 5~8 滴。施术后用无菌干棉球压迫止血，止血后再次消毒刺血处。待患者休息 5~10 分钟后操作对侧耳尖或耳后静脉。每周 2~3 次，2 周为 1 个疗程。

（3）挑刺法。

部位：少商、厉兑、耳尖、肩胛区第 1~7 胸椎棘突两侧的淡红色疹点或敏感点。

操作：术者左手拇、示指固定挑治反应点及附近皮肤，右手持三棱针，用针尖先挑破反应点及附近皮肤，然后用半挑半钩的手法寻找纤维状物，挑起时弹指拉拨一下，再把纤维挑断。如此反复挑扯十几条不等，挤出少量血液，然后用酒精棉球覆盖伤口，胶布固定。每周 2 次，2 周为 1 个疗程。

（三）熏洗技术

药物：银花 20 g、蝉蜕 15 g、菊花 20 g、桑叶 30 g、蒲公英 30 g、夏枯草 20 g。

操作：将上述药物装入专用布袋，放入中药物熏蒸治疗水槽，水以淹没药袋且符合熏蒸水位标准，先将熏蒸床通电加热使其产生蒸汽，后将熏蒸温度调至 40~45℃ 开始将患眼进行熏蒸，每次 15~20 分钟，每天 2~3 次。每剂中药可连用熏蒸治疗 4 次。每周治疗 2 次，2 周为 1 个疗程。

五、牙痛

【概述】

牙痛是以牙齿疼痛为主症的病症，中医又称"牙宣""牙槽风"等，其发生常与外感风火邪毒、过食膏粱厚味、体弱过劳等因素有关。本病病位在齿，与胃、肾关系密切。基本病机是风火、胃火或虚火上炎。

西医学中，龋齿、牙髓炎、牙周炎、牙槽或牙周脓肿、冠周炎及牙本质过敏等疾病中出现以牙痛为主要临床表现者，可参考本节治疗。

【诊断要点】

（一）中医证候诊断

具体如下。

1. 风火牙痛 发作急骤，牙痛剧烈，呈阵发性，遇风发作。

2. 胃火牙痛 牙痛剧烈，牙龈红肿甚至出血，肿连腮颊，伴口臭便秘。

3. 肾虚牙痛 牙齿隐隐作痛，时作时止，或齿浮动。

（二）西医诊断

主要包括龋齿、牙髓炎、牙周炎、牙槽或牙周脓肿、冠周炎等疾病，一般须在口腔诊疗中根据牙痛部位、疼痛病程、疼痛性质、口腔颌面部有无疼痛相关病损、精神状况及其他诱因等做出判断，必要时行进一步检查，可疑部位行 X 线片做进一步确诊。

【临床治疗】

（一）针刺技术

1. 常规针刺

（1）风火牙痛。

主穴：颊车、下关、合谷。

配穴：翳风。

操作：患者取仰卧位。局部常规消毒后，选取 1.5 寸毫针。针刺颊车时可向地仓穴透刺 1.5～2.0 寸；余穴常规针刺，用泻法；留针 30 分钟，每周 3～5 次，2 周为 1 个疗程，疼痛剧烈者可每日治疗 2 次。

（2）胃火牙痛。

主穴：颊车、下关、合谷、内庭。

配穴：厉兑。

操作：患者取仰卧位。局部常规消毒后，选取 1.5 寸毫针。针刺颊车时可向地仓穴透刺 1.5～2.0 寸；厉兑、内庭可点刺出血；余穴常规针刺，用泻法。留针 30 分钟，每周 3～5 次，2 周为 1 个疗程，疼痛剧烈者可每日治疗 2 次。

（3）肾虚牙痛。

主穴：颊车、下关、合谷、内庭。

配穴：太溪。

操作：患者取仰卧位。局部常规消毒后，选取 1.5 寸毫针。针刺颊车时可向地仓穴透刺 1.5～2.0 寸；内庭可点刺出血；余穴常规针刺。留针 30 分钟，每周 3～5 次，2 周为 1 个疗程。

2. 董氏奇穴

取穴：浮间穴、外间穴、四花外穴、侧三里穴、侧下三里穴加灵骨穴。

操作：患者取仰卧位。常规消毒后，选用 1.5 寸针具。四花外穴以毫针快速点刺；余穴常规针刺，针刺后施以提插捻转手法，以得气为宜。留针 30 分钟，每周治疗 3～5 次，2 周为 1 个疗程。

3. 腕踝针

部位：前牙位于口腔前正中线两侧，处在 1 区位置，前牙痛针刺上 1；后牙在前面的两旁，处在上 2 区位置，后牙痛针刺上 2。

操作：患者取坐位或仰卧位。局部常规消毒后，嘱患者放松肌肉，选用 1 寸毫针。快速进针，然后将针体贴近皮肤表面，针体沿皮下表层刺入，刺入长度以露出针身 2 mm 为宜，针下有松动感，不捻针。留针 30 分钟，留针期间不行针，每周治疗 2～3 次，2 周为 1 个疗程。

（二）推拿技术

取穴：合谷、下关、颊车、内庭、太溪、行间、太冲。

手法：点、按、揉、捏法。

操作：

1. 四肢部 以点、按、揉法作用于内庭、太溪、行间、太冲穴，以重刺激为主，每穴操作时间约 1 分钟。

2. 面部 以按、揉手法作用于下关、颊车等穴，或以疼痛性质及症状特点选择病变牙龈的局部，施以按、捏等手法，作用力由轻到重，每穴或部位操作时间约 1 分钟。

3. 结束手法 以合谷穴作为收穴，使用按揉手法，以患者有较强的酸胀感为度。

（三）耳穴技术

取穴：口、上颌、下颌、牙、神门、胃、肾上腺。每次选用 3～5 穴。

操作：患者取坐位。

1. 毫针刺法 常规消毒后，医者一手固定耳郭，另一手拇、示、中指持针刺入耳穴。出针时一手固定耳郭，另一手将针拔出，用无菌干棉球或棉签按压针孔

2. 王不留行籽贴压法 医者一手固定耳郭，另一手用镊子夹取耳穴压丸贴片贴压已消毒耳穴并适度按揉。

3. 耳穴埋针法 医者一手固定耳郭，另一手用镊子或止血钳夹住揿针针柄刺入耳穴，用医用胶布固定并适度按压。每次选用一侧耳穴，每次取穴 3～5 个，3～5 天干预 1 次，两耳交替运用，2 周为 1 个疗程。

（四）穴位注射技术

药物：柴胡注射液或鱼腥草注射液。

取穴：颊车、下关、合谷、翳风。每次选用1～2穴。

操作：患者取舒适的体位，如坐位或仰卧位。充分暴露注射部位，用5ml一次性注射器抽取柴胡注射液或鱼腥草注射液。用0.5％碘附对穴位皮肤及术者右手拇、示、中指进行常规消毒，术者用左手拇指、示指撑开周围的皮肤，右手持注射器快速刺入，到达一定深度，得气后行提插泻法，以取得酸胀麻感为宜，回抽无血后便可将药液缓慢注入。每穴注射1ml柴胡注射液或鱼腥草注射液。每周1～2次，4周为1个疗程。

（五）穴位贴敷技术

取穴：阳溪（双侧）。

操作：定准穴位，用温水将局部清洗干净，消毒。将大蒜捣烂，涂搽于穴位上，外覆医用防渗水敷料贴，再以医用胶布固定，每次贴3～6小时。

第六章 围手术期常见术后并发症

一、术后疼痛

【概述】

术后疼痛是手术后即刻发生的急性疼痛（通常持续不超过 7 天），其性质为伤害性疼痛，也是临床最常见和最需紧急处理的急性疼痛。术后疼痛如果不能在初始状态下充分被控制，可能发展为慢性疼痛，其性质也可能转变为神经病理性疼痛或混合性疼痛。急性疼痛持续时间通常短于 1 个月，常与手术创伤、组织损伤或某些疾病状态有关。

【术后疼痛的分类、特点】

（一）术后疼痛的分类

1. 躯体疼痛（创口疼痛）　为手术直接涉及的部位。如皮肤、肌肉、筋膜、关节、韧带、骨骼及神经等组织损伤的疼痛。表现为局限性、表浅性伤口处疼痛，定位准确。其疼痛程度与创伤程度密切相关。

2. 内脏疼痛（牵拉疼痛）　内脏手术或牵拉到内脏所致的内脏疼痛。一般为深在性钝痛。其疼痛强度和内脏的敏感性有关。

（二）术后疼痛的特点

（1）激活自主神经系统的交感神经部分，如脉搏、呼吸频率及血压升高。瞳孔扩大、出汗。

（2）与组织损害相关，随组织愈合而逐渐消失。

（3）急性疼痛的行为表现，如不能休息、焦虑、痛苦、哭叫、揉擦或固定痛处等。

（4）定位准确，具有较强的保护性意识或反射。

（5）可以有明显的组织损伤痕迹。

【临床治疗】

（一）针刺技术

1. 针刺内麻点治疗骨科四肢术后疼痛

取穴：内麻点。

操作：在双侧内麻点实施常规消毒，快速进针，深度约为 37 mm，让患者感觉到针感延伸至足底部。采取连续波，从低到高慢慢设置，以患者的耐受度为宜，30 分钟/次，每日 1 次。

2. 针刺治疗腹腔镜下结直肠癌根治术后疼痛

取穴：足三里、内关。

操作：采用指切进针法进针，后转为捻转补泻法，针刺强度结合患者实际情况而定，患者出现酸、麻、胀等感觉为得气，得气后留针30分钟。术后6小时便可进行首次针刺治疗，之后每日早9时与晚9时进行1次针刺，待患者肠鸣音恢复，排气、排便均出现后，停止针刺治疗。

3. 手足同名经交叉取穴电针治疗全膝关节置换后疼痛

取穴：全膝关节置换对侧上肢手三里、曲池、肘髎、臂臑、尺泽、四渎6穴。

操作：穴位皮肤消毒3次，选用针灸针进针为15～25 mm，接电针仪，选用频率为20 Hz，疏密波，电流强度为1～5 mA，强度以患者能耐受为宜。时间为20分钟，治疗时间为术后第1～5天，每日1次。

4. 局部取穴电针治疗全膝关节置换后疼痛

取穴：术侧梁丘、血海、阴陵泉、足三里、丰隆、丘墟。

操作：常规进针，深度为25～40 mm，行补泻手法操作，梁丘与血海接一对电极，阴陵泉与足三里接一对电极，丰隆与丘墟接一对电极，选用频率为2 Hz/100 Hz，电流强度为2～5 mA，疏密波，强度以患者能耐受为宜，从术后第1天开始直至术后第7天，每天1次，每次30分钟。

5. 针刺内麻点治疗全膝关节置换术后疼痛

取穴：内麻点。

操作：术前3天开始针刺。常规消毒后进针并行手法，得气后接电针仪，输出频率由低到高（100～1 000次/分），输出强度以患者可耐受为宜，刺激半小时后拔针。

6. 腹针治疗全膝关节置换术后疼痛

取穴：主穴为中脘、关元，辅穴为外陵（患侧）、气旁（健侧）、大横（患侧）、下风湿点（患侧）、下风湿内点（患侧）、下风湿下点（患侧）。根据伤口位置在周围区域散刺：下风湿点旁开0.2寸加针（双侧）。

操作：术后第2小时行第1次腹针治疗，术后第1～6天每天各行腹针治疗1次。手法采用轻刺激，无酸麻胀痛感，但指下有如鱼吞饵之沉紧。留针20～30分钟。

7. 平衡针疗法治疗全膝关节置换术后疼痛

取穴：膝痛穴。

操作：术后取膝痛穴，交叉取穴，采用一步到位针刺法，即不提插、不捻转，进针后周围出现酸胀针感即可出针，每天1次，连续治疗7天。

8. 皮内针治疗跟骨骨折术后疼痛

取穴：避开手术切口区域，取患侧阳陵泉、解溪、昆仑、金门4穴。

操作：于穴位常规消毒后行皮内针置入，每2天更换皮内针，6天为1个疗程。皮内针置入方法：常规消毒，用28号1寸毫针，规格为0.22 mm×1.5 mm的皮内埋针，胶布固定留针，白天每隔3～5小时轻轻按压埋针处穴位刺激1次。

9. 揿针二白治疗痔疮术后疼痛

取穴：二白。

操作：对腧穴皮肤进行常规消毒，于术后 5 小时行揿针二白穴并用胶带固定，轻轻按压 5 分钟，患者感觉酸、麻、胀时为佳。嘱患者每日上午、下午、晚上各按压 5 分钟。3 天后将针取出，休息 1 天后继续进行上述操作，7 天为 1 个疗程。

10. 腕踝针治疗混合痔术后疼痛

取穴：双侧下 6 区，位于靠近跟腱外缘处与三阴交水平。

操作：术后 4 小时采用腕踝针治疗，换药后留置腕踝针。常规进针，时间为 4～6 小时，10 天为 1 个疗程，可先每日针刺 1 次，针刺 3 次后改为隔日针刺 1 次。

（二）艾灸技术

1. 热敏灸治疗肛肠手术疼痛

取穴：双侧大肠俞。

操作：将点燃艾条置于皮肤上约 3 cm 部位，手腕缓慢摇动进行左右回旋灸；同时选取双侧大肠俞，进行双点热敏灸，于大肠俞上方同时采用两条艾条行灸，艾灸时间以患者热敏感消失情况判断，每日 1 次，7 天为 1 个疗程。

2. 热敏灸治疗混合痔术后疼痛

取穴：八髎穴。

操作：术后 4 小时开始治疗。先将点燃的艾条在八髎穴皮肤上方 3～5 cm 施温和灸，使其发生热敏化，然后依次进行回旋灸、往返灸、雀啄灸、温和灸，施灸时间 30～70 分钟，每日 1 次，疗程为 7 天。

（三）推拿技术

1. 穴位按摩治疗无痛人工流产患者术后腹痛

取穴：阴陵泉、地机、三阴交

操作：以揉、按压手法施术，先用拇指指腹在阴陵泉处轻柔、和缓地揉动 5～10 秒，再用拇指指端按压此穴 2 分钟，按压力度以患者出现酸、麻、胀的感觉为准，从上而下按摩地机、三阴交，方法同上。15 分钟后如患者主诉有小腹痛，可再次按摩。

2. 穴位按揉治疗全髋关节置换术后疼痛

取穴：阳陵泉、委中、丘墟、地机为基础穴位，肝郁气滞者联合太冲、三阴交、足三里；气血不足者联合血海、内关、合谷；肝肾不足者联合太溪、关元、涌泉、气海。

操作：用双手拇指指腹分别按揉选定穴位各 30 次，早晚各 1 次。

3. 穴位按摩对腹腔镜胆囊切除术后疼痛

取穴：双侧内关穴

操作：一只手的四指握住被按摩的前臂，使这只手的大拇指垂直按在内关穴，指尖与两筋平行，以指尖有节奏地按压并配合一些揉的动作。按压深度为 0.5 cm，以患者出现酸胀感为宜，每次 5 分钟，在术后 24 小时内每隔 2 小时 1 次。

4. 穴位按摩治疗鼻窦炎患者术后疼痛

取穴：合谷、迎香和风池。

操作：以指腹运用点、按、揉、压的技法对鼻窦炎手术患者的合谷、迎香和风池进行按摩，按摩力度由轻至重，以患者能够感受到酸麻肿胀的感觉为宜，对每个穴位按摩 5 分钟，每天早、中、晚共按摩 3 次。

5. 穴位按摩治疗鼻部术后疼痛

部位：风池、风府、天宗，鼻周面部肌肉。

操作：对患者的颈背部风池、风府、天宗等穴位进行推、按、揉，以使患者放松。使用按、揉、弹、拨等手法对患者的鼻周面部肌肉进行推拿，力度由轻到重，均匀用力，以缓解由鼻部疼痛引起的周围面部肌群麻木紧张。30 分钟/次，每日 1 次。

6. 穴位按摩治疗混合痔术后疼痛

取穴：足三里、承山。

操作：以拇指指端置于穴位上方，拇指主动用力，进行节律性点按揉动，力道均匀柔和，力度适宜，频率为 120～160 次/分，持续 2～3 分钟。动作要灵活，要带皮肤一起揉动，不要和体表有摩擦移动。按摩过程中对患者进行心理疏导，辅以一定的良性心理暗示，引导其顺势呼吸运动。在操作过程中要随时询问对手法的反应及按摩力道的承受力，并及时进行调整。

7. 手部按摩治疗混合痔术后疼痛

取穴：示指大肠穴、手背示指根处二间、胃脾大肠区；手背小指会阴点、手背合谷、示指大肠穴；中指中冲、小指少冲、手掌区、虎口下虎边穴、手背手腕阳溪穴及手部敏感点。

操作：按摩前干预者帮助患者放松身心，干预者以向心性方向对患者手及手臂按摩 3 遍，顺序从手背部开始，依次为手指、手掌部、手腕部，最后是前臂。对以上手部治疗穴进行点按。每穴点按 20～30 次，并告知患者将意念集中于操作部位。点压、按揉的力度由轻逐渐增大至患者能忍受的程度为限。

8. 中医穴位按摩治疗剖宫产后瘢痕、子宫阴道分娩产妇疼痛

取穴：合谷、关元、三阴交、内关等。

操作：根据产妇疼痛程度与身体反应，在每次宫缩间歇期给予穴位按摩。当宫口开至 3 cm，由助产士按摩穴位来加大宫缩，当宫口开大快接近 10 cm，由助产士重复上述按摩穴位。可根据产妇需求，适当调整按摩力度，避免因消耗大量体力，产生不适感。在按摩过程中若产妇出现便意，应立即停止按摩手法，嘱其用力憋气，以加快胎儿娩出进程。

（四）耳穴技术

1. 揿针治疗髋关节置换术患者术后疼痛

取穴：耳部神门、皮质下、肾上腺及臀痛穴，伴头痛、眩晕、咽喉肿痛、齿痛、面肿等加合谷；合并恶心呕吐、胃腹痛、心绞痛等加内关；合并尿潴留、尿失禁等加阴陵泉。

操作：定位后用75％乙醇消毒皮肤，将揿针埋入对应的穴位皮下，以局部表现酸麻胀痛且患者能耐受为宜。患者苏醒后生命体征平稳、意识清楚时即开始治疗，埋针期间每隔4小时按压1次，时间为2～3分钟，每天更换1次。治疗1周。

2. 揿针耳穴疗法治疗混合痔外剥内扎术后疼痛

取穴：神门为主穴，内分泌、皮质下和交感穴为配穴。

操作：选择探查最敏感压痛部位，用75％酒精消毒后将揿针在敏感点贴压固定，按压直至出现耳郭发热和局部酸麻感。

3. 耳穴压丸法治疗急性阑尾炎术后疼痛

取穴：神门、内分泌、交感、阑尾、肾上腺、腹、下焦等穴。

操作：每日按压5～7次，每穴按压3～5分钟，嘱患者疼痛剧烈部位可加强按压力度，但以自身耐受为度。

4. 耳穴压丸法治疗腹部术后疼痛

取穴：根据手术部位分别选择腹、肝、胆、胃、大肠、小肠、膀胱等为主穴，以内分泌、皮质下、神门等为配穴。

操作：对准耳穴，先常规75％酒精消毒，再用胶布将王不留行籽准确固定于两侧耳穴，嘱患者疼痛时施压，逐渐加强刺激度，以局部酸麻、胀热为宜，每次10～15分钟，可重复进行。

5. 耳穴压丸法治疗膝关节置换术后疼痛

取穴：双侧膝、皮质下、神门、交感及内分泌。

操作：术前1天进行耳穴压丸治疗，耳穴部位用75％酒精消毒，用镊子将王不留行籽小胶布（0.5 cm×0.5 cm）贴敷于选用的耳穴上，指导患者正确的按压方法，每次每穴按压5分钟，每日定时按压3次，各增加按压1次，每次5分钟，患者感到局部酸、痛、胀、麻、热等反应，以患者能耐受为宜，保留至术后72小时。

6. 耳穴压丸法治疗跟骨骨折术后疼痛

取穴：跟骨、神门及交感。

操作：先对患者耳郭情况全面检查，选取以上耳穴进行王不留行籽贴压，2次/周。每天早、中、晚各刺激耳穴2分钟。

（五）埋线技术

1. 长强穴位埋线防治痔疮手术后疼痛

取穴：长强穴。

操作：患者取侧卧位，常规消毒、铺巾，0.5％利多卡因肛周浸润麻醉。左手拇、示指绷紧进针部位皮肤，右手持针，自尾骨尖端与肛门连线的中点垂直进针，迅速刺至皮下约1.0 cm处。左手示指插入肛门做引导，以免针刺破肠壁；在左手示指肛内指引下，右手持针与皮肤呈45°向尾骨尖方向缓慢推进约3.0 cm。左手指退出肛门，右手调整埋线针方向及深浅，使患者有酸胀感为宜。试抽无回血后，推入针芯，缓慢注入肠线，同时缓慢向后退针，将羊肠线埋入在穴位的肌层内，出针后棉球按压针孔 3～5 分钟，轻揉长强穴 1 分钟，针孔处覆盖消毒纱布。埋线结束后行痔疮手术。

2. 穴位埋线治疗肛肠病术后疼痛

取穴：双侧上巨虚、承山。

操作：术后 2 小时实施埋线。采用 2 号羊肠线，选取 0.9 mm×38 mm 一次性针头作针套，0.3 mm×50 mm 一次性针灸针剪去针尖后作针芯。取侧卧位，选准穴位，局部皮肤常规消毒。用无菌镊子夹取一段 1 cm 羊肠线，放入针头的前端，后接针灸针。将针头快速刺入穴位中，深 10～15 mm。将针芯向前推进，边推针芯，边退针管，把羊肠线埋入穴位中。棉签按压针孔片刻，外贴敷贴。

（六）穴位贴敷技术

1. 中药穴位贴敷治疗混合痔术后疼痛

药物：延胡索、乳香、没药。

取穴：足三里、承山、大肠俞、神阙、天枢、三阴交等穴位。

操作：取上药适量研成细粉，以 20 g 药粉＋5 ml 蜂蜜制成软膏剂，贴敷药物需现用现配。贴敷前用消毒纱块对选穴位皮肤进行清洁。提前备好的药膏置于无菌布胶布（5 cm×5 cm）中，将无菌布胶布贴在足三里、承山。轻按压充分使药膏与穴位接触。贴敷一般贴 4～6 小时，在贴敷药物过程中，随时观察局部皮肤情况及注意患者感受。

2. 穴位敷贴治疗肛肠术后疼痛

药物：延胡索 30 g，水蛭、三棱、莪术、细辛各 15 g，冰片 10 g。

取穴：长强穴和大肠俞穴、足三里穴与承山穴。

操作：将中药磨粉后混合装入密封瓶内，随后用醋将其调制成糊状，取药糊 1 g 置于边长 3 cm 左右的正方形胶布上方，将药糊紧贴于该 4 处穴位，胶布固定，持续敷贴 1/2 天，以 3 天为治疗周期。

（七）熏洗技术

中药熏洗治疗混合痔术后疼痛

药物：苦参 20 g、盐黄柏 15 g、白芷 10 g、芒硝 15 g、醋乳香 10 g、炒蒺藜 10 g、麸炒枳壳 10 g、玄明粉 15 g、五倍子 15 g、蒲公英 20 g、生苍术 15 g、艾叶 10 g。

部位：患处。

操作：将药物煎成 250 ml/袋，采用超声雾化熏洗治疗仪进行熏蒸，10 分钟后改为坐浴，每次坐浴 10～15 分钟，之后用碘附棉球消毒创周皮肤及创面，使用凡士林纱条填塞创面，然后无菌纱布覆盖创面，每日 1 次，直至创面愈合。

二、术后胃肠功能障碍

【概述】

围手术期术后胃肠功能障碍是术后胃肠道功能未能尽早恢复带来的一系列症状和

体征的统称。几乎所有中等及以上手术（尤其是腹部手术）、麻醉、液体负荷、止痛药物、炎症等都会对术后胃肠功能产生不同程度的影响。一般情况下，腹部术后小肠需要12～24小时才恢复蠕动，胃动力恢复时间为24～48小时，而结肠则需3～5天，即整个胃肠道的运动在术后3～5天才能恢复。凡超过此时间胃肠功能未恢复及其带来的一系列的症状体征则称为围手术期术后胃肠功能障碍。

【术后胃肠功能障碍的特点】

术后胃肠功能障碍常见临床表现为腹胀、腹痛、纳差、恶心、便秘，严重将引起水、电解质及酸解平衡紊乱，肠粘连，吻合口瘘，肠道菌群失调和营养障碍。腹腔内手术、全身麻醉、应用拟胆碱药物均是导致胃肠功能障碍的常见原因；阿片类药物可减弱内脏运动，引起胃潴留、腹胀与便秘；患者术后静卧时间过长也不利于肠道功能的恢复。术后胃肠功能障碍是外科术后最常见的并发症，发生率为47.4%，远超过感染等其他并发症。

【临床治疗】

（一）针刺技术

1. 针刺对腹部术后胃肠运动功能作用

取穴：双侧足三里、三阴交、太冲。

操作：足三里用1.5寸毫针刺入行手法后留针（针刺深度约1.2寸）；三阴交、太冲用1寸毫针刺入行手法后留针（针刺深度约0.8寸）。垂直刺入腧穴后持针候气，拇、示、中三指微用力握持针柄，将辨证与辨针下气结合，补虚泻实，施行徐疾提插补泻，若正气不实不虚则采用导气同精手法徐入徐出导之，并配合呼吸调气，随患者一呼一吸将针插入相应深度，再随患者一呼一吸将针提出浅层，待感觉针下正气充实平和，患者自觉症状改善。每穴每次行针约2分钟，30分钟后出针。

2. 通腑针法治疗腹部手术后胃肠功能障碍

取穴：胃部手术选上脘、中脘、下脘、梁门、足三里；大小肠手术选天枢、大横、腹结、气海、关元、水道及气海旁开2寸处、关元旁开3寸处、足三里；膀胱手术选中极、关元及以此两穴为中心旁开0.5～1寸的系列穴位（如大赫、气穴等）、足三里。

操作：局部酒精清洁后，用一次性1.5寸针直刺1.2寸，采用徐进徐出导气法，得气后留针30分钟，双侧足三里采用疏密波电针，强度以舒适为宜。术后6小时开始，每日上、下午各治疗1次，连续治疗3天。

3. 针刺预防食道癌术后胃肠功能障碍

取穴：中脘、天枢、大巨、足三里。

操作：针刺得气后均施平补平泻法，双侧天枢接低频连续波脉冲，每日1次，30分钟/次，5天为1个疗程。

4. 电针治疗腹部术后胃肠功能障碍

取穴：双侧内关、支沟、足三里、上巨虚。

操作：穴区常规消毒，采用 0.3 mm×（40～50 mm）不锈钢毫针以单手指切进针法刺入腧穴，进针深度为 1.5 寸，平补平泻手法，得气后留针 30 分钟，每日 1 次。得气后采用针灸电针仪，将正极导线分别连接内关及上巨虚针柄，负极导线连接同侧支沟及足三里针柄，选择低频，连续波，中强度刺激，以患者能耐受为度，治疗 30 分钟，每日 1 次。

5. 针刺治疗结直肠癌患者术后胃肠功能障碍

取穴：足三里、上巨虚、下巨虚、梁丘、三阴交、阴陵泉。

操作：足三里用提插捻转补法，余穴平补平泻，于针柄上套置长约 2 cm 的艾条，每次灸 2 壮，留针 45 分钟。每天 1 次，治疗 10 天。

6. 针刺治疗腹腔镜胃癌根治术患者胃肠功能障碍

取穴：上脘、中脘、下脘、气海、天枢、阴陵泉、足三里、上巨虚、下巨虚、三阴交、内庭。

操作：患者取仰卧位，由同一针灸医生进行治疗。首先确定穴位，以 75% 的酒精棉球进行皮肤表面消毒，采用 0.3 mm×40 mm 一次性无菌针灸针，垂直进针，刺入 0.8～1.2 寸，穴位得气后，行提插捻转平补平泻手法，留针 30 分钟，治疗每日 1 次。肛门出现排气时停止针刺。

7. 针刺干预肝癌切除术后胃肠功能障碍

取穴：双侧足三里、合谷、内庭。

操作：常规消毒局部皮肤，针刺得气后行泻法强刺激，每 10 分钟行针 1 次，留针 30 分钟，2 次/天。

8. 腹针治疗骨科椎管麻术后患者胃肠功能障碍

取穴：中脘、滑肉门（双）、关元、商曲（双）。

操作：患者采取平卧体位，腿可伸直或半屈曲，四肢放松。在治疗过程中，患者可根据自身的舒适程度对体位进行适当的调整。采用 0.3 mm×40 mm 毫针直刺，得气后，留针半小时，每天行针 1 次，直至患者出现排便。

9. 腹针治疗心脏外科术后并发胃肠功能紊乱

取穴：下脘、气海、气旁、关元、气穴、水分、天枢、大巨。

操作：常规针刺，每次留针 20 分钟。每天 1 次，共治疗 5 天。

10. 纳子法腕踝针治疗食管癌术后胃肠功能障碍

辨证取时：术后第 1 天对患者进行辨证"虚""实"，采用纳子法开穴规律"实则泻其子，虚则补其母"原则推算施针时间。实证者，辰时（7:00～9:00）施针；虚证者，巳时（9:00～11:00）施针；若遇补泻时间已过或者不虚不实等证，则可采取本经本穴。

取穴：在内关与外关水平位置上，环前臂做一水平线，分上 1 区～上 6 区六等分，每一等分的中点为针刺穴位，即上 1 穴～上 6 穴。上 1 区指的是小指侧的尺骨缘与尺侧腕屈肌腱间的凹陷处。在三阴交穴与悬钟穴水平位置上，环小腿做一水平线，分下 1

区～下6区六等分，每一等分的中点为进针点，即下1穴～下6穴。下1是指靠跟腱内缘，下2指内侧面中央，靠胫骨内缘。按照取穴方法在双侧上1、下1、下2区定位。

操作：患者取舒适体位，常规75%酒精消毒，护士一只手在上固定穴点，以拇指和示指拉紧皮肤；另一只手拇指在下以示指和中指夹持针柄，与皮肤呈15°～30°，快速进入皮下，针刺深度以露出针身2 mm为宜，进针后将针循纵线沿皮下平刺插入，但针上、下1时，针体与腕部或踝部的边缘平行。若针刺过程中出现晕针意外，应迅速取针，并使患者平卧；进针时有触电感，疼痛明显或针尖触及坚硬组织时，应退针。实证者，留针20分钟；虚证者，留针40分钟；不虚不实者，20～30分钟。每天1次，于术后第1天起至患者恢复肠鸣音排气、排便及饮食。

11. 董氏奇穴促进腰椎间盘突出症术后胃肠功能恢复

取穴：双侧灵骨、大白、其门、其角、其正。

操作：患者取仰卧位，穴位常规消毒后，选用1.5寸针灸针，先针刺灵骨，直刺1～2寸，针尖抵第1、2掌骨结合部，然后针刺大白，紧贴第2掌骨进针，针深0.5～1.5寸，行捻转强刺激，针感以局部有酸胀麻感觉为宜，二穴同时针刺构成成倒马针法。取其门、其角、其正时将患者手臂侧放，贴骨进针，由桡骨上缘以15°斜刺，针深1～1.5寸，三穴同时针刺构成成倒马针法，行捻转强刺激，针感以局部酸胀微麻为宜。留针30分钟，每10分钟行针1次。于术后6小时行第1次针刺，每日1次，连续治疗3天。

（二）艾灸技术

1. 术前艾灸对腹腔镜全麻术后胃肠功能恢复的影响

术前艾灸足三里治疗。患者仰卧位或半坐卧位，取约4 cm长清艾条充分点燃，插在艾灸盒固定针上固定牢固，旋紧调风盖，将艾灸盒放于布袋内用松紧带固定于患者双侧足三里穴，以患者感温热而无灼痛为度，20分钟/穴，艾灸过程中根据患者感受随时调整艾灸盒开孔大小、查看艾灸燃烧情况。

2. 热敏灸对妇科腹腔镜术后胃肠功能恢复的影响

取穴：中脘、神阙、关元、合谷、外关、足三里、上巨虚、下巨虚、三阴交。

操作：对已探出的热敏化腧穴依次进行回旋灸、雀啄灸、循经往返灸、温和灸四步艾灸治疗。热敏灸时间因人而异，应根据个体予以饱和的施灸量。

3. 温灸神阙穴促进腹部手术后胃肠功能恢复

术后6小时开始给予温灸，将艾柱插入灸盒内固定支架点燃，灸盒盖上并旋转固定，然后调节通风口，以控制温度，灸神阙穴15～20分钟，每天1次，直到患者排便。

4. 恒温足底隔姜灸对胃肠外科腹腔镜术后胃肠功能的影响

时间：手术当天选择术后6小时患者麻醉清醒后，避免过早患者皮肤感觉迟钝容易灼伤。次日选择7：00—9：00点足阳明胃经气血流注旺盛时辰。

取穴：双足底涌泉及胃肠反射区。胃反射区位于双足脚掌第1跖趾关节后方，约1

横指宽，涌泉内侧旁开 1 寸。肠反射区和小肠反射区位于双足脚掌中后部区域，被升结肠、横结肠、降结肠、乙状结肠及直肠等反射区等所包围。

操作：患者取仰卧位，暴露足底，将准备好的姜片置于足底，点燃艾条放进恒温灸具并盖上盖子，将灸盒第 1 个孔置于足底涌泉及胃反射区区域，第 2 个孔对准足底肠反射区，调整艾条距施灸部位 2～3 cm 施灸。固定灸具，用大浴巾包裹，使其密封，以患者感到皮肤温热舒适而不灼痛为度。同法艾灸另一侧，无需刮灰。在灸疗过程中经常询问患者有无不适，患者感觉灼热则提高艾条距离。每日 1 次，30 分钟/次，连续 3 天。

5. 雷火灸对化脓性阑尾炎术后胃肠功能恢复的影响

取穴：双侧足三里。

操作：患者取仰卧位暴露穴位，将雷火灸灸条一端点燃，插入固定于单孔灸具内，将其对准穴位后施灸，时间为 20 分钟。第 1 次施灸为术后第 1 天，每日 1 次。注意密切观察皮肤温度，防止烫伤。关注患者一般状态，若出现晕灸，立即停止，去枕平卧，松解衣带，注意保暖、通风，已经进食流质者可予温开水或者糖水口服，必要时给予低流量氧气吸入。如仍不能缓解，可指按或针刺人中、合谷、太冲等急救穴，必要时予现代急救手段辅助。

6. 雷火灸治疗腰椎融合术后胃肠功能紊乱

取穴：肾俞、大肠俞、气海、关元、双侧足三里。

操作：采用雷火灸进行补法悬起灸。每个穴位艾灸 20 分钟，每天 1 次，5 次为 1 个疗程，每个疗程间隔 2 天，共治疗 4 个疗程。

7. 隔药脐灸促进化脓性阑尾炎术后胃肠功能的恢复

药物：乌药 20 g，木香 20 g，砂仁 20 g，香附 20 g，延胡索 30 g，莱菔子 20 g，槟榔 10 g，冰片 6 g，分别研成细末，过 100 目筛，密储。

用法：于术后 1 小时敷于神阙并施以艾柱灸法。首先制作面圈，用温水调和面粉，捏为圆柱状（高约 2 cm，底直径约 8 cm），在底面凿 1 个小孔（大小同患者脐），在其上周边捏起高约 1 cm 的边缘部分，覆盖保鲜膜防止水分散失。将面圈放置于脐上，小孔对脐孔，在脐孔填满备用药末（6～8 g），然后将艾柱（同患者脐大小）置于药末上点燃，燃尽换新艾柱，连续 30 分钟，施灸结束。药末留置脐中 24 小时，用胶布固封，其间忌洗浴。每日 2 次，直至胃肠功能恢复。

8. 隔姜艾灸促进腹部术后患者胃肠功能恢复

取穴：神阙、足三里。

操作：于患者术后第 1 天起在上述穴位皮肤上涂抹凡士林；而后，将新鲜的食用生姜切成 0.2～0.3 cm 的薄片，作为艾灸的隔物，用针在姜片上刺数个小孔，于姜片上置艾柱点燃施灸。待第一根艾柱燃尽后，去除余灰，再更换新的艾柱，共连续灸 3～5 柱；直至可见患者艾灸处皮肤呈红晕且无水泡为度；每次 15 分钟，每日 1 次，直至患者胃肠功能恢复。

（三）推拿技术

1. 中脘点按对泌尿外科腹腔镜术后胃肠功能障碍

取穴：中脘。

操作：按摩时力度适中和以无明显痛感为宜，按摩结束时要达到皮肤发红、局部温热的效果。按摩 5 分钟，并于首次疗程后 1 小时再按摩一次。

2. 穴位按摩促进心脏外科术后胃肠功能恢复

（1）拇指按揉足三里：用拇指指面着力于足三里穴位之上，垂直用力，向下按压，按而揉之。其余四指握拳或张开，起支撑作用，以协同用力。让刺激充分达到肌肉组织的深层，产生酸、麻、胀、痛和走窜等感觉，持续数秒后，渐渐放松，如此反复操作数次即可。

（2）捶打足三里：手握空拳，拳眼向下，垂直捶打足三里穴位。捶打之时，也会产生一定酸、麻、胀、痛和走窜等感觉，反复操作数次即可。

（3）揉中脘：用指端或掌根在穴位上揉动，揉 2～5 分钟。

（4）摩中脘：用掌心或四指摩中脘，5～10 分钟。以上治疗过程中患者出现不适，可根据实际情况及时中止治疗。开始介入时间为术后第 1 天。术后治疗 7 天为 1 个疗程。

3. 足三里穴位按摩促进剖宫产术后胃肠功能的恢复

取穴：足三里。

操作：用大拇指进行按摩，力度适宜，以产妇感到局部酸胀为宜，每侧每次 10 分钟，2 小时/次。

4. 妇科腹腔镜术后穴位按摩促进胃肠功能的恢复

取穴：双侧足三里、三阴交。

操作：手法由轻到重，采用点、压、揉相结合的方式，力度以使患者感酸麻胀痛为宜。穴位按摩时间为早晨 7 点到晚 9 点，每 2 小时 1 次（睡眠除外），每次 20 分钟。

5. 穴位按摩治疗老年患者腹腔镜胆囊切除术后胃肠功能障碍

取穴：足三里、上巨虚、三阴交。

操作：以右手拇指尖垂直着力于穴位上，以点、按、揉的方式按摩，由轻到重逐渐加重，以患者感到酸胀为度，单侧每个穴位持续按摩 3 分钟，两侧合计 6 分钟。手术结束后 6 小时、12 小时、24 小时、36 小时和 48 小时各按摩 1 次。

（四）耳穴技术

1. 耳穴压豆治疗胃癌术后患者胃肠功能障碍

取穴：脾、胃、大肠、小肠、皮质、交感等穴位。

操作：常规消毒耳郭后，在穴位上贴压有王不留行籽的胶布，按压 1～2 分钟，嘱患者用手定时按压，1 天按压 3～5 次，1 次按压 2～3 分钟。

2. 耳穴压豆治疗腹腔镜阑尾切除术后患者胃肠功能障碍

取穴：耳穴大肠、小肠、胃、三焦。

操作：首先进行耳穴探查，确定主辅穴位；以酒精棉球消毒，左手托持耳郭，右手用镊子夹取王不留行籽对准穴位紧贴压上，按压1～2分钟，5～7穴/次，3～5次/天，两耳交替压豆。两组干预时间均为1周。

3. 耳穴埋豆治疗结肠术后胃肠功能障碍

取穴：大肠、小肠、胃、三焦、交感穴位。

操作：先用盐水棉球消毒相应耳部皮肤，探针定位后，将王不留行籽贴于耳郭穴位上，指导患者按压贴压穴位，以自感酸胀为宜，3分钟/次，3次/天。

（五）埋线技术

1. 足三里穴位埋线治疗腹部术后胃肠功能障碍

取穴：双足三里。

操作：按常规用0.1‰安多福消毒局部皮肤直径约5 cm，待干。用7号注射针针头作套管，28号2寸长的毫针剪去针尖作针芯，将4-0号羊肠线1.5 cm放入针头内，后接针芯，右手持针，将置有羊肠线的针头直刺或斜刺入所选穴内，作捻转或轻提插手法令得气，当患者出现酸、麻、胀感觉后左手推针芯，左手以备用针芯推入针头使羊肠线固定于足三里中，按闭针孔，同时右手退针管，外贴输液敷贴即可。治疗时间为每周1次。

2. 穴位埋线治疗腹部术后胃肠功能障碍

取穴：气海、建里、天枢（双）、水道（左）、足三里（双）、大肠俞（双）。

操作：埋线于手术后患者清醒时进行（术后6～12小时），用9号腰穿针将000号羊肠线剪成2 cm长的线段，在生理盐水中浸泡5分钟使之软化。按无菌操作要求将腰穿针快速刺入选取的穴位，得气后，将羊肠线植入。

（六）穴位敷贴技术

1. 穴位敷贴治疗腹腔镜术后胃肠功能障碍

药物：当归5 g、厚朴5 g、五灵脂5 g、桃仁5 g、红花5 g、白芍5 g、甘草5 g。

取穴：神阙、中脘、足三里（双侧）。

操作：消毒穴位，将以上药末用热醋调和成糊状，敷于所取穴位，外用1 cm×1 cm止血贴贴敷，6小时后取下，每日1次，连敷3天为1个疗程。

2. 穴位敷贴治疗剖宫产术后胃肠功能障碍

药物：厚朴粉100 g加入蜂蜜20 g。

取穴：足三里（双）。

操作：术后30分钟，将药物用温水调制成1 cm×1 cm×0.3 cm大小药饼敷贴穴位处，药物更换周期为6小时，用药至第1次排便后停止。

3. 穴位敷贴治疗老年性股骨粗隆间骨折术后胃肠功能障碍

药物：将芒硝、大黄各加工成粉末状，按一定比例混合。

取穴：神阙。

操作：手术结束后即将硝黄贴（将芒硝、大黄各加工成粉末状，按一定比例混合）贴敷于穴位，12 小时更换 1 次。

（七）中药外敷技术

1. 中药外敷治疗剖宫产术后胃肠功能障碍

药物：芒硝 300 g。

部位：腹部。

操作：将药物置于自制布袋中，布袋材料通气性好，长 50 cm、宽 20 cm，以产妇脐部为中心覆盖于腹部，而后用腹带固定。每 24 小时更换 1 次。

2. 中药外敷治疗老年结直肠癌术后胃肠功能障碍

药物：厚朴、吴茱萸、大黄、肉桂及冰片。

取穴：中脘、神阙、足三里。

操作：自制灸热帖，贴于穴位处，6 小时，每日 1 次。

3. 中药外敷神阙治疗腹腔镜胆囊切除术后胃肠功能障碍

药物：炒枳壳 20 g，厚朴 20 g，大腹皮 20 g，法半夏 20 g，大黄 20 g，吴茱萸 20 g。

取穴：神阙。

操作：将药物装于包布内，隔水蒸 30 分钟左右，温度达 90℃以上，待温度降至 40℃时，根据患者对温度的耐受程度，放脐窝部（神阙）热敷 20～30 分钟，1 日 2 次。

4. 中药外敷治疗胃癌术后胃肠功能障碍

药物：生黄芪 100 g，木香 100 g，白术 100 g，枳实 100 g，蒲公英 100 g。

部位：脐周。

操作：上药混匀，研末，装于大小约 20 cm×15 cm 棉布袋中。脐周皮肤用温水擦拭至皮肤发红，将装有理气健脾中药的棉布袋加温约 1 分钟，外敷于脐周皮肤。4 次/天，每次 2 小时。

5. 中药外敷治疗食管癌术后胃肠功能障碍

药物：芒硝 30 g，大黄、枳实、厚朴、皂荚、黄芪、当归各 10 g。

部位：腹部。

操作：术后 6 小时开始给予自制中药。以上药物打粉过筛，醋调成糊状，外敷神阙及以其为中心的腹部，厚度 0.5～1.0 cm，外敷纱布，每次 2 小时，每日 2 次，直至肛门排气。

三、术后尿潴留

【概述】

围手术期术后尿潴留是指术后 8 小时内患者不能自行排尿或膀胱尿量大于 600 ml。

主要原因包括全身及椎管麻醉后排尿反射受抑制、阿片类药物减弱膀胱平滑肌和括约肌张力、手术创伤应激和损伤神经，切口疼痛引起膀胱括约肌反射性痉挛，机械性梗阻以及患者不习惯床上排尿等。术后尿潴留的发生与年龄、手术、麻醉、液体输入量、药物、有无尿道功能障碍史等因素有关。

【术后尿潴留的分类】

根据引起术后尿潴留的不同原因将其分为 8 类。

（1）麻醉后膀胱神经失调而引起的排尿反射障碍。

（2）麻醉不完全或止痛药物应用不当，括约肌放松不充分。

（3）手术中组织损伤较多，引起反射性尿道括约肌痉挛。

（4）术后肛管内填塞过紧，压迫尿道。

（5）患者原本患有前列腺增生，术中受到周围组织的挤压，导致反射性尿道与膀胱颈部括约肌痉挛，产生尿潴留。

（6）术前患有泌尿系统疾病，如膀胱炎、尿道炎、尿道狭窄等，手术后括约肌痉挛压迫尿道。

（7）年老体弱的患者，其膀胱平滑肌收缩无力。

（8）患者精神过于紧张，或因环境改变等，产生条件反射而不能自然排尿。

【临床治疗】

（一）针刺技术

1. 针刺三阴交治疗骨科手术后尿潴留

取穴：三阴交。

操作：选用 1 寸毫针常规消毒后直刺 0.5～1 寸，得气后留针 5～30 分钟，其间每隔 5～10 分钟行针一次。并鼓励患者试行排便以增进效果。

2. 针刺太渊为主治疗产后尿潴留

取穴：太渊。

操作：常规消毒，用 0.3 mm×25 mm 毫针直刺 6～10 mm，待有酸痛胀感，行快速捻转泻法，捻转频率为 120 转/分，持续 1 分钟，留针 15 分钟左右。其间如有尿意，即可拔针，如无尿意可加足三里、三阴交，宜深刺，深度 25 mm 左右，行提插捻转针，针感达大腿内侧以上为佳，留针 15 分钟左右。

3. 针刺治疗肛肠病术后尿潴留

取穴：三阴交（双），中极、疼痛明显者加长强、承山（双）。

操作：针刺用泻法，刺入得气后，留针 10～20 分钟，每隔 5 分钟运针 1 次。

4. 针刺治疗肛肠病术后尿潴留

取穴：足三里、三阴交、关元、中极。

操作：先用右手拇指和示指确定部位并留下痕迹，常规消毒皮肤，进针后必须在施术的部位给予适当的刺激，即提、插、捻、转，使该部位产生酸、麻、胀、重的感觉即得气，留针 15～20 分钟，电磁波谱治疗仪照射针刺处。

5. 腹针疗法治疗产后尿潴留

取穴：中脘、下脘、气海、关元、曲骨、气穴。

操作：产妇取平卧位，暴露腹部，用布尺测量准确定位取穴。常规消毒，选用 30 号针，根据体形胖瘦选择针具长短（一般 25 mm）。直刺、缓慢进针，浅刺至天部或人部，轻轻捻转不提插。上述穴位均不要求有酸、麻、胀等针感（得气），留针 30 分钟。

6. 董氏奇穴治疗混合痔术后尿潴留

取穴：三皇穴（天皇、地皇、人皇）。

操作：治疗仪器采用 0.35 mm×40 mm 的一次性针，天皇副穴直刺 1～2 寸，地皇穴针与脚呈 45°扎入，斜刺 1～1.8 寸，人皇穴针刺入 1.5 寸，留针 20～30 分钟。

7. 揿针疗法治疗硬膜外麻醉术后尿潴留

取穴：关元、中极、三阴交。

操作：患者取仰卧位，屈膝。充分暴露穴位部位，用 75％酒精消毒 2 次，待干后一手持镊子夹持揿针针柄所附带的胶布，对准腧穴，一手垂直刺入腧穴皮内，将胶布粘贴固定于局部，并给予适当按压，以患者耐受为度。指导患者适当按揉揿针以加强疏通之力，提高疗效；观察患者埋针部位，询问患者有无不适。若患者有不适感如过度搔痒等，可随时自行取针，同时为患者讲解无菌操作知识。

（二）艾灸疗法

1. 艾条灸

取穴：关元、气海、中极、三阴交、阴陵泉、膀胱俞。

操作：嘱患者平卧，将艾条点燃在上述穴位上方距皮肤 3～4 cm 处先上下来回移动，5 分钟后对准应灸的腧穴部位距皮肤 2～3 cm，进行熏烤，以患者局部有温热感而无灼痛为宜，一般每处灸 5～7 分钟，至皮肤潮红为度。对于局部感知迟钝的患者，医者应将自己的示指和中指置于施灸部位两侧，以感知治疗局部的受热程度，以便随时调节距离，防止烫伤。一般患者一次见效，病情重者，可间隔 1 小时后再次施治。

2. 热敏灸

取穴：关元、中极、气海。

操作：嘱患者平卧，双腿屈膝，暴露小腹部皮肤，先回旋灸 1～3 分钟，温通局部气血，继以雀啄灸 1～3 分钟，循经往返灸 1～3 分钟，加强腧穴热敏化；最后灸盒温灸，将灸条平均分为长约 2 cm 的艾柱，共 6 柱，以关元为中心，覆盖中极、气海，均匀置于灸盒底部并点燃，时间 20～30 分钟，采用温和灸。在操作过程中要注意患者感受，灸法以局部发热、发红为度，适时调整，防烫伤。

3. 雷火灸

取穴：关元、气海、中极。

操作：将 2 根雷火灸条点燃，轻轻吹成红火头，向下装入灸盒（火头距施灸部位 3 cm 左右），大头针固定于雷火灸双孔阵盒上，用自制的双层长毛巾把整个灸具和灸条都覆盖上，患者取平卧位，掀开衣服，纵向摆在穴位上，然后把毛巾两侧末端塞于患者身下，操作时尽量让燃烧的烟雾看不见外泄（只见一丝烟雾为度），施灸时间为

20 分钟，以局部皮肤微红为度，每日 1 次。

（三）推拿技术

1. 穴位按摩治疗肛门术后尿潴留

取穴：三阴交、足三里、血海、中极。

操作：取仰卧位，屈膝。术者用拇指点压、按揉各穴位 3 分钟，使患者出现酸重胀的紧迫感；再以震颤手法施于中极 5 分钟，患者下腹部当有温热感，一般治疗 1 次即可排尿。若无效，可重复多次操作。

2. 穴位按摩治疗腰椎术后尿潴留

操作：

（1）摸腹：用双手或单手掌贴近腹部的皮肤，顺时针由轻到重，由脐中向外摸腹 5～10 次，速度不能太快，柔和适中。

（2）按揉腹部：用双手或单手的四指并拢顺时针按揉腹部 5～10 次，速度不能太快，柔和适中，对有包块或是硬结的部位要多按揉几次，使之柔软。

（3）点按归来、气海、关元、中极、曲骨、会阴穴：先找准穴位，用示指和中指合在一起放在穴位上，先是慢慢地施加力量，直到局部感觉到酸胀或是疼痛。此时不能再施加力量了（否则会让患者疼痛不堪），在此基础上停留 3～5 秒，每个穴位点按 5～10 次，点按穴位的顺序是归来→气海→关元→中极→曲骨→会阴，同时告知患者感知其敏感穴位（所按到的穴位有比较大的反应，如疼痛明显），用手指或手掌着力在体表，前臂和手部的肌肉强力地静止性用力，产生震颤动作振动敏感穴位。

（4）推骶尾部：用手指或手掌着力于人体一定部位或穴位上，用力向一定方向推动。术后第 1 天开始进行每天两次按摩，每次按摩 15 分钟。

3. 按摩治疗妇科腹腔镜术后尿潴留

取穴：内关、三阴交、足三里、阳陵泉、气海、中极。

操作：嘱患者平静呼吸，采用点、按、压、揉等方式进行按摩，2 分钟/穴位，3 次/天，吸气时用力按揉，呼气时放松，以患者出现酸、胀、麻感为宜。力度由轻到重，再由重到轻。按摩完以上穴位后，嘱患者放松腹部，按摩患者的腹部，患者取仰卧位，按摩者两手于脐右侧三横指处至脐下三横指处，按摩的顺序为升结肠、横结肠、降结肠、乙状结肠，以促进胃肠蠕动。半径由大到小，按摩时手法要温柔，力度以患者能耐受为宜，按摩 6 分钟。点、按、压患者上脘、中脘、下脘各 36 次。按摩的过程中力随形走，注意手法轻柔，避免引起患者腹腔出血以及伤口裂开等并发症。

4. 腹部及穴位按摩在宫颈癌术后尿潴留的应用

（1）膀胱区按摩：于拔除导尿管后对宫颈癌患者的膀胱功能区进行按摩。按摩时，宫颈癌患者取平卧位四肢放松，采用掌力由脐部向下五指并拢用力，每次持续 10 分钟为佳，间隔时间为 30 分钟。按摩力度以不引起宫颈癌患者的不适为度，按摩前采用热毛巾或热水袋热敷膀胱区，使腹肌收缩增加腹内压。

（2）穴位按摩：根据中医经络腧穴理论，取穴内关、三阴交、足三里、阳陵泉、气海、中极等穴位，进行穴位按摩。嘱患者平静呼吸，采用点、按、压、揉等方式进行按摩，2分钟/穴位，3次/天，吸气时用力按揉，呼气时放松，以患者出现酸、胀、麻感为宜，力度由轻到重，再由重到轻。

5. 按摩三阴交治疗阴式全子宫术后尿潴留

取穴：三阴交。

操作：术者用手掌大鱼际，分别按压两侧三阴交，做顺时针方向按摩，动作连续均匀，旋转回环宜轻宜缓，每次持续20分钟。

6. 体表点、按、压三步法治疗骨科术后尿潴留

操作：

（1）点：双手示指、中指指腹同时点压脐下2～4寸处，患者感酸、胀、麻即可，一般1～2分钟。

（2）按：右手示指、中指及无名指3指并拢在点压部位进行环形按摩2～3分钟。

（3）压：右手掌根部置于膀胱底部，左手叠放其上，缓慢均匀用力向后向下按压膀胱底部，直至尿液排尽方可松手。

（四）耳穴技术

1. 耳穴埋豆预防混合痔术后尿潴留

取穴：主穴为肾、膀胱、输尿管，配穴为内分泌、皮质下。

操作：患者取坐位或仰卧位，暴露一侧耳郭，操作者手持探针寻找相应敏感点，用75%乙醇消毒耳郭2次，将贴有王不留行籽的胶布贴在所选穴位上，指导患者每个耳穴按压30秒左右，每次持续5分钟，3～5小时可重复按压，手法由轻到重，直至局部产生酸、麻、胀、痛、热的感觉，一般留籽3～7天，两耳可交替进行。

2. 耳穴埋豆治疗腰硬联合麻醉术后尿潴留

取穴：神门、肾、膀胱、输尿管、三焦、皮质下。

操作：常规酒精消毒耳郭，将王不留行籽贴于穴位，指腹按压，致患者出现酸、麻、胀等得气的感觉，每个穴位每次按压30秒，轮流按压，每小时按压一次，贴24小时。

3. 耳穴压豆按摩预防骨科术后尿潴留

取穴：肾、肺、三焦、神门、皮质下、交感、膀胱、尿道、外生殖器。

操作：操作者以75%酒精消毒耳穴皮肤后，取粘王不留行籽的小块胶布（1 cm×1 cm左右），将药籽对准穴位，固定后以手指压迫，压紧即可。按摩时将拇指放在耳郭后，示指和中指放在耳郭前，按压所贴耳穴，使其出现酸、胀、痛、热等感觉，每日3～4次。

4. 耳穴压豆法对经皮肾脏穿刺活检术后尿潴留的作用

取穴：双耳三焦、肾、膀胱、输尿管、交感、神门、皮质下等穴位。

操作：常规消毒，用胶布将王不留行籽固定于穴位，日间按压穴位4～6次，直至患者出现局部热、胀、麻、痛或伴有牵涉传导感；活检结束24小时后，停止耳穴压豆法治疗。

5. 耳穴埋籽防治肛瘘术后尿潴留

取穴：神门、膀胱、肾。

操作：用酒精棉签消毒全耳郭，待酒精自然晾干，然后一手固定耳郭，另一手将王不留行籽对准压痕贴敷好，同时可指导患者用手指指腹压迫耳穴的籽，程度由轻到重，以存在酸胀感为宜，每次按压次数控制在 3～6 次，连续循环 6 次，然后每隔 1 小时进行一次治疗直至排尿正常。

6. 耳穴埋豆治疗急性阑尾炎术后尿潴留

取穴：神门、肾、膀胱、三焦、脑点。

操作：一手持住患者耳轮后上方，暴露相应部位，另一手用探棒轻巧缓慢、用力均匀地按压，寻找耳穴压痛点，压痛最明显处即为治疗点；75% 酒精消毒压贴部位的皮肤，一手固定耳郭，一手取贴、镊子，进行压贴，按压压贴部位询问患者感受，力度以患者耐受为准，按压过程中，观察患者有无不适。

（五）埋线技术

1. 穴位埋线预防宫颈癌术后尿潴留

取穴：足三里、三阴交、阴陵泉、关元、肾俞。

操作：采用 7 号一次性使用无菌注射器的针头做针管，用 0.3 mm×40 mm 平针做针芯，制成简易埋线针。所选穴位及操作者手部严格无菌消毒后，用一次性镊子夹持备好的 1.5 cm 长 3-0 医用羊肠线放入针头内，将简易埋线针快速直刺入穴内，深度为 1.5～3 cm，施以提插捻转补法，当患者有酸胀麻感后，推动针芯将羊肠线注入穴内，退出针头，查无线头外露，用消毒干棉球按压针孔片刻以防出血。只需埋线治疗 1 次，埋线当天埋线区不要沾水，以防感染。

2. 穴位埋线预防混合痔术后尿潴留

取穴：长强、承山。

操作：在手术完成后，取折刀位，选准局部皮肤常规消毒，用无菌镊子捏取一段待用的羊肠线，放入针头的前端，后接针灸针，将针头快速刺入穴位的肌层，深 1.0～1.5 cm，再将针芯向前推进，边推针芯，边退针管，把羊肠线埋入穴位中。用棉签按压针孔片刻，检查无出血后贴上创可贴，以防针孔感染。

（六）穴位敷贴技术

1. 葱白穴位敷贴用于妇产科术后或产后尿潴留

部位：脐周及膀胱部位。

操作：准备 4 根粗壮的大葱及 10～20 g 食盐，将葱白切成 1 cm 的小段，与食盐一同放入锅中炒至 45℃，趁热装入纱布袋，热敷脐周及膀胱部位，以患者自感热气进入腹内为宜，反复加热，热敷 3～4 次，每次时间大于 3 分钟。

2. 自制膏剂穴位敷贴用于高龄患者髋部骨折术后拔除尿管后尿潴留

取穴：中极、关元、气海。

操作：自制膏剂（主要成分为附子、白术、艾叶、黄芪、通草、香附、泽泻、车前子）加温软化制成薄饼状（直径约 1.0 cm），将其贴敷于穴位，24 小时后取下。

3. 穴位贴敷治疗痔疮术后尿潴留

取穴：关元、气海、中极、足三里。

操作：配置肉桂、细辛、元胡、甘遂、花椒等研粉，将药物配制成穴位贴，术后 2～3 小时开始穴位贴敷，取关元、气海、中极、足三里等穴位，贴敷 1～2 小时。

4. 莱菔子敷贴神阙治疗术后尿潴留

取穴：神阙。

操作：在手术后采用中药莱菔子 5 g 放入神阙后，用麝香止痛膏固定，以防止药物外漏，同时，用热水袋热敷，促进药物吸收。8 小时后酌情再用。

（七）熏洗技术

中药熏洗联合特色护理对混合痔患者术后切口水肿及尿潴留作用

药物：威灵仙、土鳖虫各 40 g，苏木、羌活、制川乌、桑枝、桂枝、鸡血藤、防己各 60 g，透骨草、制马钱子各 10 g。

操作：上述药物放置于熏洗器皿内，调整温度，指导患者坐于专用熏蒸椅上，熏洗 15 分钟。随后，再降低熏洗剂温度至 40℃左右，浸泡手术部位，泡洗的时间约为 20 分钟，每日 1 次。

四、预防深静脉血栓

【概述】

深静脉血栓形成（deep venous thrombosis，DTV）是指血液在深静脉系统不正常地凝结，好发于下肢，多见于产后、术后长期卧床、肢体挤压伤等情况。致病因素主要有静脉血流滞缓、静脉壁损伤和血液高凝状态，血栓形成后除少数能自行消融或局限于发生部位外，大部分会扩散至整个肢体的深静脉主干。若不能及时诊断和处理，多数会演变为血栓形成后遗症。长时间影响患者的生活质量，还有一些患者可能并发肺栓塞，造成极为严重的后果。

【深静脉血栓的临床表现】

在临床上，只有 10%～17% 的深静脉血栓形成患者有明显的症状，包括下肢肿胀、局部深处触痛和足背屈性疼痛。深静脉血栓发展最严重的临床特征和体征即是肺栓塞，死亡率高达 9%～50%。绝大多数死亡病例是在几分钟到几小时内死亡的。有症状和体征的深静脉血栓多见于术后、外伤、晚期癌症、昏迷和长期卧床的患者。

治疗深静脉血栓重在预防，对所有下肢大型手术患者进行一级预防。对急性下肢静脉血栓形成的预防措施包括：避免术后在小腿下垫枕，影响小腿深静脉回流；鼓励患者的足和趾经常主动活动，并嘱其多作深呼吸及咳嗽动作；让患者尽早下床活动，必要时穿着医用弹力袜，对术后的年老或心脏病患者要更加重视。

【临床治疗】

(一) 针刺技术

1. 针刺预防脑出血后下肢深静脉血栓

取穴：血海、气海、三阴交、承筋、地机。

操作：选择舒适的体位，常规进针，刺入皮下 1 寸，之后应用捻转、提插等手法，当患者感觉存在有酸、麻、重、胀等相关感觉的时候为得气，得气以后留针 0.5 小时，每日对患者进行 1 次针灸治疗。

2. 针刺预防脑出血后下肢深静脉血栓

取穴：三阴交、血海、气海、承筋、地机。

操作：患者取仰卧位，常规消毒，选择 0.3 mm×40 mm 毫针，针刺皮下 1 寸后，通过捻转、提插结合手法，自觉有酸、麻、重、胀任一感觉或均有时得气。每日针灸治疗 1 次，留针 30 分钟。

3. 针刺预防股骨骨折患者术后深静脉血栓

取穴：患侧取太冲、三阴交、足三里。

操作：患者取仰卧位，常规消毒，然后应用 0.3 mm×40 mm 毫针进行直刺，进针 25～35 mm 后运用捻转补法操作 1 分钟，然后留针 30 分钟，每日 1 次，连续干预 7 天。

4. 电针预防脑卒中合并下肢深静脉血栓

取穴：患侧血海、气海、阳陵泉、足三里、三阴交和太冲。

操作：患者取仰卧位，对穴位进行常规消毒，针刺深度为 20～45 mm，使用电子针灸仪器。每次采取两组穴位，一组是连接到足三里的阳极，阴极连接到血海，一组是连接到三阴交的阳极，阴极连接到太冲。使用频率为 2～15 Hz 的疏密波，每日治疗 1 次，持续 14 天。

5. 电针预防腰椎骨折术后并发深静脉血栓

取穴：湿热下注型取血海、阴陵泉、三阴交、梁丘、合谷、曲池；血脉瘀阻型取血海、委中、承山、足三里、太冲；脾肾阳虚型取血海、关元、太溪、足三里、三阴交、照海。

操作：穴位常规消毒后，用毫针直刺，得气后接 G6805 电针治疗仪，选用连续波，刺激强度以患者能耐受为宜，且双下肢出现轻度抽动，每次留针 40 分钟，每天 1 次。

(二) 艾灸技术

穴位艾灸预防膝关节置换术后深静脉血栓

取穴：足三里、悬钟、殷门、伏兔、承山、丰隆、风市、阿是穴。

操作：于术后第 1 天开始在双侧涌泉采用艾灸法，灸者需要注意患者体位的舒适性等事项，将点燃的艾条置于穴位上 1～2 cm 处，不断小幅度地轻轻转动艾条，以患者感觉温热、局部红晕为度，防止灼伤，3 次/天，每次持续 30 分钟，共 10 天；术后第 3 天切口更换敷料后选患侧穴位依次进行艾灸治疗，每个穴位灸 3 分钟，每次灸 25

分钟，3 次/天，共 7 天。

（三）推拿技术

1. 穴位按摩防治类风湿关节炎膝关节置换术后深静脉血栓

部位：下肢。

操作：术后当天，患者生命体征平稳后，由较低至小腿腓肠肌轻柔按摩，轻点太冲、三阴交、承山，每次 15 分钟；术后 1～3 天，按摩胫前肌及股四头肌，2 次/天，每次 15 分钟；术后 4～7 天，主要按摩腓肠肌及股四头肌，点触足三里、阴市、伏兔；术后 8～14 天，重点按摩伏兔、膝眼、血海、阳陵泉、足三里、阴陵泉、三阴交，每次 15 分钟，2 次/天。

2. 穴位按摩预防肝胆手术后下肢深静脉血栓

部位：下肢。

操作：患者取卧位，在早晚足浴后，自下而上，从肢体远端向近端进行按摩，揉按腓肠肌、比目鱼肌、股二头肌、股四头肌，并点按肝俞、天柱、大杼、血海、梁丘、环跳、阴陵泉、阳陵泉、足三里、三阴交、太冲、涌泉等穴位，每穴按摩 1～2 分钟，以患者自觉有酸、胀、麻等得气感为宜，3 次/天，1 周为 1 个疗程。

3. 穴位推拿预防老年女性患者髋部骨折术后深静脉血栓

取穴：推拿穴位的选择需为患者脏腑对应的反射点：①心脏反射点，在距离足跟后缘 3.5 寸与足底正中线上；②肺部反射点，在心穴旁开 1.5 寸，左右各 1 穴；③肝脏反射点，在胃穴内侧 2 寸位置；④脾脏反射点，在胃穴外侧 1 寸位置。

操作：操作人员对患者的上述穴位顺时针按揉 5 圈。穴位的推拿手法为拇指点法，点压深度约在 1 cm，并根据患者的自觉耐受情况调整力度，穴位推拿需在患者术后第 1 天开展，1 日 3 次。

4. 穴位按摩预防妇科术后深静脉血栓

部位：下肢。

操作：患者取坐位或卧位，对踝关节实施主动背伸运动、外翻的"环跳"运动，每分钟 15～20 次，每个动作重复 20～30 次。对腓肠肌、股二头肌、股四头肌进行按摩，坚持由肢体远端向近端的按摩原则，每侧肢体按摩 5 分钟。根据穴位由下而上顺序，先用拇指按摩三阴交，然后按摩足三里，示指按摩委中穴，每个穴位按压 10 分钟，2 次/天，分别于上午及下午各 1 次。

5. 推拿预防股骨粗隆间骨折内固定术后下肢深静脉血栓

部位：下肢。

操作：先在肢体表面做擦法。手掌置于小腿后侧皮肤，从远端沿着小腿三头肌做擦法，从远到近反复 5 次。自然伸开手掌，拇指外展为钳状，而其他手指合拢，置于小腿后侧，从远到近进行小腿三头肌捏动，反复 10 次。自然伸开手掌，四指置于小腿后侧肌肉中间，向两侧进行肌肉推拨，从远到近反复 4 次，给予拇指进行足三里、承山、委中、阳陵泉点压。最后，再次在肢体表面做擦法之后结束按摩。每次 20 分钟，每天治疗 2 次。

6. 手法按摩预防骨科术后深静脉血栓

取穴：股骨颈骨折取穴髀关、伏兔、足三里、三阴交、委中、承山；胫腓骨骨折取穴血海、伏兔、三阴交、太冲、涌泉；胸腰椎骨折取穴伏兔、三阴交、足三里、承山、涌泉；颈椎、腰椎骨手术取穴伏兔、三阴交、足三里、承山、委中；膝关节手术取穴血海、髀关、伏兔、环跳、涌泉。

操作：基于经络方向，采取自下而上的逆向纵推按手法；其次，按摩用力均匀、手法柔缓、力度合理。每穴按摩 1 分钟，当患者出现局部麻、酸、胀感觉后，维持 30 秒。依照手法步骤，反复进行按摩操作，维持 20 分钟。

7. 穴位按摩预防膝关节置换术后深静脉血栓

部位：下肢。

操作：术后第 1 天，对患者踝关节周围、小腿腓肠肌部位用手掌推、揉按摩，早晚各 1 次，每次 30 分钟。术后第 2～14 天，嘱患者取平卧位，指导患者全身肌肉放松，调匀呼吸，将患肢放平，暴露按摩部位，操作者首先用拿捏、按揉、擦法、一指禅推法等手法在患膝关节周围及股四头肌部反复操作，放松大腿及膝关节前侧和后侧，直至局部有温热感，询问患者的感受，观察患者的面色，逐渐增强按摩力度。第二步按摩顺序采用按法、揉法及点揉法从患者双下肢足底开始，沿小腿向心脏方向单方向按摩，使局部皮肤下陷 1 cm 左右，并在途经的涌泉、悬钟、阳陵泉、足三里、血海、梁丘等穴位进行持续地按摩，每个穴位 3～5 次，每次 30 分钟，每日 2 次。

8. 推拿预防术后下肢深静脉血栓

部位：下肢。

操作：术后 2 天选择擦法、拿法，点穴按摩，手法力度以轻柔为主。术后 3～6 天选择擦法、拿法、捏法，点穴按摩，手法力度中度，关节功能锻炼。术后 7 天以恢复肌力，改善关节功能的手法为主，关节被动功能锻炼，肌肉软组织重力度推拿治疗。

9. 中医手法预防老龄股骨粗隆间骨折内固定术后下肢深静脉血栓

部位：下肢。

操作：中医按摩每日 2 次，上午、下午各 1 次，从手术后第二日开始至术后 12 天。先表面抚摩，以手掌贴放于小腿后侧皮肤，从远端沿小腿三头肌开始轻轻地向腘窝及大腿后侧作抚摩动作，反复由远至近作 5 次。再捏，手掌自然伸开，其余四指并拢，拇指外展成钳形，放于小腿后侧，由远至近对合捏动小腿三头肌、腘绳肌、股二头肌，反复 15 次。最后推拨点穴，手掌自然伸开，其余四指并拢，将四指放于小腿后侧肌肉中间，向两侧拨推肌肉，从远至近反复 4 次，拇指点压承山、阳陵泉、足三里、委中、殷门。最后表面抚摩手法，结束按摩。每次时间约 20 分钟。

（四）耳穴技术

1. 耳穴压贴预防下肢深静脉血栓

取穴：交感、神门、皮质下。

操作：在磁疗贴表面处粘上王不留行籽，将磁疗贴贴于上述穴位后立即用力按压穴位，指导患者自己按压穴位的方法，以后每天对同一穴位进行按压，时间 4 分钟，以耳郭感受到酸胀感为最佳力度。

2. 耳穴按压预防下肢深静脉血栓

取穴：胃、小肠、直肠、神门、交感。

操作：采用耳穴探针在穴位区内寻找阳性反应点作为刺激点并做好标记。采用75%酒精对所选穴位进行消毒，并将 0.5 cm×0.5 cm 粘有王不留籽的胶布敷贴在耳穴刺激点上，采用拇指及示指指腹按压相关穴位直至患者出现酸、麻、胀、痛感，按压每次 1～2 分钟，3 次/天，双耳交替按压，直至溶栓导管拔出为止。

（五）穴位注射技术

穴位注射预防注射治疗肾病综合征并下肢深静脉血栓

药物：红花注射液 10 ml、维生素 B_{12} 注射液 1 ml。

取穴：主穴为双侧血海、阴陵泉、丰隆；配穴为患侧足三里、局部阿是穴。

操作：红花注射液 10 ml＋维生素 B_{12} 注射液 1 ml 混匀，以 5 ml 注射器抽取药物，按上述穴位垂直进针，进针深度以患者有局部胀感为宜，每穴推注 2 ml，隔日 1 次治疗。

（六）穴位敷贴技术

1. 七厘散穴位贴敷预防下肢深静脉血栓

药物：血竭 500 g，儿茶 120 g，乳香 75 g，没药 75 g，红花 75 g，朱砂 60 g，麝香 6 g，冰片 6 g。

取穴：梁丘、血海、地机、足三里、丰隆。

操作：药物研磨成粉，经过调配、充分混合后，用酒调和成黏糊状，大小为 1 cm 药饼以备用。用无菌敷料及胶布进行固定，每日 1 次，贴敷 6～8 小时后取下并用温水清洁皮肤，7 天为 1 个疗程，连续治疗 2 个疗程。

2. 中医穴位贴敷预防妇科盆腔术后下肢深静脉血栓

药物：血竭 500 g，儿茶 120 g，红花 75 g，没药 75 g，乳香 75 g，朱砂 60 g，麝香、冰片各 6 g。

取穴：足三里、三阴交、太冲、涌泉、解溪、委中、阴谷。

操作：患者术后行中医穴位贴敷治疗，即患者生命体征平稳后，上述穴位进行七厘散敷贴。上述药方研磨成粉，经调配、过筛、摇匀，用酒调成黏糊状后，每穴敷贴 1 cm 直径大小药物，每日 1 次，7 天为 1 个疗程。

（七）熏洗技术

1. 身痛逐瘀汤熏蒸防治胸腰椎骨质疏松性骨折术后深静脉血栓

药物：当归、川芎、桃仁、秦艽、羌活、五灵脂、香附、川牛膝各 10 g，红花、地龙、没药、炙甘草各 6 g。麻木者加地龙、全蝎、土鳖虫各 10 g，间歇性跛行重者加威灵仙 15 g，伸筋草 10 g。

操作：上述药物加 500 ml 水煎，取 200 ml 后加水 200 ml 继续煎熬，去渣取汁后倒入熏蒸盒，使用全身熏蒸床，设置温度 40℃，预热 10 分钟后，患者取仰卧位，加盖舱板，形成蒸汽循环，熏蒸 30 分钟，每日 1 次。

2. 中药熏洗防治下肢深静脉血栓

药物：丹参 30 g，玄参 30 g，当归 20 g，红花 15 g，水蛭 10 g，延胡索 12 g，黄芪 15 g，苍术 10 g，黄柏 15 g，川牛膝 10 g。

操作：加清水 3 000 ml，煎至 70℃，倒入熏洗盆，用浴巾围盖患处及盆，使药液蒸汽熏蒸患处 5～10 分钟，待温度降至 38～45℃揭开浴巾，将患处浸泡于药液 20～30 分钟，早晚各 1 次，每日 1 剂。2 周为 1 个疗程，治疗 2 个疗程。

3. 中药浴足预防下肢深静脉血栓

药物：当归 12 g，川芎 9 g，白芍 12 g，薄荷 12 g，鸡血藤 12 g，苏木 12 g，木瓜 12 g，川牛膝 3 g，红花 12 g，舒筋草 12 g，甘草 3 g。

操作：加水 1 500 ml，将中药浸泡 15 分钟后放入煎药机煎煮 30 分钟，取汁 500 ml，加温水 2 500 ml，使熏洗液面高于足底以上 10 cm，熏洗足部，每日早晚各 1 次，每次 30 分钟，均使用控温足浴器，温度恒定 38℃左右，可适当调节水温，以患者能耐受为度，避免烫伤。

（八）中药灌肠技术

大黄芒硝汤保留灌肠预防重症胰腺炎并发下肢深静脉血栓

药物：生大黄 100 g，芒硝 50 g。

操作：上述药物用开水冲泡 300 ml，温度 38～40℃，4 次/天。患者排空大便，取侧卧位，用 60 ml 注射器连接吸痰管，注射深度 18 cm，注射速度 20～30 ml/min，嘱患者保留 30 分钟为最佳。

（九）中药涂药技术

1. 脉通散外敷预防肺癌伴下肢深静脉血栓

药物：冰片 20 g、芒硝 100 g、蜈蚣 6 条、泽兰 60 g、黄芪 60 g、川牛膝 60 g。

操作：将药物研磨成特细粉末。将药物粉末用适量蜂蜜水调成稠膏状，用时取适量置于无菌医用纱布上，厚度 0.2～0.3 cm，直径 7～8 cm（根据血栓部位大小调整敷药面积）。使用药物前需用清水清洁皮肤，8 小时后取下，每日 1 次，10 天为 1 个疗程。

2. 消肿止痛散外敷预防下肢深静脉血栓

药物：大黄、甘草各 15 g，红花、川芎、七叶一枝花各 12 g，乳香、没药各 10 g，玄明粉 20 g，冰片 5 g。

操作：将上药共研细粉过 120 目筛备用。使用时取上药适量，温开水调匀，均匀涂在敷料上，敷于肢体肿胀疼痛部位，外用绷带加压包扎，对于慢性期患肢需用绷带按静脉压力梯度加压包扎，以远端紧、近端压力递减为原则，以利于药物吸收和静脉回流。同时需注意脚趾外露，以便于观察患肢供血，防止绑扎过紧影响患肢供血。每天敷药 1 次，2 次敷药间隔 2～3 小时。

3. 中药封包疗法防治老年股骨近端骨折下肢深静脉血栓

药物：黄芪 20 g、鸡血藤 10 g、土元 10 g、丹参 10 g、红花 10 g、牛膝 10 g。

操作：将上述药物混合均匀后研磨成粉末状，过 200 目筛，将过筛后粉末状药物装入一次性无纺布中药袋中并封口，以备用。取中药袋将其浸入冷水中，浸泡时间 1～2 小时，而后取出沥干水分后，将其放进微波炉加热，直至温度达到 50℃后，取出凉至 40℃，充分暴露双下肢，将药袋贴合下肢肿胀处外敷，温度降至 20℃后，放入微波炉重新加热并对下肢肿胀处进行外敷。

4. 中药外敷防治骨科术后下肢深静脉血栓

药物：当归、川芎、赤芍、牛膝、生地黄、水蛭、地龙、乳香、没药各 15 g，桃仁、红花、冰片各 10 g。

操作：上述药物共研细末，取蜂蜜水适量调成膏剂，外敷于患处，每 24 小时换药 1 次。

5. 中药热奄包预防妇科术后下肢深静脉血栓

药物：透骨草 200 g、鸡血藤 15 g、蒲公英 15 g、生大黄 15 g、没药 15 g、赤芍 15 g、败酱草 15 g、姜黄 15 g、红藤 15 g、桂枝 15 g、肉桂 15 g、京三棱 15 g。

操作：将方中的中药放入一个特制的布制大药袋，用冷水 5 L 浸泡 4～5 小时后，煮沸 30 分钟，1 剂/天。将毛巾以 2～3 块的规格缝成一叠，制成毛巾垫，浸入其中，每次可使用 2～3 叠，煮沸 30 分钟后留置备用。将一次性蓝色中单垫放置于双下肢部位，待温度适宜后（第一叠与皮肤贴近的毛巾垫温度要根据患者对热度的耐受程度而定），包裹一次性蓝色中单，放置在双下肢部位，治疗 10 分钟后将贴近皮肤的毛巾调换到上层，促使热力均匀扩散。术后当天行中药热奄包双下肢，2 次/天，每次 30 分钟，疗程 5 天。

五、剖宫产术后并发症

剖宫产术是产科常用的抢救产妇及围生儿的手术。随着经济的发展，选择剖宫产的孕妇越来越多，但剖宫产术后可能出现如术后疼痛、胃肠道功能障碍、尿潴留、缺乳等不良反应，这些不良反应导致较低的舒适感和更多的经济支出，有时甚至会威胁孕妇生命。下面对中医适宜技术在剖宫产术后并发症中的运用进行阐述。

【术后疼痛】

（一）针刺技术

1. 常规针刺

取穴：子宫、三阴交及合谷。

操作：在针刺得气后选用一组腧穴即 2 个腧穴加用电针仪，波形选择疏密波，每次留针时间为 30 分钟左右，每日 1 次，共治疗 7 次。

（二）艾灸技术

取穴：神阙、关元、中极、子宫。

操作：取六孔灸盒（长 20 cm×宽 14 cm×高 8.5 cm）1 个，于术后产妇回产房 0.5 小时后开始治疗，产妇仰卧位，暴露下腹部，将艾条点燃后，将点燃的一头朝内放进灸盒内，六孔灸盒灸下腹部，所有灸盒均用绷带固定在施灸部位。在治疗过程中，与患者保持沟通，随时观察燃烧情况，以调节灸盒内的温度，以皮肤发红和患者可耐受为度。每日 2 次，每次施灸 30 分钟，分别于上午与下午进行。

（三）耳穴技术

取穴：脾、胃、乳腺、神门、子宫、交感。

操作：用 75%酒精清洁耳郭后取王不留行籽药贴，用镊子夹住对准穴位进行贴敷，取脾、胃、乳腺穴等促进乳汁分泌，取神门、子宫、交感等缓解疼痛，固定后采用挤压、刺激的手法，对穴位进行按摩，在按摩过程中询问患者的感受，以感到胀、疼痛、酸并能忍受为好，每个穴位控制时间在 1～2 分钟左右，交替按摩两耳，3～5 次/天，每次 5～10 分钟，按压时控制力度，避免过轻或过重，以避免达不到治疗的最佳效果或者是过重的刺激导致耳部出现破损。

（四）穴位贴敷技术

药物：黄芪 20 g、党参 15 g、大黄 20 g、延胡索 10 g、香附 10 g、益母草 10 g。

操作：先将上述药物研磨成粉状密封备用。术后 0.5 小时进行中药脐部敷贴。在对产妇进行敷脐前应用温水将脐部清洗干净，从而促进药物的渗透吸收。术后 0.5 小时将上述药粉加甘油和食醋调节为糊状，取 30～50 g 按压成圆形敷于脐部，以脐孔为中心，药糊直径 6～8 cm，厚度约填平脐孔，外用纱布绷带固定，每日 12 小时更换 1 次，共 3 天。

【术后胃肠功能障碍】

（一）针刺技术——揿针

取穴：双侧天枢、大横、足三里、中脘。

操作：术后 6 小时取产妇，使用 75%的酒精消毒穴位区域，使用揿针，规格为 0.2 mm×1.2 mm，快速按压后粘贴在穴位，埋针期间每天按压 3～4 次，每穴每次按压 1 分钟，48～72 小时取针，治疗 3 天。

（二）推拿技术

1. 腹部按摩

部位：上腹部、脐周、双侧肋下。

操作：术后 6 小时开始实施，顺时针按摩 5 分钟，再逆时针按摩 5 分钟，每天按摩 4 次，依次按摩上述部位，手掌贴于皮肤表面进行旋转推动，力度适宜，不要碰触到伤口。

2. 足底按摩

部位：足底脾、胃、乳腺等对应区。

操作：在产妇足底脾、胃、乳腺等对应区进行按摩，达到促进消化功能恢复、刺激乳汁分泌的作用，每次按压 3～5 分钟，每日 1 次。以上部位按压后，对卵巢、输卵管等的足底反应区进行按摩，按摩时涂抹按摩膏帮助润滑，再以推、按、点、压的方式刺激各个反应区。按摩的力度以产妇耐受能力为基础，避免过度用力对产妇产生不利影响。

（三）耳穴技术

耳穴压豆法

取穴：盆腔、子宫、皮质及神门。

操作：使用75％酒精常规消毒之后，将王不留行籽准确地固定在产妇耳穴，使用拇指和示指对压王不留行籽，以产妇感觉局部酸、胀、痛，皮肤微红为度，于术后0.5小时内进行，每天按压3次，每次每穴按压30～50下，若产妇疼痛明显则可以自行按压，连续按压4天。

（四）穴位贴敷技术

1. 穴位贴敷一

药物：艾叶100g，赤芍100g，当归80g，桃仁80g，枳实70g，厚朴80g，白术100g，小茴香50g，丁香50g，肉桂30g。

取穴：神阙、足三里。

操作：研成粉末，放置于干燥玻璃瓶储藏。每次取出20g用陈醋调和成膏状，制成1cm×1cm×0.2cm药型的中药饼，高约0.6cm，放在4cm×4cm医用穴位敷贴上，嘱患者取仰卧位，敷贴前用酒精棉球清洁皮肤，外敷于穴位处。

2. 穴位贴敷二

药物：吴茱萸粉。

取穴：双侧足三里。

操作：采取吴茱萸粉用白醋调制成药饼置于医用敷贴上，贴敷于双侧足三里，每6小时更换1次药物，直至患者开始排便为止。产妇取仰卧位，定位双侧足三里，用75％酒精棉球消毒穴位周边皮肤扩大半径至5cm，并利用红外线治疗灯照射药饼或家用微波炉中火加热药饼1分钟，使温度达到37℃左右，最后将药饼固定于穴位上。

3. 穴位贴敷三

药物：枳实、厚朴、鸡矢藤。

取穴：神阙。

操作：清洁皮肤后，将行气通便贴贴敷于穴位上，保持干燥，12～24小时更换。

4. 穴位贴敷四

药物：当归24g，制香附6g，炮附片10g，延胡索6g，苏木6g，桃仁6g，川芎9g，枳壳12g，艾叶10g。

取穴：神阙。

操作：将其进行混合后，研磨成粉末，再加入益母草药膏将其进行调制，制成糊状后，于剖宫产后20小时，将药膏贴敷于产妇的神阙上，每间隔12小时进行一次换药，需连续使用3天。

（五）中药泡洗技术

药物：木香20g、延胡索20g、枳实15g、乌药15g、益母草10g、红花10g、艾草10g。

部位：足部。

操作：以上诸药碾粉装袋子里，热水浸泡30分钟，水温控制在40°左右，产妇取仰卧位，双足置于盆内，每天两次，每次坚持20分钟，产妇首次排气后方可停止。

（六）中药涂药技术

药物：莱菔子150g，茴香120g，丁香30g，粗盐150g，肉桂30g，木香30g。

取穴：中脘、神阙、天枢。

操作：于术后12小时使用。将上述药物装入消毒棉布袋，经锅内热炒，温度控制在50～55℃，以不产生灼热感为宜，放置于上腹各穴进行热敷，轻轻按压和滚动，20分钟/次，2次/天，至肛门排气为止。

【产后缺乳】

（一）推拿技术

1. 穴位按摩

取穴：乳根、少泽。

操作：对穴位进行按摩，并根据辨证施护原则，针对气血虚弱的产妇，可再选取足三里、胃俞等穴位，对于肝气郁滞产妇，可再选取内关、太冲等穴位进行穴位按摩，1分钟/穴，反复进行4次循环，2次/天，7天为1个疗程，按摩力度以产妇能够耐受为宜；指导产妇取平卧位，首先使用温热水进行乳房清洗，而后使用温水浸湿的毛巾覆盖乳房，热敷5分钟。使用双掌以螺旋的方式对乳房进行从左到右、从下至上地对称按摩；双手握球状揉捏乳房，从乳房边缘逐渐向中心按摩，10分钟/次，每日1次，7天为1个疗程。

2. 乳房按摩

取穴：膻中。

操作：在产后12小时开始手法按摩。按摩前清洁乳房，以拇指或中指对膻中穴等进行穴位按摩，然后手指并拢，从乳房根部向乳房周围顺时针或逆时针按摩，逐渐扩大按摩范围，直至乳房两侧。以指腹轻画半圆，握住乳房从乳房根部向乳头作梳状，每次3～5次。轻捏乳头10次，促进乳腺畅通。按摩结束后以电动吸奶器模仿新生儿吮吸，每次15分钟，每日2～3次，当新生儿回到母亲身边后则改为新生儿吮吸。

3. 穴位按摩结合乳房按摩一

取穴：主穴为乳根、少泽、膻中，气血虚弱的患者加足三里、胃俞为配穴，肝气郁滞的患者加太冲、内关为配穴。

操作：通过推、拿、揉等步骤实施穴位按摩，每个穴位按摩1分钟，3次/天；护理人员左手托拢产妇单侧乳房，右手用大鱼际沿产妇乳房根部向乳头方向做放射状按摩，每次10分钟，3次/天。

4. 穴位按摩结合乳房按摩二

取穴：主穴为乳根、合谷、膻中、少泽，肝气郁者配内关、太冲；气虚血弱者配脾俞、胃俞、足三里。

操作：行推、拿、掐、捏、按等刺激，力度以产妇耐受为宜，每个穴位 1 分钟，反复 2～4 次。

（二）耳穴技术

取穴：胸区、胸腺、神门、内分泌、皮质下，对于气血亏虚型患者加用脾、胃；肝郁气滞患者加用肝、胆。

操作：每穴按压 10～15 秒，以自我感觉酸、麻、胀、痛为宜。每次哺乳前按压 1 次，每 2 天换对侧耳按压，治疗 4 天为 1 个疗程，共进行 2 个疗程治疗。

（三）穴位贴敷技术

药物：当归 15 g，黄芪 15 g，党参 15 g，桔梗 10 g，柴胡 10 g，麦冬 10 g，通草 10 g，王不留行 15 g，炮山甲 15 g。

取穴：膻中、乳根、气海、关元、足三里、天溪、膺窗。

操作：将药材碾碎后用陈醋调制粉状，并贴敷于穴位处，若患者皮肤过敏则不采用穴位贴敷。

（四）中药涂药技术

药物：通草、陈皮、粗盐。

操作：将上述药物制作中药热敷包，热敷包的大小为 15 cm×15 cm，药包的最中间留 2 cm×2 cm 的环形区域。用微波炉对药包进行加热，待温度降到 45℃ 左右时，将药包热敷于产妇乳房，热敷时注意环形区域对准乳头，避免乳头烫伤。每日 2 次，每次 15 分钟。

【术后尿潴留】

（一）针刺技术

取穴：关元、气海、三阴交（双侧）、阴陵泉（双侧）、水道（双侧）。

操作：常规进针，留针 30 分钟。

（二）艾灸技术

取穴：神阙。

操作：让患者保持平卧位，并对其腹部充分显露，护理人员右手持艾条明火点燃，并选取其神阙，左手中指和无名指分置脐旁，在此期间需对温度进行适当调整，时间为 20 分钟，直至脐周皮肤出现潮红和发热。

【其他】

1. 针刺治疗剖宫产术后恶露不尽

取穴：气海、关元、三阴交、血海、膈俞、地机、足三里、子宫。

操作：患者先取俯卧位，膈俞穴采用捻转补法向外斜刺，不留针；之后膀胱排空，患者取仰卧位，直刺气海、关元 25～40 mm，直刺子宫 15～25 mm，提插捻转得气；用捻转泄法针刺血海和地机 70 mm；提插补法直刺足三里 25 mm；提插泻法直刺三阴交 25 mm；每日 1 次。7 天为 1 个疗程，直至恶露干净为止。

2. 雷火灸治疗剖宫产后恶露不绝

部位：腹部。

操作：嘱患者取仰卧位，静息 3 分钟，待平静后点燃 1 支雷火灸灸条，单手持拿，距离皮肤 2 cm 左右，待患者感觉到温暖后于少腹部行"V"形移动灸，自髂前上棘一侧移动至对侧为 1 次，每次持续 1 分钟，连续行灸 10 次。10 次后用手按雷火灸移动位置轻揉少腹部，以患者自觉暖意升腾为佳。然后于任脉自神阙至关元行移动灸，操作手法与少腹部行灸手法一致，行 10 次后按揉。随后用薄床单覆盖受试者腹部暴露位置，依次于内关（双侧）、血海（双侧）、三阴交（双侧）及子宫（双侧）行雀啄灸，灸条距皮肤最近 1 cm，每 5 次进行按揉，共行 30 次。每次治疗约 30 分钟，间隔 2 日治疗，共使用雷火灸治疗 5 次。

3. 穴位按摩预防剖宫产产褥期疾病

取穴：中脘、足三里、上巨虚、膻中。

操作：取屈膝位，操作时用右手拇指指腹逐渐向下按压上述穴位，维持 1 分钟后逐渐放松并顺时针按摩中脘周围穴位 2 分钟，依次按、压、揉上巨虚、中脘、足三里、膻中，每个穴位维持 3 分钟。按摩时手法由轻到重，直至产妇出现酸、麻、胀、痛感为止。

4. 穴位按摩干预剖宫产术后恶露不绝

部位：头部、腹部、四肢。

操作：指导产妇取仰卧位，以毛巾热敷下腹部。于相关穴位涂抹孕妇专用精油，并进行按摩。在头部取太阳、攒竹、印堂、风池、百会等穴位；乳房可取乳根、乳旁、膻中、天突、缺盆等穴位；腹部取气海、关元、子宫、上脘、中脘、中极及下脘；四肢取三阴交、足三里、涌泉、神门、太溪等穴位；每次 30 分钟，每日 1 次，连续治疗 7 天。

5. 耳穴埋豆预防产后血瘀型恶露不止

取穴：子宫、乳腺、神门、内分泌、皮质下、交感、脾、肝、肾。

操作采用王不留行籽贴，术后产妇回病房后即用探针在双耳上找到上述相应穴位敏感点，耳郭皮肤酒精消毒处理后，将王不留行籽贴精准地贴在上述穴位上，通过揉、捏、压等操作增强穴位刺激，每处穴位按压 2 分钟，以产生酸、胀、痛、麻的刺激感且耐受为宜，4 次/天。

6. 中药足浴促进剖宫产术后康复

药物：炙大黄 6 g、枳实 10 g、桂枝 10 g、当归 12 g、厚朴 10 g、红花 5 g、桃仁 10 g、路路通 10 g、益母草 10 g。

操作：将上述药物制成粉末状装于无纺布制成的袋子中。将中药袋放于 3 000 ml 热水中浸泡 30 分钟；使水温维持 39～42℃，放置双脚于足浴盆内，时间约为 15 分钟，结束后擦干双足；产妇第 1 次浸泡时间是术后 6 小时，之后 2 次/天，每次 15～20 分钟，持续进行 4 天。

第七章 其他疾病

一、单纯性肥胖

【概述】

肥胖是由于过食、缺乏体力活动等多种原因导致体内膏脂堆积过多，体重超过一定范围，或伴有头晕乏力、神疲懒言、少动气短等症状的一种疾病。中医学上以"肥人""胖人"立名。肥胖可分为单纯性和继发性两类，前者不伴有明显神经或内分泌系统功能变化，后者常继发于神经、内分泌和代谢疾病。本节主要论述单纯性肥胖，是多种其他疾病发生的基础，易引发一系列并发症。

西医学中，单纯性肥胖或由糖尿病、高血压、动脉粥样硬化等疾病引起的继发性肥胖，可参考本节治疗。

【临床表现】

（一）西医诊断

成人肥胖症的诊断标准：BMI＝体重/身高^2（kg/m^2），BMI≥28.0 kg/m^2，男性腰围（WC）≥90 cm，女性腰围（WC）≥85 cm 为腹型肥胖。一般通过测量上述指标即可确诊，但要注意与继发性肥胖相鉴别，可行相关检查排除其他疾病导致的肥胖。

（二）中医诊断

中医学中肥胖的诊断和辨证分型参考 1997 年《单纯性肥胖病的诊断及疗效评定标准》，即以形体肥胖为主要表现，起病缓慢，病程长，常伴有身体沉重、头晕乏力、行动迟缓，甚或动则喘促等症状。一般其辨证分型可分为脾虚湿阻型、胃热湿阻型、肝瘀气滞型、阴虚内热型。

（1）脾虚湿阻型可见肥胖、水肿、疲乏无力、肢体困重、纳差等症。

（2）胃热湿阻型可见肥胖、头胀、眩晕、消谷善饥、肢重、口渴喜饮等症。

（3）肝瘀气滞型可见肥胖、胸胁苦满、胃脘痞满、月经不调等症。

（4）阴虚内热型可见肥胖、头昏眼花、五心烦热、低热等症。

【临床治疗】

（一）针刺技术

1. 常规针刺

主穴：分为四组。第一组取背部相关节段内的穴位，如督俞、膈俞、肝俞、胆俞、脾俞、胃俞、胸6～腰1夹脊穴等；第二组取腹部相关节段区内的穴位，如上脘、中脘、建里、下脘、天枢、气海、关元等；第三组取下肢的特殊穴位，如阴陵泉、三阴交、太溪、公孙；第四组取下肢的特殊穴位，如足三里、地机、太冲、内庭。第一组穴位与第三组穴位配合使用，第二组穴位与第四组穴位配合使用。这两种处方交替使用。每次取用双侧 8～10 个穴位。

操作：常规消毒后，选用 28～30 号毫针，向脊柱方向 45°角斜刺督俞、膈俞、肝俞、胆俞、脾俞、胃俞、胸 6～腰 1 夹脊穴（0.6±0.2）寸。直刺上脘（1.2±0.2）寸，直刺中脘、建里、下脘、天枢、气海、关元（1.4±0.4）寸。直刺阴陵泉、三阴交（1.4±0.2）寸，直刺公孙（1.2±0.2）寸，直刺太溪（0.8±0.2）寸。直刺足三里（2.0±0.5）寸，直刺地机（1.4±0.2）寸，直刺太冲、内庭（0.8±0.2）寸。每天针刺 1～2 次，每次留针 20 分钟，留针其间行针 2～3 次，用较强刺激手法行针为主，捻转的幅度为 3～4 圈，捻转的频率为每秒 3～5 个往复，行针 5～10 秒。治疗每日 1 次，疗程 1 个月。

2. 电针疗法

主穴：取穴同常规针刺。

操作：在第一组（背部的穴位）与第三组穴位之间、在第二组（腹部的穴位）与第四组穴位之间，分别连接电针治疗仪的两极导线，采用疏密波，刺激量的大小以出现明显的局部肌肉颤动或患者能够耐受为宜。每次取用双侧 2～4 组穴位。治疗时间 30 分钟/次，每日 1 次，疗程 1 个月。

（二）艾灸技术

1. 温和灸

部位：分为三组，第一组取背部相关节段内的穴位，如督俞、膈俞、肝俞、胆俞、脾俞、胃俞、胸 6～腰 1 夹脊穴等；第二组取腹部相关节段区内的穴位，如上脘、中脘、建里、下脘、天枢、气海、关元等；第三组取下肢的特殊穴位，如阴陵泉、三阴交、太溪、公孙。上述三组穴位配合使用。

操作：每次使用一组，每次选双侧 6～8 个穴位即可，用艾条温和灸，每穴灸 15 分钟，使局部有明显的温热感为宜，每日治疗 1～2 次，疗程 1 个月。

2. 温针灸

部位：合谷（双侧）、天枢（双侧）、中脘、中极、足三里（双侧）、丰隆（双侧）、阴陵泉（双侧）。

操作：患者仰卧位，医生用一次性针灸针，取以上穴位进行针刺，进针得气后施以泻法，以酸麻胀重为度，留针 30 分钟，并于双侧合谷、双侧天枢、中脘、双侧足三里针柄放置长约 2 cm 的艾灸段，每穴 2～3 壮，治疗隔日 1 次，疗程 1 个月。

（三）火罐技术

部位：中脘、关元、天枢、水道、外陵、大横、水分。

操作：根据肥胖的不同程度选取中号或大号火罐。在腹部用闪火法对上述穴位反复快速闪罐，20 分钟左右，直至皮肤潮红；腰背部采用走罐法，罐口涂好刮痧油后，将火罐沿脊柱两侧膀胱经缓缓推动数次，以皮肤潮红为度。局部肥胖可沿上臂（大肠经）、大腿（胃经）、臀部（膀胱经）等区域进行闪罐。每日1次，疗程1个月，疗程间休息3天。

（四）刮痧技术

1. 实证

部位：泄刮足太阳膀胱经第1侧线大杼穴至肾俞穴的循行线，要求出痧。

操作：采用按法按压脾俞、胃俞、大肠俞等穴；角推脊柱两侧夹脊穴3～5遍，皮肤微红为度；平刮任脉中脘穴至中极穴的循行线，注意避开肚脐，皮肤微红为度；泻刮足阳明胃经天枢穴至水道穴的循行线，皮肤微红为度；角揉天枢穴；泻刮手阳明大肠经曲池穴至合谷穴的循行线、足阳明胃经足三里穴至丰隆穴的循行线，均以皮肤微红为度。

刮痧后饮用300～400 ml温开水。刮痧减肥开始治疗时可间隔1～2日刮痧1次，连续10次为1个疗程，休息1周后再开始第2个疗程，应坚持治疗3～4个疗程，待体重基本恢复正常后，可改为6～7日刮痧1次，坚持治疗数月，以巩固疗效。

2. 虚证

部位：补刮足太阳膀胱经第1侧线大杼穴至肾俞穴的循行线，不必强求出痧。

操作：角揉脾俞、胃俞、肾俞等穴；角推脊柱两侧夹脊穴3～5遍，皮肤微红为度；补刮任脉脐下至中极穴的循行线、足阳明胃经天枢穴至水道穴的循行线，皮肤微红为度；角揉天枢穴；补刮足太阴脾经阴陵泉穴至三阴交穴的循行线、足阳明胃经足三里穴至下巨虚穴的循行线，均以皮肤微红为度。

刮痧后饮用300～400 ml温开水。刮痧减肥开始治疗时可间隔1～2日刮痧1次，连续10次为1个疗程，休息1周后再开始第2个疗程，应坚持治疗3～4个疗程，待体重基本恢复正常后，可改为6～7日刮痧1次，坚持治疗数月，以巩固疗效。

（五）耳穴技术

1. 耳针针刺

部位：取一侧的肝区、胰腺、肾上腺、下丘脑。取另一侧的大脑皮质、脑干、胃区。

操作：常规消毒后，用28号0.5～1.0寸毫针斜刺或平刺耳穴。每天针刺1～2次，每次留针20分钟，其间行针2～3次，用强刺激手法行针，捻转的幅度为3～4圈，捻转的频率为每秒3～5个往复，每次行针5～10秒。治疗每日1次，疗程1个月。

2. 耳穴贴压

部位：取一侧的肝区、胰腺、肾上腺、下丘脑。取另一侧的大脑皮质、脑干、胃区。

操作：用王不留行籽进行贴压法。常规消毒后，用5 mm×5 mm的医用胶布将王不留行籽固定于选用的耳穴，每穴固定1粒。让患者每天自行按压3～5次，每个穴位每次按压2～3分钟，按压的力量以有明显的痛感但又不过分强烈为度，隔2～3天更换 1 次，双侧穴交替使用。治疗时间 30 分钟/次，每日 1 次，疗程 1 个月。

（六）穴位埋线技术

部位：中脘、水分、气海、关元、梁门（双侧）、天枢（双侧）、大横（双侧）、带脉（双侧）、五枢（双侧）、伏兔（双侧）、梁丘（双侧）。

操作：

（1）材料：生理盐水、丙泊酚注射液、3％碘酊、75％浓度酒精、无菌纱布、手套、手术铺巾、持针器、外科可吸收性缝合线、弯钳、缝合针、手术剪、伤口敷料。

（2）操作过程：操作于手术室中完成，行无菌操作，患者仰卧，暴露需穴位埋线部位，丙泊酚注射液静脉麻醉；根据无菌操作要求行局部碘酊消毒 1 遍，酒精脱碘 2 遍，铺无菌手术铺巾；持针器夹持带有可吸收缝合线的皮肤缝合针，刺入穴位部位皮肤，穿过穴位所在部位的皮下组织，持弯钳辅助出针，用手术剪于紧贴皮肤处剪断缝合线；用纱布按压针孔片刻，确认无出血后贴敷伤口敷料。按上述操作方法完成穴位埋线。疗程 1 个月。

二、慢性疲劳综合征

【概述】

慢性疲劳综合征是以长期疲劳为突出表现，同时伴有低热、头痛、肌肉关节疼痛、失眠和多种精神症状的一组症候群，体格检查和常规实验室检查一般无异常发现。本病属中医学"虚劳""五劳"等范畴。其发病与劳役过度、饮食起居失常、情志内伤等因素有关，以五脏气血阴阳失调为基本病机。

西医学中，由神经、内分泌、免疫等多系统的功能调节失常而出现的以疲惫为主要临床表现者，可参考本节治疗。

【诊断要点】

（一）西医诊断

排除其他疾病情况下的疲劳，且持续 6 个月或者以上，至少具备以下症状中的四项即可诊断：①短期记忆力减退或者注意力不能集中；②咽痛；③淋巴结痛；④肌肉酸痛；⑤不伴有红肿的关节疼痛；⑥新发头痛；⑦睡眠后精力不能恢复；⑧体力或脑力劳动后连续 24 小时身体不适。此病易误诊为神经衰弱、更年期综合征、内分泌失调、神经症等，须仔细鉴别。

（二）中医证候诊断

主症为原因不明的持续或反复发作的严重疲劳，并且持续半年以上，充分休息后疲劳不能缓解，活动水平较健康时下降 50％以上。一般依据其病因不同可分为肝气郁结证、脾气虚弱证、心肾不交证。

1. 肝气郁结证 因情绪波动疲劳加重，活动后减轻，伴胁腹胀痛者。

2. 脾气虚弱证 劳则加重，兼神疲乏力，纳呆懒言，面色萎黄者。

3. 心肾不交证 可兼见心烦少寐，头晕耳鸣，腰膝酸软，舌红、少苔、脉细数者。

【临床治疗】

（一）针刺技术

1. 常规针刺

主穴：足三里、三阴交、关元、百会。

配穴：疲劳感觉明显者配气海；心悸者配内关；潮热者配照海；头晕者配风池；头痛者配神庭；咽喉痛者配少商；肌肉关节痛者配局部腧穴；低热者配大椎、复溜；睡眠障碍者配申脉、照海；注意力不集中、记忆力下降者配四神聪。

操作：足三里、三阴交、关元、百会用补法；配穴根据需要用补法或平补平泻法。每次选2~3个主穴、2~3个配穴，每日针刺1次，7次为1个疗程，疗程间休息3天。3个疗程后改为隔日针刺1次，5次为1个疗程。

2. 电针

主穴：心俞、肝俞、脾俞、肾俞、肺俞。

配穴：气虚型加足三里、百会；气血两虚型加关元、气海；气阴两虚型加三阴交、气海；气虚肝郁型加太冲、足三里；气虚夹瘀型加足三里、三阴交；肝脾不调型加太冲、阴陵泉；脾肾阳虚型加命门、大肠俞；肝肾阴虚型加太溪、太冲。

操作：治疗采用0.35 mm一次性无菌毫针，进针得气后，接上G6805型电针治疗仪，采用直流电疏波，频率3次/秒，强度以患者舒适为度，通电30分钟后出针。每天治疗1次（周六、周日休息），5次为1个疗程，疗程期间休息2天，连续治疗4个疗程。

3. 头针

主穴：百会、宁神（神庭穴和印堂穴之间，印堂穴直上，前发际下0.5寸处）、情感区（即额区，共三针，第一针在神庭穴与印堂穴之间，其余两针在目内眦直上，平行于第一针）、足运感区（在前后正中线的中点旁开左右各0.5~1 cm，向后引平行于正中线的3 cm长的直线）。

操作：患者取坐位，取穴周围消毒后，右手持针，在上述穴位上进行针刺。百会、宁神、情感区、足运感区，沿头皮快速平刺进针，待针体进入帽状腱膜下层后，反复快速捻转稍加提插，由徐到疾，捻转频率大于200次/分，如此手法得气后，予患者动留针30分钟，留针期间每10分钟行针一次，每次5分钟。每周治疗6天，周日休息，一周为1个疗程，共治疗4个疗程。

（二）艾灸技术

1. 温针灸

部位：五脏背俞穴。

操作：引导患者取俯卧位，对其五脏背俞穴（心、肝、肾、脾、肺）进行常规消毒，再采用1.5寸一次性无菌针灸针对各穴位进针，得气后，在针柄上插入长约2 cm的清艾条，并点燃，以对患者施行清艾施灸治疗，待艾条烧尽后，将灰烬去掉，并随即起针，每日1次，1周连续治疗5天，共连续治疗3周。

2. 麦粒灸

部位：双侧脾俞、心俞、内关、足三里及关元、气海、命门。

操作：选用 5 年陈艾绒，制成麦粒大小的纺锤形艾柱（直径约 3 mm，高度约 4 mm），并确保每个艾柱密度均匀。用棉签蘸少许清水涂擦于穴位表面，然后放置麦粒灸，以线香点燃艾柱顶端，待患者感觉局部灼痛时，用镊子取掉残灶，再快速换另一壮施灸，每次每穴 9～15 壮，以患者局部皮肤潮红且无皮损为度。每天施灸 1 次，14 次为 1 个疗程。

（三）刮痧技术

部位：项背部督脉及膀胱经背部腧穴。

操作：取俯卧位，操作者持握刮痧板与皮肤成 45°，从颈项部向腰骶部方向刮拭，刮拭面尽可能拉长。力度以患者耐受为准，在各穴处施以手法，以平补平泻为主，对选择的刮痧部位反复刮拭，直至刮拭出痧痕为止。3～5 天干预 1 次，7 次为 1 个疗程。

（四）推拿技术

1. 俯卧位推拿 20 分钟 ①按揉项部，拿颈后区，揉风池，拿肩井，拿三角肌，叩击肩井部。②掌揉腰背部，指压腰背部两侧膀胱经，拇指按揉肾俞，横擦腰区。③掌根按揉臀区，掌按股后部，揉股后部，弹拨股外侧部，拿下肢后部，扳踝关节，叩击脚掌，搓小腿。双侧依次施术。

2. 仰卧位推拿 20 分钟 ①捏揉趾缝，分推足背，摇踝关节，按揉三阴交、足三里、阳陵泉，掌按股前部，拿股前部，抖下肢。双侧依次施术。②摩腹，分推上腹部。③掌揉肩前部，托揉肱三头肌，弹拨小海，拿肱二头肌，按揉曲池，拿前臂，捏揉内关、外关、合谷，捏揉指缝，分推手掌，分推手背，抖上肢，抖腕关节，叩击上肢。双侧依次施术。④开天门，分抹前额，鱼际揉前额，分抹眼眶，按揉攒竹、迎香、太阳，指按头顶，扫散颞区。结束手法 2 分钟。托肩起坐，拿肩井，叩击肩井。每 7 天按上法治疗 2 次，8 次为 1 个疗程。

三、放化疗副反应

【概述】

放化疗是目前治疗恶性肿瘤的一项综合疗法，其通过放射线或化学药物将癌细胞杀灭，防止肿瘤发生远处转移，以使肿瘤患者生存时间延长。然而，放化疗会对正常细胞产生影响，并导致机体出现不同程度的毒副作用，引起胃肠道反应、脱发等副反应症状，称为放化疗副反应。

【诊断要点】

目前，在临床上不少癌症患者由于体质较弱或病情较重以及对放化疗之耐受性较差，因而在接受放化疗时常出现各种不同程度的毒副反应，其主要表现为以下方面。①消化功能障碍：多数患者在放化疗 1～2 周后常出现胃部饱胀、食欲减退、恶心、干呕、腹胀及腹泻等症。②骨髓抑制：主要表现为白细胞下降，血小板减少以及贫血等症。③机体衰弱：于放化疗 1～2 周后常见全身疲乏、四肢无力、精神不振，甚或心慌、气短、失眠、出虚汗、口干、舌燥及脱发等症。④炎症反应：常见发烧、患部疼痛、静脉炎、口腔炎、口腔溃疡、食管黏膜充血、水肿及溃疡等。以上症候可在放化疗中或放化疗后出现，亦可因患者之病变部位和体质之不同而出现不同程度的副反应。

【临床治疗】

（一）针刺技术

1. 常规针刺

主穴：足三里、三阴交、合谷、曲池。

操作：毫针规格为 26～28 号，长 2～3 寸。进针后行平补平泻法，以提插捻转为主。进针深度依体形而定，以出现针感为准，留针 30 分钟，每日 1 次，隔 15 分钟行针 1 次，6 日为 1 个疗程，休息 1 日，共进行 3 个疗程。

2. 电针

主穴：单侧内关、间使。

操作：局部皮肤常规消毒，采用 0.3 mm×25 mm 一次性针灸针垂直刺入 13～23 mm，以手指同时出现微屈状为得气，然后将 G6805 电针仪的一对电极与针柄相连，间使连正极，内关连负极，电针脉冲方向为同向，频率 20 Hz，电流强度 0～10 mA（电流强度因患者个体承受限度而定），每次 1 小时，每日 2 次于化疗当日开始电针，直到化疗结束。

（二）艾灸技术

温针灸

部位：上肢取曲池、外关、后溪、合谷、中渚等穴；下肢取阴陵泉、足三里、阳陵泉、三阴交、悬钟、照海等穴。

操作：对穴位进行常规消毒后快速进针，针刺得气后在针柄套 2 cm 左右艾条，行温针灸 1 壮，10 天为 1 个周期。

（三）耳穴贴压治疗

部位：胃、肝、脾、交感、皮质下、神门、贲门。

操作：选双耳，用小胶布粘住王不留行籽，尽量选颗粒大而饱满的贴在耳穴最敏感处，每穴按压约 1 分钟，并嘱患者每天自行按压 4～5 次，以耳郭有胀、痛、热感为宜，胶布 4 天更换 1 次，对胶布过敏者要采用脱敏胶布。从化疗前 1 天开始，直到化疗结束。恶心呕吐剧烈者可酌情增加针刺次数。

（四）穴位注射技术

药物：选用生理盐水，利多卡因，地塞米松，每穴注射 0.5～1 ml。

部位：手三里、足三里。

操作：穴位处应用碘附消毒后，取 5 ml 注射器分别抽取生理盐水 10 ml＋利多卡因 50 mg＋地塞米松 5 mg，分 4 次注射左侧及右侧手三里、足三里，进针深度约 2 cm，振动针尖，患者有酸沉感，回抽无回血，即可注射药物。1 周 1～2 次，3～4 周为 1 个疗程。

参 考 文 献

[1] 艾亮,张悦,于长志.穴位贴敷结合电针治疗腰背肌筋膜炎疗效研究[J].按摩与康复医学,2016,7(08):16-17.

[2] 安辰歧,屈原明,刘锡铨.穴位埋线对肛肠术后疼痛的影响[J].内蒙古中医药,2020,39(09):110-111.

[3] 安冬卫,刘玥.桃核承气汤加味联合针刺按摩预防类风湿关节炎膝关节置换术后深静脉血栓形成的效果[J].血栓与止血学,2021,27(04):576-577.

[4] 安扬,陈文阁,吴军,等.腰硬联合麻醉下探讨七厘散穴位贴敷联合利伐沙班治疗下肢深静脉血栓的临床研究[J].吉林中医药,2020,40(10):1372-1375.

[5] 白晶,付磊,聂姗姗,等.耳穴压豆法治疗跟骨骨折术后疼痛的临床观察[J].中国中医骨伤科杂志,2021,29(07):25-28.

[6] 边丽,赵芳芳,张龙,等.耳穴埋豆治疗急性阑尾炎术后疼痛的临床研究[J].光明中医,2021,36(14):2393-2395.

[7] 陈红,王维,李配富,等.红藤联合脉通散外敷对肺癌伴下肢深静脉血栓患者血液流变学及血栓弹力图的影响[J].中国医药导报,2020,17(05):156-159.

[8] 陈洪,卢卫忠,冉广文,等.皮内针缓解跟骨骨折术后疼痛的临床研究[J].中国中医急症,2021,30(02):261-264.

[9] 陈励竞,石会,邢殿文,等.不同药物穴位注射治疗偏头痛疗效观察[J].上海针灸杂志,2020,39(03):315-318.

[10] 陈志强,曹立幸,秦有,等.《围手术期术后胃肠动力评价规范》制订研究[J].岭南现代临床外科,2020,20(03):269-272.

[11] 戴思扬.中药穴位贴敷对剖宫产患者术后排气时间的影响[J].中国中医药现代远程教育,2020,18(21):93-95.

[12] 邓凯烽,朱英,朱圣旺,等.雷火灸结合电针治疗寒湿型膝骨性关节炎的随机对照试验[J].针刺研究,2020,45(06):484-489.

[13] 窦报敏,李柠岑,王辉,等.郭义教授"四通法"治疗颈椎病[J].针灸临床杂志,2021,37(01):84-88.

[14] 高江玉,冯楚君,黎凤英.中医骨伤护理对全髋关节置换术后疼痛及功能的影响[J].按摩与康复医学,2020,11(12):80-83.

[15] 顾娇.腕踝针缓解混合痔术后疼痛的临床研究[J].中国中医药现代远程教育,2020,18(04):82-84.

[16] 顾铮,邓小琼,朱玉宇.心理护理联合中药熏洗缓解混合痔患者术后疼痛及心理状态的影响分析[J].心理月刊,2021,16(15):72-73.

[17] 郭静.中药热敷及中医手法按摩对剖宫产产妇乳汁分泌的影响分析[J].实用中西医结合临床,2020,20(13):137-138.

[18] 郭静.中医护理对剖宫产术后产妇肛门排气、泌乳量的影响分析[J].实用中西医结合临床,2021,21(07):149-150.

[19] 黄英丽.中药熏洗联合特色护理对混合痔患者术后切口水肿及尿潴留发生率的影响研究[J].中

外医疗,2021,40(13):151-153＋164.

[20] 黄盈,苏红侠,李春梅,等.中脘穴点按对泌尿外科腹腔镜术后胃肠功能紊乱的治疗效果[J].中国内镜杂志,2020,26(07):47-51.

[21] 黄玉连.穴位按摩联合超激光疼痛治疗仪对无痛人工流产患者术后腹痛的影响[J].循证护理,2021,7(08):1063-1065.

[22] 蓝庆娟,王慈香.四腔同步气压疗法联合中药封包疗法预防老年股骨近端骨折下肢深静脉血栓的效果[J].护理实践与研究,2021,18(09):1408-1410.

[23] 李丹丹,王明选,马文娟.雷火灸治疗血瘀型剖宫产后恶露不绝的疗效及对血液流变学和泌乳时效性的影响[J].四川中医,2020,38(09):195-198.

[24] 李俐依,彭新,任景,等.火针膝周密刺法结合针刺治疗早中期膝骨关节炎患者的疗效分析[J].中国现代医学杂志,2021,31(04):9-14.

[25] 李娜.穴位注射尿促性腺激素治疗多囊卵巢综合征的疗效观察[J].西部中医药,2020,33(8):135-137.

[26] 李晓陆.以后溪穴为主穴对颈椎病患者进行针刺治疗的效果研究[J].当代医药论丛,2020,18(02):189-190.

[27] 林雪华.针刺镇痛联合中医辨证施护在骨科四肢术后疼痛患者中应用及NRS评分观察[J].医学理论与实践,2021,34(15):2726-2728.

[28] 刘承玄,熊维建,杨敬,等.耳穴压豆法对经皮肾脏穿刺活检术后患者排尿功能的影响[J].河南中医,2020,40(08):1274-1276.

[29] 刘丹,臧鸣.耳穴压贴配合中医护理对下肢深静脉血栓预后的影响[J].中国中医药现代远程教育,2020,18(11):129-131.

[30] 刘国旗.针灸疗法治疗多囊卵巢综合征研究进展[J].河北中医,2020,42(9):1414-1418＋1428.

[31] 刘晓宁.针灸联合中药治疗脑出血后下肢深静脉血栓患者的效果[J].中国现代药物应用,2021,15(10):200-202.

[32] 刘鑫鑫,王岱,郭祎帆.中医特色护理对剖宫产产妇乳汁分泌、母乳喂养率的影响[J].哈尔滨医药,2020,40(01):88-89.

[33] 陆洲,周姣,黄慧,等.耳穴埋豆促进结肠术后患者肠蠕动恢复的效果观察[J].中西医结合护理(中英文),2020,6(07):87-89.

[34] 罗丽霞.耳穴压豆联合循证护理对腹腔镜阑尾切除术后患者胃肠功能和情绪状态的影响[J].白求恩医学杂志,2020,18(05):514-516.

[35] 罗美英.穴位埋线治疗月经不调应用近况[J].按摩与康复医学,2020,11(2):12-14.

[36] 罗钦,汤善宏,马鑫,等.穴位贴敷治疗肠易激综合征用药及选穴规律分析[J].西南军医,2021,23(03):266-270.

[37] 吕东霞.针刺联合四磨汤用于肝癌切除术后促胃肠功能恢复的效果[J].中华中医药学刊,2020,38(12):55-57.

[38] 马成豪,黄海,吕若楠,等.手足同名经交叉取穴电针治疗全膝关节置换后疼痛[J].中国组织工程研究,2021,25(36):5798-5803.

[39] 马东云.针刺"痔点"、头顶部反应点配合隔药灸脐法治疗痔疮27例[J].中国针灸,2020,40(01):48.

[40] 孟媛媛.空气波压力治疗仪联合穴位按摩对肝胆手术后下肢深静脉血栓及褥疮的预防作用研究[J].临床医学,2021,41(05):85-87.

[41] 彭娟丽,黄静,苏斌.中医护理配合音乐疗法对于产妇焦虑、疼痛及胃肠功能的影响[J].中国中医药现代远程教育,2021,19(04):157-159.

[42] 彭锐.同源点疗法[M].北京:中国中医药出版社,2022.

[43] 祁鹏.中风偏瘫患者采取中医烫熨疗法联合中药穴位贴敷对改善上肢功能的效果分析[J].中外医学研究,2020,18(14):108-109.

[44] 钱美玉.揿针对髋关节置换术患者术后疼痛及髋关节功能的影响[J].新中医,2021,53(15):132-135.

[45] 秦茂,彭科志,李敏,等.头针结合其他针刺治疗耳鸣耳聋医案分析[J].中西医结合心血管病电子杂志,2020,8(17):140-141.

[46] 邱春萍,韦惠宁,陈惠姣,等.辨经刮痧配合针灸治疗桡骨茎突狭窄性腱鞘炎30例[J].中国针灸,2020,40(05):511-512.

[47] 邱剑锋.国家中医药管理局农村中医适宜技术推广专栏(154长强穴位埋线防治痔术后疼痛技术[J].中国乡村医药,2020,27(03):79-80.

[48] 盛荣娜.中医特色护理在剖宫产产妇母乳喂养中的应用效果分析[J].山西医药杂志,2020,49(13):1777-1779.

[49] 唐敏洁,钱俏红,吕蓓丽,等.针灸联合产后康复仪治疗剖宫产后子宫复旧的临床疗效探讨[J].中国医疗器械信息,2020,26(10):69-70.

[50] 汪花.浮针结合放血疗法治疗急性腰扭伤的临床疗效观察[J].按摩与康复医学,2020,11(15):18.

[51] 王芬芬,殷虹,籍曾洋.循经刮痧对肝阳上亢型偏头痛的疗效观察[J].重庆医学,2020,49(02):335-338.

[52] 王刚,傅艳倩,胡洪平,等.针刀松解寰枕筋膜治疗颈源性眩晕的疗效研究[J].世界中医药,2020,15(18):2799-2802+2807.

[53] 王洪林,张斌山,李强.腹针对骨科椎管麻术后患者胃肠功能恢复的临床研究[J].中医外治杂志,2020,29(02):22-24.

[54] 王昆.火针点刺龈交穴联合耳穴贴压治疗气滞血瘀型痔疮临床研究[J].针灸临床杂志,2020,36(09):48.

[55] 王生球,陈灿,肖牡,等.排气汤与耳穴压豆疗法联合体穴揿针在剖宫产术后腹胀中的应用效果分析[J].新中医,2020,52(08):159-163.

[56] 王甜甜.中医综合护理对剖宫产产妇胃肠功能及子宫复旧情况的影响[J].光明中医,2020,35(05):759-762.

[57] 王小兰,李英.中医综合护理对剖宫产子宫复旧情况及乳汁分泌的影响[J].中国中医药现代远程教育,2020,18(15):143-145.

[58] 邬政付,李正胜,谢娟,等.王玉林运用穴位注射治疗肾病综合征并下肢深静脉血栓经验[J].中医药临床杂志,2020,32(03):445-447.

[59] 谢桂兰,黄丽晖.自制中药穴位贴敷对混合痔术后疼痛的临床应用[J].中医临床研究,2020,12(30):99-100.

[60] 谢衡辉.刺血拔罐配合针刺治疗坐骨神经痛50例疗效观察[J].上海针灸杂志,2007(03):19.

[61] 谢青青,刘荣英,王晶晶,等.热敏灸联合双氯芬酸钾片口服用于混合痔术后镇痛的临床效果[J].科技风,2021(18):139-141.

[62] 谢晓平,徐周一,黄金丁.王不留行籽耳穴贴压对胃癌术后患者胃肠功能恢复及血清炎症指标的影响[J].右江民族医学院学报,2020,42(05):621-623.

［63］ 杨勤,徐芳.揿针联合热敏灸在肛肠手术患者中的应用效果[J].护理实践与研究,2021,18(15):2348-2350.

［64］ 姚晓冬.身痛逐瘀汤熏蒸对胸腰椎骨质疏松性骨折患者术后深静脉血栓发生的影响[J].浙江中医杂志,2021,56(06):436-437.

［65］ 叶晓声,王荣丽.揿针耳穴疗法治疗混合痔外剥内扎术后疼痛的效果分析[J].中外医学研究,2020,18(08):30-31.

［66］ 袁月,赵树明,李萍.针灸治疗腕管综合征临床选穴规律分析研究[J].针灸临床杂志,2021,37(04):42-46.

［67］ 张东宁,周洲,周桂超,等.加速康复外科理念结合中医针刺治疗腹腔镜胃癌根治术患者胃肠功能障碍[J].中国临床研究,2021,34(03):362-365＋370.

［68］ 张金晶,张迎春,姚艳红.扶阳罐循经熨推法改善寒湿型腰椎间盘突出症护理研究[J].新中医,2021,53(04):175-178.

［69］ 张婷婷,詹雅婷,孙慧君,等.不同穴位按摩对老年患者腹腔镜胆囊切除术后胃肠功能影响[J].老年医学与保健,2021,27(01):81-84＋89.

［70］ 张晓婷.针刺对腹腔镜下结直肠癌根治术患者术后疼痛及免疫功能的影响[J].光明中医,2021,36(14):2403-2406.

［71］ 张玉,高倩,邵建国,等.雷火灸治疗不同中医证型便秘的临床疗效分析[J].中国中西医结合消化杂志,2021,29(11):773-777.

［72］ 赵坤,李传勇.针灸联合中药治疗脑出血后下肢深静脉血栓患者的效果[J].医疗装备,2020,33(10):1-2.

［73］ 赵文海,詹红生.中医骨伤科学[M].上海:上海科学技术出版社,2020.

［74］ 郑雪芹.穴位按摩配合妇康丸治疗剖宫产术后气虚血瘀型恶露不绝的疗效观察[J].现代诊断与治疗,2020,31(15):2370-2372.

［75］ 郑祖艳,孟宪宇,苗永新.揿针二白穴联合中药熏洗治疗痔疮术后疼痛临床观察[J].上海针灸杂志,2020,39(02):216-219.

［76］ 周海英,阮丽玲,曾美英.乳房按摩仪配合中医特色护理对剖宫产产妇乳房胀痛及母乳喂养的影响[J].医疗装备,2020,33(19):171-173.

［77］ 朱丹.葱白穴敷贴用于妇产科术后或产后尿潴留患者中的临床疗效[J].医疗装备,2021,34(09):150-151.

［78］ 邹翠霞.中医穴位按摩对剖宫产后瘢痕子宫阴道分娩产妇疼痛程度的影响[J].中医外治杂志,2021,30(01):62-63.

［79］ 邹玉婷,杨婷.下足部热敷合并穴位推拿对预防老年女性患者髋部骨折术后深静脉血栓的价值[J].中国中医药现代远程教育,2021,19(04):120-122.